龙城科普系列丛书·药师进万家科普丛书

常见精神疾病合理用药手册

瞿发林 谭兴起 主编

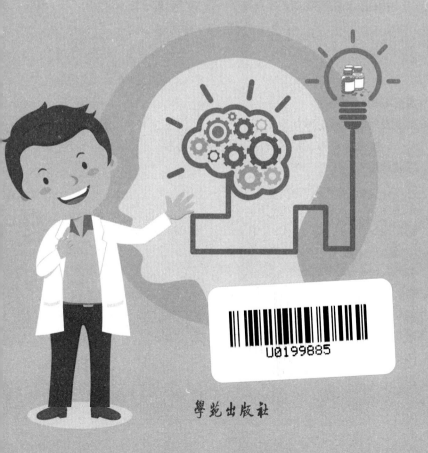

U0199885

学苑出版社

图书在版编目（CIP）数据

常见精神疾病合理用药手册 / 瞿发林，谭兴起主编． — 北京：学苑出版社，2018.10

ISBN 978-7-5077-5552-7

Ⅰ．①常… Ⅱ．①瞿… Ⅲ．①谭… Ⅲ．①精神病－用药法－手册

Ⅳ．① R749.05-62

中国版本图书馆 CIP 数据核字（2018）第 207376 号

责任编辑：黄小龙

出版发行：学苑出版社

社　　址：北京市丰台区南方庄 2 号院 1 号楼

邮政编码：100079

网　　址：www.book001.com

电子邮箱：xueyuanpress@163.com

销售电话：010-67601101（销售部）　67603091（总编室）

印 刷 厂：江阴金马印刷有限公司

开本尺寸：890×1240　1/32

印　　张：11.875

字　　数：282 千字

版　　次：2018 年 10 月第 1 版

印　　次：2018 年 10 月第 1 次印刷

定　　价：58.00 元

总　序

　　药物是人类在从事生产劳动时，自觉或不自觉地探索大自然所得到的成果，人类保持健康的基本需求是其不断发展的核心动力。从人类诞生起就有了药物。远古时期，炎帝神农氏遍尝百草，宣药疗疾。现代社会，随着医学技术的飞速发展和社会文明程度的普遍提高，人民群众的健康状况得到了较大的改善，但是，据国家卫计委调查显示，2015 年全国居民健康素养水平为 10.25%，仍处于一个较低的水平。另一方面，高速增长的药店、诊所和网购药品市场，让人民群众获得药物更为简单。便捷的购药途径与较低的健康素养背后，隐藏着与药物选择、使用、保存、观察不良反应等相关的一系列隐患与风险。

　　在 2016 年召开的全国卫生与健康大会上，习近平总书记强调："没有全民健康就没有全面小康。要加快推进健康中国的建设，努力全方位、全周期保障人民健康，为实现'两个一百年'奋斗目标、实现中华民族伟大复兴的中国梦打下坚实健康基础。"作为卫生计生工作者，提高人民群众的医学科学素养、传播药物健康知识是我们的天职。我们积极开展"天使志愿服务""药师进万家"等形式多样、群众喜闻乐见的活动，让群众懂得疾病的规律，逐步增强预防疾病的意识，掌握改变生活方式的技巧，提高自我健康管理的能力。

　　药物发挥治病救人的作用，除了医生开对药，还需患者用对药。

为了向人民群众普及科学用药知识，提高用药的依从性，我们组织我市医学和药学专家编写了"药师进万家科普丛书"。《龙城科普系列丛书》是江苏省常州市科协重点支持的项目，通过鼓励、支持社会各界组编科普图书，惠及大众，以打造龙城科普品牌。考虑到《龙城科普系列丛书》内容涉面广、体量大、专业性强，应丛书编委会要求，对系列科普书种类进行了细分，分为若干子丛书。"药师进万家科普丛书"即为其中一种子丛书。本丛书根据不同的医学、药学领域为每册书分别成立编委会，以通俗易懂的语言，向公众宣传普及科学用药知识和健康文明的生活方式。丛书能够把专业性强、人们不熟悉的医学知识转化为适应大众的"套餐"，让人民群众把这些专业知识消化成"常识"，具有很强的针对性、实用性，是一套能让大家读得懂、学得会、用得上、信得过的科普读本，可谓是群众用药的"科学帮手"。

我相信，"药师进万家科普丛书"必将对人民群众的健康有所裨益。今后，我们还将根据疾病谱的变化和人民群众的需求，不断推出新的科普丛书，满足人民群众了解健康知识的需要。

常州市卫生和计划生育委员会党委书记 主任 朱柏松

2017 年 10 月

前　言

　　精神疾病又称精神病，是指在各种生物学、心理学以及社会环境因素影响下大脑功能失调，导致认知、情感、意志和行为等精神活动出现不同程度障碍为临床表现的疾病。精神疾病和精神卫生问题已成为现代社会的重大公共卫生问题。据统计，目前我国精神疾病的发病率高达 17.5%，包括各类精神障碍，从最严重的精神分裂症等重性精神病到最轻的睡眠障碍。

　　精神疾病的治疗极具挑战性，这是因为精神疾病往往病因不明，常并发其他内科疾病，且精神疾病出现的症状常常会干扰治疗，故目前的治疗方法为姑息对症治疗。精神疾病的治疗是一个长期的过程，有的需终身服药，在长期的药物治疗过程中，有的病人因担心或不耐受药物副作用而擅自停药；有的病人因药物起效缓慢失去治病信心擅自停药或换药；有的病人因不了解药物与药物或食物之间的相互作用而致疗效降低或毒副作用增加，甚至危及生命。据世界卫生组织统计，全球死亡的患者中，三分之一死于不合理用药，而非死于疾病的本身。而在我国，每年的住院病人约有 5000 多万，其中至少有 250 万与药物不良反应有关，约有 20 万人因此而死亡。

　　因此，本书的编者以生动的案例、通俗的语言、专业的知识编写每一篇文章，力求做到短小精悍、雅俗共赏，既有科学性，又有趣味性，方便医药人员和病人及其家属了解有关精神疾病合理用药方面的常识，提高药物疗效、减少毒副反应或无效用药情况的发生，保障病人用药的安全、经济、合理。

　　本书的编写人员既有临床经验丰富的精神专科医生，也有药学知识扎实的临床药师，写作时也参考并引用了前辈与同道编写的相关书刊，在此表示谢意。由于时间仓促、写作经验不足，书中不足之处，在所难免，敬请读者见谅，并请提出宝贵意见以便再版时改进。

谭兴起

2017 年 9 月 25 日

目 录

第一章 失眠症

第三章　抑郁症

第四章 癫痫

第五章　老年性痴呆、帕金森病、多动症、癔症

第一章 失眠症

失眠，对于大家来说一定不陌生。《诗经》中写到的"求之不得，寤寐思服，悠哉游哉，辗转反侧。"可以算是因思念而导致失眠的最早论述了。《中国成人失眠诊断与治疗指南》中对失眠的定义是指患者对睡眠时间和（或）质量不满足并影响日间社会功能的一种主观体验，从而引起人的疲劳、不安、无精打采、反应迟钝、注意力不集中和全身不适等症状。

目前临床上主要以纠正睡眠卫生习惯和药物治疗相结合的方法治疗失眠。治疗失眠的药物大致可分为 3 类，即巴比妥类、苯二氮䓬类及非苯二氮䓬类。本章通过真实生动的案例和通俗易懂的语言深入浅出地对失眠的概念、失眠的原因、失眠的治疗原则、治疗失眠的用药选择、药物不良反应及特殊人群用药注意事项等方面进行了介绍。

一、你真的了解失眠吗？

案例：老张带着媳妇出去旅游，在结束一天的行程后，晚上来到旅馆，老张媳妇上床就睡着了，平时没有打呼噜的习惯，此刻也轻声打着呼噜，但可苦了老张，旅馆陌生的环境、房间外街道来往车子的声音、包括媳妇的呼噜声，都使他难以入睡，彻夜失眠。由于没睡好，第二天也没能玩得尽兴。

（一）什么是失眠？

"失眠"现在似乎成了人们的口头禅，但是失眠的准确定义是什么你知道吗？对于失眠你了解多少？失眠的帽子不要随便乱扣，

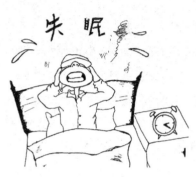

有时候，你的睡不着也并不算失眠。医学上定义，失眠是指无法入睡或无法保持睡眠状态，导致睡眠不足，包括入睡困难、难以维持睡眠、睡眠程度浅、经常梦魇、早醒等。通俗来说，也就是入睡时间比以往推迟1~3小时，睡着了也是感觉睡不实，似睡非

睡，轻微动静就会醒，闭眠就是梦，夜里容易惊醒，醒后仍有疲劳感。失眠按病程时间长短可分为急性失眠（小于4周）、短期性失眠（3个月以内）和慢性失眠（大于3个月）。

（二）失眠的原因是什么？

压力、刺激、兴奋、焦虑等精神因素，生病、身体不舒服等躯体因素，或者因时差、工作中轮班等造成睡眠规律的改变，处于高海拔的地方等等均可造成急性失眠障碍。这种类型的失眠虽然会随着刺激源和事件的消失、时间的拉长而改善，但还是要慎重处理，以免演变成慢性失眠。

亲友过世、重大身体疾病、家庭、工作和人际关系严重紧张等因素可能会造成短期性失眠，这种类型失眠大多和压力有明显的相关性。如果我们不能通过自身去排解这些压力，使失眠缓解，可以

通过小剂量安眠药（又称镇静催眠药）来辅助睡眠。

但是有些人长期处于失眠的状态，也就是慢性失眠，它的成因比较复杂，许多慢性失眠是多种因素共同导致的，我们需要结合自身实际情况，找出失眠病因，这需要患者和医生的共同配合，通过心理疏导、药物治疗等手段，才能达到良好的治疗效果。

（三）"假性失眠"是什么？

我们不难发现，身边总有一类人，说自己失眠了，但仔细观察又发现他们状态良好，没有半点失眠的意思，但是他们一本正经又不像是说谎，这又是怎么回事？这种现象就是"假性失眠"。它是一种不真实的失眠，确切地说，只是一种心理上的失眠感。由于每个人之间的差异，有的人睡 6 个小时就够了，而有的人需要 9 个小时，并不是每个人每天都需要睡足标准的 8 个小时。因此，有的人睡了 6 个小时，就睡不着了，便认为自己是失眠了。其实我们可以根据自身需要，来调整睡眠时长，睡足即可，保证第二天精神状态良好，就是充足的睡眠了。

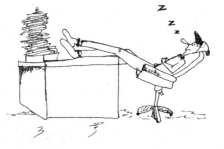

此外，睡眠时长会随着年龄的增长、身体的衰弱而减少，这也会造成一种睡眠不足感，出现"假性失眠"现象，不必因此感到恐慌。

（四）鼾声大作，等于你真的睡得香吗？

许多人睡觉有打呼噜的习惯，我们通常对此并不在意，有时候，甚至认为打鼾就代表睡得香。但其实鼾声的背后，隐藏了很多健康的问题，"鼾声族"一定不要掉以轻心。打鼾分为单纯性打鼾和阻塞性睡眠呼吸暂停。前者鼾声均匀规律、轻微，睡太多、疲劳、睡眠体位不正确都可以引起。轻度或单纯性打鼾，可以通过戒烟、戒酒、减肥、调整睡姿等措施来改善。但如果出现不规律、断断续续的打鼾现象，那就是上气道阻塞的表现了，严重的可能就是阻塞性呼吸暂停，它对身体具有长期性的损害。所以，鼾声一族要注意了，打鼾可不是睡得香，鼾声背后其实是你的健康出现了些小问题。

（何明月）

二、睡眠质量怎么样？自己动手测一下

案例：随着社会的高速发展和生活节奏的日益加快，工作、学习和生活中的压力，以及年龄的增长和生理心理的改变，种种原因导致越来越多的人在睡觉这件事上或多或少出现了问题。程序员小张也不例外，最近随着工作压力的加大，他总感觉自己的睡眠质量明显下降，怀疑自己可能患上失眠了。那么我们能否亲自动手检测下自己睡眠质量的好坏呢？本文就向大家介绍一个既简单又实用的睡眠质量检测表——匹茨堡睡眠质量指数量表（Pittsburgh Sleep Quality Index, PSQI）。

（一）什么是 PSQI？

PSQI 是一种心理测量指数量表，是由美国匹茨堡大学医学中心精神科医生 Buysse 博士等在 1989 年编制的。PSQI 用于评估被试者近一个月的睡眠质量，适用于睡眠障碍和精神病患者的睡眠质量评估及疗效观察，同时也适用于一般人群睡眠质量的评估。PSQI 由 18 个自我评定问题和 5 个由睡眠同伴评定的问题组成。其中 5 个他评问题不参与计分，仅将 18 个自评问题计分。18 个自评问题构成 7 个因子：睡眠质量、入睡时间、睡眠时间、睡眠效率、睡眠障碍、催眠药物和日间功能，每个因子按照 0~3 分等级计分，7 个因子的得分总和为 PSQI 的总得分。总分范围为 0~21 分，当 PSQI 总分 ≥ 8 时，我们认为睡眠质量较差，存在失眠症状，得分越高表示睡眠质量越差。

（二）如何用 PSQI 表测一测自己的睡眠质量呢？

匹茨堡睡眠质量指数量表
(Pittsburgh Sleep Quality Index, PSQI)

姓名：_____ 性别：_____ 年龄：_____ 文化程度：_____ 职业：_____
评定日期_____ 第___次评定

填表说明：
（1）以下的问题仅与您过去一个月的睡眠习惯有关。您应该对过去一个月中多数白天和晚上的睡眠情况作精确回答，要回答所有问题。
（2）本睡眠质量指数表的结果仅供参考，确切诊断请咨询临床医生。

1. 近一个月您通常上床睡觉的时间是几点？上床睡觉的时间是 _____ 点钟。

2. 近一个月您每晚通常要多长时间才能入睡？从上床到入睡通常需要 _____ 分钟。

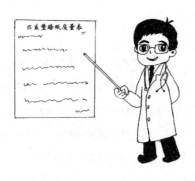

A. ≤ 15 分钟（0 分）；

B. 16~30 分钟（1 分）；

C. 31~60 分钟（2 分）；

D. ≥ 60 分钟（3 分）

3. 近一个月您每天早上通常什么时候起床？起床时间 ____ 点钟。

4. 近一个月您每晚实际睡眠的时间有多少？每晚实际睡眠的时间是 ____ 小时。

◆对于以下问题，请选择一个最符合您情况的答案。

5. 过去一个月您是否因为以下问题而经常睡眠不好：

（1）入睡困难，不能在 30 分钟内入睡：

A. 无（0 分）；　　　　　　B. < 1 次 / 周（1 分）；

C. 1~2 次 / 周（2 分）；　　D. ≥ 3 次 / 周（3 分）

（2）在晚上睡眠中醒来或早醒：

A. 无（0 分）；　　　　　　B. < 1 次 / 周（1 分）；

C. 1~2 次 / 周（2 分）；　　D. ≥ 3 次 / 周（3 分）

（3）晚上有无起床上洗手间：

A. 无（0 分）；　　　　　　B. < 1 次 / 周（1 分）；

C. 1~2 次 / 周（2 分）；　　D. ≥ 3 次 / 周（3 分）

（4）出现呼吸不畅：

A. 无（0 分）；　　　　　　B. < 1 次 / 周（1 分）；

C. 1~2 次 / 周（2 分）；　　D. ≥ 3 次 / 周（3 分）

（5）大声咳嗽或打鼾声：

A. 无（0 分）；　　　　　　B. < 1 次 / 周（1 分）；

C. 1~2 次 / 周（2 分）；　　D. ≥ 3 次 / 周（3 分）

（6）感到寒冷：

A. 无（0 分）；　　　　　　B. < 1 次 / 周（1 分）；

C. 1~2 次 / 周（2 分）；　　D. ≥ 3 次 / 周（3 分）

（7）感到太热：

A. 无（0 分）；　　　　　　B. < 1 次 / 周（1 分）；

C. 1~2 次 / 周（2 分）；　　D. ≥ 3 次 / 周（3 分）

（8）做噩梦：

A. 无 (0分)；   B. < 1次/周 (1分)；

C. 1~2次/周 (2分)；   D. ≥ 3次/周 (3分)

（9）疼痛不适：

A. 无 (0分)；   B. < 1次/周 (1分)；

C. 1~2次/周 (2分)；   D. ≥ 3次/周 (3分)

（10）其他影响睡眠的事情：如有，请说明 ＿＿＿＿＿＿＿＿＿。

A. 无 (0分)；   B. < 1次/周 (1分)；

C. 1~2次/周 (2分)；   D. ≥ 3次/周 (3分)

6. 近一个月，总的来说，您认为自己的睡眠质量如何：

A. 很好 (0分)；   B. 较好 (1分)；

C. 较差 (2分)；   D. 很差 (3分)

7. 近一个月，您是否要服药（包括从以医生处方或者在药店购买）才能入睡？

A. 无 (0分)；   B. < 1次/周 (1分)；

C. 1~2次/周 (2分)；   D. ≥ 3次/周 (3分)

8. 近一个月您常感到困倦吗？

A. 无 (0分)；   B. < 1次/周 (1分)；

C. 1~2次/周 (2分)；   D. ≥ 3次/周 (3分)

9. 近一个月您感到做事情的精力不足吗？

A. 无 (0分)；   B. 偶尔有 (1分)；

C. 有时有 (2分)；   D. 经常有 (3分)

10. 您是与人同睡一床（睡觉同伴，包括配偶）或有室友？

A. 没有与人同睡一床或有室友；   B. 同伴或室友在另外房间；

C. 同伴在同一房间但不睡同床；   D. 同伴在同一床上

◆如果您是与人同睡一床或有室友，请询问他（她）您过去一个月是否出现以下情况：

（1）高声打鼾：

A. 无；   B. < 1次/周；   C.1~2次/周；   D. ≥ 3次/周

（2）睡眠中较长时间的呼吸暂停（呼吸憋气）现象：

A. 无；   B. < 1次/周；   C.1~2次/周；   D. ≥ 3次/周

（3）睡眠中，您的腿是否抽动或者有痉挛：

A. 无；   B. < 1次/周；   C.1~2次/周；   D. ≥ 3次/周

（4）睡眠中，是否出现不能辨认方向或混乱状态：

A. 无；　　B. < 1 次 / 周；　　　C. 1~2 次 / 周；　　　D. ≥ 3 次 / 周

（5）睡眠中，您是否有其他睡不安宁的情况？如有，请描述

_____

A. 无；　　B. < 1 次 / 周；　　　C. 1~2 次 / 周；　　　D. ≥ 3 次 / 周

统计方法

各因子的统计方法如下：

A 睡眠质量

根据**问题 6** 的应答计分。

B 入睡时间

累加**问题 2** 和**问题 5（1）**的计分，若累加分为"0"计 0 分；"1~2"计 1 分；"3~4"计 2 分；"5~6"计 3 分。

C 睡眠时间

根据**问题 4** 的应答计分，"> 7 小时"计 0 分；"6~7 小时"计 1 分；"5~6 小时"计 2 分；"< 5 小时"计 3 分。

D 睡眠效率

床上时间 = **问题 3**（起床时间）– **问题 1**（上床时间）

睡眠效率 = **问题 4**（睡眠时间）/ 床上时间 × 100%

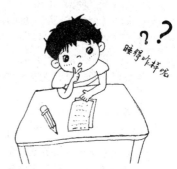

睡眠效率的计分为：睡眠效率 > 85% 计 0 分；75~84% 计 1 分；65~74% 计 2 分；< 65% 计 3 分。

E 睡眠障碍

累加**问题 5（2）**至**问题 5（10）**的计分，若累加分为"0"则计 0 分；"1~9"计 1 分；"10~18"计 2 分；"19~27"计 3 分。

F 催眠药物

根据**问题 7** 的应答计分。

G 日间功能

累加**问题 8** 和**问题 9** 的得分，若累加分为"0"则计 0 分；"1~2"计 1 分；"3~4"计 2 分；"5~6"计 3 分。

PSQI 总分 = 因子 **A** + 因子 **B** + 因子 **C** + 因子 **D** + 因子 **E** + 因子 **F** + 因子 **G**

当 **PSQI 总分** ≥ **8** 时，我们认为睡眠质量较差，存在失眠症状，得分越高表示睡眠质量越差。

（李清）

三、睡前吃这些，小心失眠找上你

　　案例： 老梁的孙女来看望自己，白天在孙女的陪伴下走走逛逛，看看热闹的街区，新鲜的物件儿，度过了开心的一天。到了晚饭时间，在孙女的要求下，老梁陪着孙女去吃了汉堡、炸鸡块、薯条。这些对于老梁而言，虽有些油腻了，但偶尔吃倒也感到新鲜。但是当天晚上，老梁总觉得胃里油腻腻的，翻来覆去睡不着，感觉睡意全无。

　　每当打开朋友圈，总会看到这样的字句——唯有美食与爱不可辜负。爱不可辜负，当然美食更不能辜负，但是，许多颜值和味道并存的美食，吃的时间不合适，会导致失眠哦。《黄帝内经》中有"胃不和，则卧不安"一说，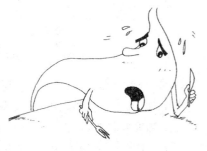吃得不对可能会让你睡得不香，整夜辗转反侧，有时不是源于佳人不得的"寤寐思服"，而只是因为睡前你吃了这些。

（一）睡前易引起失眠的食物有哪些呢？

1. 含有咖啡因类食物

咖啡、茶和巧克力里面含有咖啡因，大家都知道咖啡因是导致失眠的罪魁祸首。咖啡因是一种黄嘌呤生物碱化合物，是一种中枢神经兴奋剂，能够暂时赶走睡意，提神醒脑。睡前过多摄入含咖啡因的食物，会刺激大脑，导致难以入睡。此外，咖啡因还具有一定的利尿作用，也是引起失眠的原因之一。

2. 辛辣食物

在日常饮食中，很多人是无辣不欢的，晚餐习惯吃一些辛辣刺激

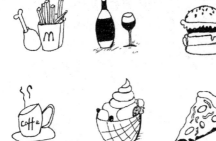

性大的食物，辛辣食物本身益处颇多，但晚餐中摄入过多辣椒、大蒜、洋葱类的辛辣食物，会造成胃中有灼烧感，并会造成消化不良，进而影响睡眠。此外，胃酸过多有烧心感的患者，晚餐摄入辛辣食物，躺下之后会加重病情，从而影响睡眠。如果喜欢这类食物的亲们，食用时间可以尽量在白天。

3. 高糖高脂食物

很多好看又美味的食物，大多数也是含有高糖分、高脂肪的食物，比如冰淇淋、油炸食物、奶茶等，这类食物在睡前食用，会加重肠胃等消化系统的负担，刺激中枢神经，使它们一直处于工作状态，不能使身体得到充分的放松，从而影响睡眠质量。此外，有调查显示，睡前吃高糖分食物，容易做噩梦。

4. 有饱腹感的食物

什么是有饱腹感的食物？豆类、大白菜、洋葱、玉米、香蕉、马铃薯、地瓜、芋头等食物，在消化过程中产生气体，从而产生饱腹感。在睡前肚子鼓鼓囊囊的，当然很难睡着。

5. 酒精

酒是个奇妙的东西，小酌少许怡情怡性，偶尔喝得酩酊大醉，倒也放松身心，许多人喜欢睡前饮少许酒助眠，但这么做其实并不可取。酒精具有镇静作用，可以帮助睡眠，但它不能维持长时间、优质的睡眠，因为酒精会妨碍身体进入快速动眼（REM）深睡阶段，酒后大睡，次日仍旧会感觉昏昏沉沉，而且酒精会干扰睡眠的恢复功能，依靠酒精催眠的人，长期下来会产生依赖，必须睡前饮酒才能睡着。

6. 其他类

烟熏或加工肉食、干酪含有大量酪氨酸，会使大脑产生多巴胺引起兴奋，干扰睡眠。芹菜作为一种天然利尿剂，睡前摄入过多，夜里会因为尿意而醒来，不利于睡眠。意大利面基本都是碳水化合物，吃完立刻入睡，易转变成脂肪，改变血糖水平，进而推迟睡眠，半夜易醒。

（二）睡前吃这些，有助于睡眠

1. 过度疲劳失眠的人，临睡前吃一个苹果，可以抗肌肉疲劳。或者将柑橘剥皮切开放在床头，它芳香气味可以镇静中枢神经，有助于失眠者入睡。

2. 食醋：可将一汤匙食醋兑入温开水中慢服，适量食醋可以帮助消化，减少肠胃负担。但胃易反酸，胃、十二指肠溃疡等胃酸过多的人不宜服用。

3. 莲子：莲子中含有莲子碱、芳香苷等成分有镇静作用，具有补心益脾、养血安神等功效。

4. 牛奶：牛奶中含有的色氨酸可以抑制大脑兴奋作用，使人产生疲倦感，睡前饮用一杯温牛奶，其中所含的色氨酸的量足够起到安眠作用，可使人快速入睡。

所以我们可以看出，饮食和睡眠也是息息相关的，睡前吃对了，一夜好梦，睡前吃错了，当心失眠会来访。

（何明月）

四、哪些药物会引起失眠？

案例：张女士因感染引起卡他性中耳炎，她自行服用琥乙红霉素，3天后由于症状没有明显好转，去医院就诊，在医生的建议下服用地塞米松，服用当天，夜里出现了失眠症状。第二天张女士便没有再服药，当天夜里没有再失眠。但由于中耳炎仍然没有好转，张女士又接着服用地塞米松，晚上又出现了严重失眠。再次停药后，失眠症状消失。张女士感到非常困惑，这药吃着吃着怎么还吃得睡不着觉了呢？

（一）什么是"药物性失眠"？

引起失眠的原因有很多，其中有些人的失眠是由药物引起的。我们有时候会有这样的感觉，吃完感冒药后，总会犯困，由此可以看出有些药物对我们的睡眠会产生一定的影响。而与此相对应的，有些药物我们在服用后，却容易睡不着觉。这些药物由于本身的副作用，或者是服用时间、剂量不合理，通过影响血压、心律、中枢神经系统、泌尿系统等，从而引起失眠。我们称这一类失眠为"药物性失眠"，这类失眠症状可随给药剂量的调整或停药而消失。

（二）哪些药物会引起失眠？

1. 对中枢有兴奋作用的药物

平喘药如氨茶碱、麻黄碱等药物会使中枢神经兴奋，如果晚上服用，容易引起失眠。抗结核药物异烟肼也同样会引起中枢神经兴奋，从而引起失眠。有些药物可通过兴奋延脑呼吸中枢对机体产生兴奋作用，代表性药物有尼可刹米。还有些药物可使大脑皮层兴奋而影响睡眠，代表性药物有咖啡因。

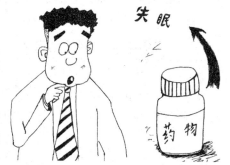

2. 抗高血压药

抗高血压药物使用不当，容易引起夜间低血压，导致失眠。甲基多巴、可乐定、利血平等不但能引起失眠，还可能会产生抑郁综合征，从而造成严重性失眠。此外，普萘洛尔、美托洛尔等 β 受体阻滞剂都具有不同程度的降压作用，可引起低血压和诱发抑郁综合征，这些都会引起失眠。

3. 安定类

安定类药物也会导致失眠？是的，虽然它是安眠药（又称镇静催眠药），但如果用法与用量不当，也可能导致老年人的日夜睡眠颠倒，白天镇静，活动量减少，从而夜里烦躁不安，难以入睡。

4. 强心苷类

洋地黄类药物的治疗量和中毒量很接近，安全范围窄，用药量稍大，就容易产生不良反应，导致失眠。所以，当使用这类药物时，要注意剂量问题，不宜随意加大用量。

5. 其他类

糖皮质激素类如泼尼松、泼尼松龙、地塞米松等大剂量可引起机体兴奋性增加，从而引起失眠。利尿药因导致夜间多尿而扰乱失眠，排钾利尿药排钾过多，还可导致心律失常，进一步加重失眠。抗心律失常药如双异丙吡胺、普鲁卡因胺都会对睡眠质量产生影响，使用时也需注意。抗胆碱药物用量过大时会出现心动过速从而影响睡眠，因此不要随便加大剂量，并在服用后注意多饮水。此外，抗抑郁药物也会导致失眠，我们需合理使用。

（三）药物引起失眠怎么办？

当我们失眠时，先不要感到焦躁慌乱，而是应仔细查找原因，如果是药物引起的失眠，我们应在医生的建议下，合理地调整剂量

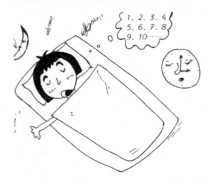

或更换替代药物，直至失眠症状消失。另外，大家应调整到一个正常规律的日常生活作息，保持良好心态，倡导合理健康饮食，提高身体素质，从而减少对药物的依赖性，避免药物性失眠的发生。

（何明月）

五、安眠药物那么多，该如何选择？

案例：小王最近总觉得晚上很难入睡，早早地上床躺下后，翻来覆去怎么也睡不着，经常要折腾到半夜两三点才能入睡，早上6点钟又得起床上班，感觉又困又累，对白天的工作也有影响。小王意识到自己可能是失眠了，为了能睡个好觉，他买了点安眠药（硝西泮）。小王服药之后，晚上果然很顺利地就入睡了，但是新的问题接踵而至，小王早上起来后觉得困倦、头晕乏力而且走路还不稳，这时候小王意识到，可能是自己服用的安眠药与自己的失眠症状不适合。那么现在市面上的安眠药物那么多，大家该如何选择呢？

（一）简单回顾失眠的定义

失眠是指患者的睡眠时间和（或）睡眠质量不满足并影响日间社会功能的一种主观体验。通常表现为：入睡困难（＞30分钟）；熟睡维持障碍（觉醒次数≥2次）；睡眠质量下降和总睡眠时间减少（＜6小时）；早醒、同时伴有日间功能障碍。失眠根据病程分为：急性失眠（＜1个月）、亚急性失眠（≥1个月，＜6个月）和慢性失眠（≥6个月）。按病因可分为原发性和继发性两类，继发性失眠主要是由躯体疾病、精神障碍、药物滥用等因素引起的失眠。因此，失眠的治疗应首先明确病因，并对因治疗，病因不明时选择对症治疗。

（二）失眠用药的基本原则

抗失眠药物的治疗疗程没有明确规定，根据患者情况调整给药剂量和维持时间，但超过 4 周的药物干预治疗需要进行重新评估。失眠用药的基本原则为：① 使用最低有效剂量；② 间断给药，2-4 次 / 周（抗抑郁药和褪黑素除外）；③ 短期用药，不超过 3-4 周（抗抑郁药和褪黑素除外）；④ 逐渐停药；⑤ 避免突然停药，防治出现"反跳"现象及诱发精神疾病；⑥ 在停药过程中若出现严重或持续精神症状，对患者重新评估。

（三）各类失眠患者的用药选择

目前常用的一些安眠药物（又称镇静催眠药）的种类繁多，且各具特点，我们应该根据不同的失眠症状，服用相适应的安眠药物。

不同类型失眠患者的用药选择：

1. 入睡困难的失眠患者：咪达唑仑，三唑仑等，适用于入睡困难的患者，但短效药物易引起依赖性和撤药后的反跳性失眠。

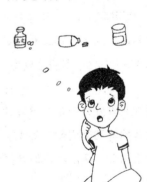

2. 维持睡眠困难的失眠患者：艾司唑仑、阿普唑仑等，适用于睡眠不实、睡眠中反复觉醒。

3. 易早醒的失眠患者：地西泮、硝基西泮、氯硝西泮等，此类安眠药适用睡眠不实和早醒患者，此类药物起效慢、疗效长，因此，易有蓄积和延续反应，容易产生次日困倦感、乏力，建议服药时间可以提前到睡前 1 小时或更早服用以减轻次日药物的残余作用。

4. 原发性失眠：首选短效苯二氮䓬受体激动剂，如唑吡坦、佐匹克隆、右佐匹克隆和扎来普隆。如首选药物无效或无法依从，更换另一种短—中效苯二氮䓬受体激动剂或褪黑素受体激动剂。

5. 长期应用安眠药物的慢性失眠患者：不提倡药物连续治疗，提倡非苯二氮䓬类药物间歇治疗（推荐每周 3~5 次）或按需治疗，同时建议每 4 周进行 1 次评估。抗组胺药物、抗过敏药物及其他辅助睡眠的非处方药不适用慢性失眠的治疗。

6. 老年患者：首选非药物治疗手段，如睡眠卫生教育，尤其强调接受认知行为治疗。当针对原发疾病的治疗不能缓解失眠症状或无法依从非药物治疗时，可以考虑药物治疗，推荐非苯二氮䓬类药物或褪黑素受体激动剂，用药期间密切注意药物不良反应。

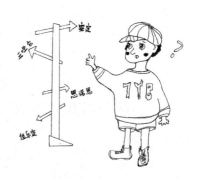

7. 妊娠期及哺乳期失眠患者：妊娠期妇女使用安眠药物的安全性缺乏资料，唑吡坦在动物实验中没有致畸作用，必要时可以短期服用；哺乳期应用安眠药物需谨慎，避免药物通过乳汁影响胎儿，推荐非药物干预手段治疗失眠。

8. 伴有呼吸系统疾病失眠患者：苯二氮䓬类药物由于其呼吸抑制等不良反应，在慢性阻塞性肺病（COPD）、睡眠呼吸暂停低通气综合征患者中慎用；非苯二氮䓬类药物受体选择性强，次晨残余作用发生率低，使用唑吡坦和佐匹克隆治疗稳定期的轻、中度COPD 失眠患者尚未发现有呼吸功能不良反应的报道，而扎来普隆对伴呼吸系统疾病失眠患者疗效尚未确定。褪黑素受体激动剂雷美尔通可用于治疗睡眠呼吸障碍合并失眠的患者。

9.围绝经期和绝经期失眠患者：首先鉴别和处理此年龄组中影响睡眠的常见疾病，如抑郁障碍、焦虑障碍和睡眠呼吸暂停综合征等，依据症状和激素水平给予必要的激素替代治疗，失眠症状处理与普通成人相同。

10.伴有精神障碍失眠患者：控制原发病同时治疗失眠症状。伴焦虑和抑郁症状的失眠患者，可添加具有镇静作用的抗抑郁药，如多塞平、曲唑酮、米氮平或帕罗西汀。苯二氮䓬受体激动剂或褪黑素受体激动剂可以与抗抑郁药联合应用。精神分裂症患者失眠时，应选择以抗精神病药物治疗为主，必要情况下辅以镇静催眠药物治疗失眠。

（李清）

六、失眠只能数羊？中药帮你忙

案例：古时有个至孝的女孩名叫酸枣，为了治好母亲的失眠症，她历尽磨难进深山采药，汗水与鲜血变成了一棵棵枝条坚硬、有芒刺的小红果树。酸枣见小红树可当柴用于烧火，便捆了两把回家。不料烧火时突然发出"噼啪"的声音，清异的果香随之四溢，原来是树枝上的小红果经火烤后，蹦出黑红色的光皮果仁。母亲吃了这些异香扑鼻的果仁，意外地睡了甜美的好觉，多年的失眠症终于彻底好了。这就是酸枣仁的传说。

虽然这仅仅是一个趣味故事，但中药治疗失眠的机理，在历史长河中历经历代医家不断地总结、发展，中药治疗失眠的疗效被家家户户所认可。中医认为失眠与心、肝等脏腑功能失调有关。中医药重在通过调整人体脏腑气血阴阳的功能，常能明显改善睡眠状况，且不引起药物依赖，因而颇受欢迎。

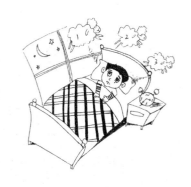

（一）中医论失眠

失眠在《黄帝内经》中称为"目不瞑""不得眠""不得卧"，并认为失眠原因主要有两种：一是受其他病证影响，如咳嗽、呕吐、腹满等，使人不得安卧；二是气血阴阳失和，使人不能入寐。中医认为失眠是由于情志、饮食内伤、病后、年迈、禀赋不足和心虚胆怯等病因，引起心神失养或心神不安，从而导致经常不能获得正常睡眠为特征的一类病证。在临床上，着重于在补虚泻实，在调整脏腑气血阴阳的基础上辅以安神定志药物进行治疗，通过"泻其有余、补其不足和攻补兼施"的治疗原则，并结合临床实际情况，采用交通心肾、补益心脾、养血安神、镇惊安神等具体治法。同时注意配合心理治疗，以消除紧张焦虑，保持精神舒畅。

（二）安神药与安眠药的区别

安神属于中医范畴，以重镇安神、养心安神为主要功效的药物

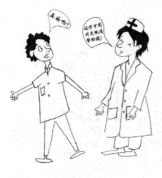

称为安神药，主要用于心神不宁的心悸怔忡、失眠多梦，也可作为惊风、癫狂等病症的辅助药物。安神药可分为重镇安神和养心安神两大类。前者多为矿石、化石类药物，有镇安心神、平惊定志的作用，多用于实证，如朱砂、龙骨、琥珀等；后者多为植物类种子、种仁，有滋养心肝、交通心肾的作用，多用于虚证，如酸枣仁、首乌藤、柏子仁等。

安眠属于西医范畴，安眠药（又称镇静催眠药）是适用于急性心理应激和躯体疾病引起的暂时性失眠，或者用于治疗重症精神病的睡眠障碍。常见的有巴比妥类、苯二氮䓬类、非苯二氮䓬类。因其对中枢神经系统有较强的抑制作用，对人体有较大副作用，必须在医生指导下服用。

（三）常用方药配伍作用机理

因中药治疗失眠能对症加减施药，标本兼施，在临床治疗方面发挥着举足轻重的作用。如天王补心丹、柏子养心丸二方同治阴血亏虚所致的虚烦不眠。但天王补心丹重用生地配伍二冬、玄参等滋阴清热药以滋补心肾之阴，以补心为主，主治以阴虚内热为主的心神不安证；柏子养心丸重用柏子仁与枸杞子配伍熟地黄、当归等，滋阴之力弱，适宜于心肾两虚之轻证。

（四）治疗失眠单味中药的作用及应用

酸枣仁：酸枣仁味酸，甘润性平，善于补肝血益心阴，而宁神定志。多用于阴血亏虚，不能滋养心肝，神不守舍之心悸失眠。

夜交藤：味甘、性平善补，归心肝经，故可补益阴血，益心肝而安神。适用于阴血亏虚而阳旺、阴阳失调的心神不宁、多梦失眠者。

龙骨：味甘、涩，性平，可以镇惊安神、平肝潜阳、收敛固涩，为重镇安神药，多用于心神不宁、心悸失眠、惊痫癫狂。

远志：味苦、辛，性温，善宣泄通达。开心气安心神，又可益智通肾气，使得心阳下交于肾，肾水不寒，肾阴上交于心，心火不亢。是为交通心肾、安定神志、益智强识之佳品。

（五）辨证选择中成药

中医角度看失眠，基本可分为五种类型：肝郁化火、痰热内扰、阴虚火旺、心脾两虚和心胆气虚。安神中成药可选品种很多，但重在对症用药。对由心血亏虚证引起的失眠，可选养血安神胶囊或脑乐静口服液；神经衰弱心肾不交证可选用乌灵胶囊；肾精不足、气血两亏可选用安神补脑液；对阴虚火旺证引起的失眠可选用枣仁安神颗粒；心胆气虚证可用豆蔻五味散；气血不足、心脾两虚所致失眠可选参芪五味子片；心火偏亢、阴血不足证可用朱砂安神丸。

（黄姗剑）

七、失眠的治疗原则

案例：汽车销售员小王最近感到工作压力大，晚上难以入睡，夜间反复醒来，失眠对于小王来说实在是一种折磨，所以他决定服用安眠药（又称镇静催眠药）帮助睡眠。小王的奶奶是一位安眠药的忠实拥护者，每晚不吃安眠药就无法入睡，吃了十几年倒也相安无事。小王以为自己一旦吃上安眠药后，就会像奶奶一样踏上这服药的漫漫长路，无法停止。带着忐忑的心情，小王去医院寻求医生的帮助，医生在了解小王的具体失眠情况后，嘱咐他注意平时养成良好的睡眠卫生习惯，并且短期（不超过三周）服用安眠药物，起效后逐渐减量直至停药。小王遵循医生的建议，两周后，睡眠恢复了正常。

那么，在治疗失眠时，我们应该怎么做，应该遵循哪些治疗原则呢？

（一）养成良好的睡眠卫生习惯

如今，大多数的失眠患者之所以晚上睡不着，白天感到困倦乏力，都是因为没有一个良好的睡眠卫生。拥有一个良好的睡眠卫生，不但可使失眠不药而愈，并且对治疗患者药物依赖性和安眠药减（停）药过程也有很大的帮助。具体如下：

1. 有规律的就寝和起床时间。每天规律的睡眠时间能持续地改善睡眠品质。

2.卧室及床只做睡觉用，进入卧室后宜随即将灯光调暗或关掉，不要在床上做其他活动如阅读书报、看电视等。

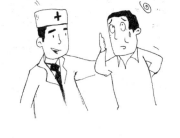

3.创造一个舒适的睡眠环境。

4.试着找出适合自己的睡眠时数。

5.每天做适量运动，但请勿在晚上睡前做。

6.睡前喝一杯加糖的牛奶，有时可帮助睡眠。

7.晚餐吃一些易消化、不造成胃肠负担的食物，不可吃太多纤维性或者刺激性的食物，以免刺激肠胃，使腹发胀，影响睡眠。

（二）药物治疗原则

1.能不用药物的，就尽量不用，先从睡眠卫生、生理、行为、心理等层面考虑，来处理轻度的失眠。

2.针对引起失眠的病症和病因，应先做适当的处理。如积极治疗身体疾病、停止服用具兴奋作用的饮料或药物。患者若因焦虑、抑郁或其他精神疾病而有失眠症状，则应给予适当的抗焦虑、抗抑郁或抗精神病药物，作为主要的治疗药物。

3.在必须服用安眠药物时，应选用安全性高、副作用少以及不会影响白天正常生活工作的药物。服用安眠药后，应做好睡觉的准备，不应再从事其他活动，以避免因服用药物后引起可能的失忆、行动反应迟缓等副作用而造成伤害。

4.安眠药应尽量以短期使用为原则。服用安眠药可给予最小的有效剂量，时间勿超过3周；或可间断用药；若服药1~3个晚上即

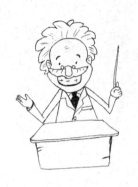

睡眠很好，随后就可减少用量，直至停药。但有少数患者虽然一再尝试逐渐减药，仍无法停药。这种情况，只要其长期服药均维持在低剂量水平，并不一定要把药勉强停用，因没有研究报告显示，长期低剂量使用安眠药，会对身体造成任何明显的副作用。

5. 使用安眠药治疗失眠时，患者仍须接受关于睡眠生理、习惯、环境等方面的教育，并寻求改善，以协助患者建立良好的生活规律。有些患者需要行为治疗来学习如何放松自己，有些则需心理治疗来解除情绪上的症结。

6. 若是因为酒瘾、药瘾而产生的失眠，则必须由精神专科医师评估，在安全的情况下，服用较安全的药物，然后再配合其他的治疗方法进行治疗。待症状改善后，再逐渐减小给药剂量，以避免药物戒断症状，最后达成停药的目标。

（李清）

八、服用安眠药需要注意哪些？

案例：刘女士长期以来睡眠不好，近20年来一直服用安眠药物才能入睡。刚开始每晚服用地西泮1至2片，后自行加大剂量至每晚4至5片。更换阿普唑仑后，因觉得效果不理想，又加大剂量，尤其是近两年，有时甚至每晚服用10至16片阿普唑仑才能睡个好觉。有一次刘女士因出差在外，未按时服用安眠药，当晚十一点多，她就突然不省人事，牙关紧闭、口吐白沫，四肢抽搐，被朋友紧急送往医院。在急诊室内，刘女士出现了幻视，手舞足蹈，吵闹不止。通过详细的检查后，确诊了她患上的是一种名为"使用安眠药物所致的精神和行为障碍"的疾病。原因在于刘女士长期滥用安眠药物，后发展为安眠药物成瘾，而这次出现的急性癫痫持续发作和精神病性障碍都是突然停用安眠药所导致的。

当今社会人们面临各种压力，因此常被失眠所困扰。为了有个优质的睡眠以保证第二天工作精力充沛，大多数人都选择服用安眠药（又称镇静催眠药物），合理使用安眠药可以有效提高睡眠质量，减少失眠所导致的人体健康及社会功能损害。然而，社会中出现"药驾""酒与安眠药同服"以及"安眠药滥用"等不合理用药现象不在少数。针对患者药石乱投、误入安眠药的服用禁区等现象，了解服用安眠药的注意事项有利于提高患者的用药安全性及治疗效果。

（一）对症用药是关键

选用安眠药时需要根据睡眠的生理功能、失眠的程度、个体要求、使用者的年龄等因素来选择。一般情况下：① 入睡困难者可选用起效快、半衰期短的药物，如唑吡坦、佐匹克隆等，这类药物半衰期只有 0.5~3 小时，服用后可很快入睡，第二天起床没有"宿醉"感。② 睡眠浅、噩梦频发者可选用半衰期为 6~8 小时的短效或中效类药物，如艾司唑仑、阿普唑仑等，服用后能加深慢波睡眠并缩短入睡时间。③ 对早醒和惊醒后难以入睡者，可采用半衰期为 12~15 小时的中效或长效类药物，如氟西泮、硝基西泮、氯硝西泮等，以延长总的睡眠时间。④ 如果患者睡眠紊乱伴有焦虑、抑郁，应该使用抗焦虑或抑郁药物治疗。⑤ 如果患者出现精神异常导致睡眠紊乱，应该使用抗精神病药物，必要时合并使用苯二氮䓬类安眠药物。

（二） 与酒精及其他药物的相互作用

1. 服药期间忌饮酒：服药前后不能饮酒或同时服用含乙醇的药物如：藿香正气口服液、十全大补酒等，也勿服用含醇饮料。酒精对中枢神经系统的抑制作用与安眠药的中枢抑制作用相互叠加，使中枢神经抑制程度大大增强，即使此时血液里的酒精和安眠药的浓度均未达到各自的致死量，但这种过度抑制的现象会使人反应迟钝、昏睡，甚至发生致死性中毒。

2. 服药期间忌服用含氰苷的中药：如桃仁、杏仁不宜与苯二氮䓬类安眠药合用，联用可引起呼吸中枢抑制或肝脏损害。

3. 与其他药物相互作用：西咪替丁可抑制地西泮的代谢，地西泮用量需减半。其与氟西泮联用，可延长氟西泮的消除半衰期，使其血药浓度升高，毒性增强。伊曲康唑、红霉素、葡萄柚汁等可增强咪达唑仑、三唑仑的镇静作用。

（三） 需注意的特殊人群有哪些？

老年人的药物代谢减慢、中枢神经系统对药物敏感性增高，耐受性较差，推荐使用非苯二氮䓬类或褪黑素受体激动剂。必须使用苯二氮䓬类药物时需谨慎，若出现共济失调、意识模糊、呼吸抑制、反常运动时需立即停药并及时就医，同时需注意跌倒等意外伤害。建议从最小有效剂量开始服药，并逐渐小量增加。

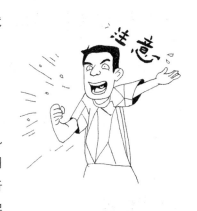

此外：① 妊娠期和哺乳期；② 伴有呼吸系统疾病患者；③ 儿童；④ 重症肌无力；⑤ 睡眠期间需要被唤醒且保持警觉状态进行工作的人员，应禁用或慎用安眠药物。

（四）不良反应需警惕

1. 大多数苯二氮䓬类安眠药物的不良反应与这些药物的原发性镇静药理作用有关。残留效应是指药物的催眠效应延长到白天产生了不良反应，如宿醉效应、头晕、嗜睡、精神运动活动损害，多出现在使用长效药物之后。在马路新杀手"药驾"名单中，安眠药就有一席之地。因此，服药期间不宜从事驾驶车辆、高空作业或精细操作等工作，以免发生意外。2. 长期服用安眠药的患者不能擅自骤然停用，应该在医生的指导下逐渐减量、停药，因为该类药物在长期使用之后突然停药常常会引起"反跳现象"，如突然停药出现焦虑、震颤、厌食、癫痫发作等症状，就像刘女士的急性癫痫持续发作和精神病性障碍都是突然停用安眠药所导致的。

（五）如何安全服用安眠药？

1. 服用期间应按医嘱剂量服用，若效果不佳或有明显不适，应该向医师咨询是否应该调整剂量或是更换其他药品。严禁擅自加量或换药。2. 半夜醒来最好不要追加安眠药，极可能带来抑制呼吸和抑制大脑神经等严重后果。3. 长期服用安眠药的患者最好应每隔3个月做肝肾功能检查。4. 失眠不是很严重的患者可以采用间隔服药方法，也可尝试配合中药治疗，如酸枣仁汤或中成药（养血安神胶囊），但必须辨证用药才能达到应有的效果。

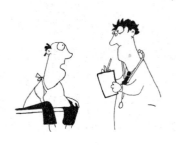

（黄姗剑）

九、告别安眠药，你不得不知的停药技巧

案例：陈某因遭遇家庭变故，导致睡眠质量不好，于2016年2月开始每晚服用阿普唑仑0.8mg进行治疗，随后逐渐增加至每晚1.6mg，10个月后陈某自感失眠症状好转，试图停止服用阿普唑仑。在停药5小时后出现烦躁不安、剧烈腹痛，送至医院就诊，诊断为撤药综合征，医生嘱其服用阿普唑仑0.8mg，1小时后腹痛缓解。此后，陈某多次试图停用阿普唑仑，

均在停用后不久出现身体不适，随后服用阿普唑仑则不适缓解。后医生要求缓慢减少阿普唑仑剂量，于8周内减完，同时加用曲唑酮100mg治疗，患者睡眠改善，未再出现不适的症状。

在日常生活中，我们周围大多失眠患者在长时间服用某种药物后，因担心成瘾，自觉症状有所缓解或痊愈，便自行停用药物。然而在停药后，不仅失眠卷土重来，还出现各种各样的不适症状，许多患者忍受不了这种痛苦，只能选择继续吃药，周而复始，苦不堪言。其实这正是撤药综合征在作祟。

（一）何谓撤药综合征？

撤药综合征又称反跳现象，指长时间使用某种药物治疗疾病，可使人体对药物的存在产生适应，突然停药后，原来症状复发并加剧，或产生其他不适反应，多与停药或减量过快有关。如同皮球被我们压入水中，突然抽手，皮球会快速回弹，而出现戒断症状如：失眠、焦虑、流泪、头痛、震颤、癫痫样发作和各种幻觉。苯二氮䓬类药物中，通常半衰期短的药物在停药2~3天内发生戒断症状，半衰期长的可在7天内发生，一般可持续3~10天。戒断症状及严重程度与疗程、剂量、停药速度和药物半衰期有关，一般半衰期短者较易出现。

难道跟安眠药（又称镇静催眠药）说再见，真的这么难吗？众所周知，合理用药对提高药物疗效，降低毒副反应至关重要。而合理用药不仅仅包括用药正确、用法用量、注意事项等方面，还要掌握科学的停药时间和方法。

（二）何时停用安眠药最佳？

安眠药使用时间的长短，很大程度是受失眠病因的影响。所以何时停用安眠药最佳，要视患者失眠的病因及病情而定。一般有以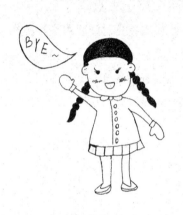下几种情况：① 急性压力事件，如升学、就业等所引起的失眠，当解压后，失眠症状通常会有所改善或消失。睡眠持续稳定一段时间后，就可以考虑将药量递减；② 受其他疾病影响，失眠问题常与其他疾病同时或相继发生，且以精神疾病当中的焦虑症和抑郁症的共患率最高。对于此类情形，应该由精神科医师按专科治疗原则控制和治疗原发病，再同时治疗失眠症状。心理治疗与药物治疗（如抗抑郁药、安眠药）相结合，需待情绪慢慢改善，睡眠恢复后一段时间，才可考虑逐渐减少安眠药的用量，直至完全治好为止。③ 原发性失眠，其诊断缺乏特异性指标，主要是排除性诊断，当可能引起失眠的病因被排除或治愈以后，仍遗留失眠症状时即可考虑为原发性失眠。此类患者可能需要长期借助于安眠药帮助入眠，不强求完全停药，可维持最小有效剂量服用。

（三）如何科学地停用安眠药？

一般来说，当患者的失眠症状已经好转，能够做到自我控制睡眠后，可以考虑在医生的指导下逐渐减量直至完全停药。采用以下方法能让我们更科学、更轻松地告别安眠药。

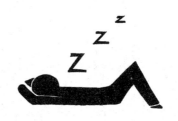

1.辅助性安眠药的替代治疗：包括抗组胺药（异丙嗪、苯海拉明等）、抗抑郁药（三环类抗抑郁药、曲唑酮等）、抗精神病药物（氯丙嗪）、褪黑素。正如案例中的陈某就是在医生的指导下，运用抗抑郁药曲唑酮进行替代治疗，逐步减少阿普唑仑的使用剂量，成功的减轻了苯二氮䓬类药物的戒断症状，顺利渡过停药阶段。

2.联合中药治疗，实行渐减法：先减 1/4 的药量，1~2 周后如果睡眠质量稳定，再减 1/4，一般大约需要 1~2 月时间才能够完全停药，为了避免在减药过程中，睡眠状态出现波动，可根据患者的证候，按照辨证论治的原则，服用中药或中成药（酸枣仁汤、柏子养心丸等）联合治疗。

3.隔日停药法：对于病情较轻的患者，可使停药的间隔时间逐渐延长直至完全停药。

4.接受心理治疗：主要是戒除心理依赖，转心理暗示消极作用为积极作用，协助心理脱瘾，达到停药的目的。在完全停药后，心理治疗也应持续一段时间。

（黄姗剑）

十、半夜醒来，能否追加安眠药？

案例：周女士由于睡眠质量不好，经常需要服用安眠药（又称镇静催眠药）才能安稳入睡。可是最近周女士和往常一样服用安眠药入睡后，却总是在半夜的时候又醒了，醒来后她就睡不着了，半夜睡不着让她感到很苦恼。因此，周女士想，醒来后能不能再吃一片安眠药，然后接着睡，但她又怕这样多吃安眠药会产生不良反应。吃还是不吃，让她左右为难。

（一）明明吃了安眠药，为何还会半夜醒来？

如果我们吃了安眠药后，半夜还会醒来，一般是由药物因素和躯体因素这两类原因引起的。其中药物因素主要包括药物半衰期过短和是否出现耐药性。有些安眠药半衰期过短，我们在服用后药效不足以持续一整夜，当药效过后，我们就有可能在半夜苏醒。而耐药性是我们长期服用某种安眠药（尤其是苯二氮䓬类），特别是在用药不规范的情况下，持续服用一段时间后，发现药效没有之前那么强了，有时半夜会醒来，这很可能就是药物的耐药性在作祟。

除了药物因素外，也可能是我们自己身体出了问题。长期慢性

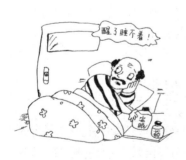

失眠容易导致抑郁障碍和焦虑障碍，而抑郁障碍和焦虑障碍则又容易引起夜间早醒。此外睡眠不好、身体素质下降、免疫力薄弱等，更容易导致各种疾病的出现，身体的各种问题又会影响睡眠，两者相互作用，形成恶性循环。

（二）半夜醒来，能否追加安眠药？

那么，案例中周女士还要不要继续服用安眠药呢？半夜醒来，能不能追加安眠药呢？首先，在医生为我们开安眠药处方时，应问清楚自己拿到是属于哪种类型的安眠药，药效能持续多长时间。如果出现半夜醒来睡不着需追加安眠药的情况时，所追加的药物应是一些短效的安眠药，如唑吡坦、扎来普隆等。此外，我们还需考虑一下追加药物的时间，比如我们是凌晨2点醒来，而追加的安眠药药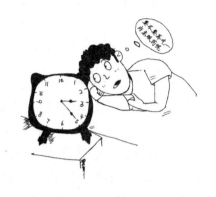效可维持6个小时，但早上7点就需要起床上班，这样体内残留的药物可能会影响我们的工作状态，这种情况下是不建议追加的。所以在用药前务必问清楚医生所用药物的药效时长，酌情追加。

此外，如果经常出现服用安眠药半夜仍然会醒来的状况，我们应及早去医院睡眠专科就诊，重新进行检查和测评，看是不是由耐药性或其他疾病所引起。如果是出现了耐药性，可以在医生的建议下先减少用药量再换用其他适合的药物。如果是其他疾病所引起，则应对症下药，以消除病因，从而改善睡眠质量。

（三）小建议

我们在日常用药时一定要秉着科学的用药意识，切不可在不知所用药物的药性情况下随意更改剂量和服用方法。如果在服用安眠药后半夜会醒，可以咨询医生是否是因用药剂量过低导致，如果是，可在安全剂量范围内加大用药剂量，避免夜间醒来。或者通过医生评估自身实际的失眠状况后，按适应证联合用药，在睡前加用一种或多种药物。失眠虽然是件闹心事，但是通过药物治疗失眠时，我们一定要理性用药，切不可因失眠乱了方寸。

（何明月）

十一、焦虑暗自来袭，你如何应对？

　　案例：一年前，方阿姨因心悸就诊，心电图提示为"ST-T"改变，她听朋友说可能是患有冠心病的表现，又要求做冠脉造影检查，未见冠脉狭窄，医生对方阿姨进行健康宣教及药物治疗。但方阿姨仍觉得自己患有未被发现的疾病，不断搜集相关资料，自己购买药物服用。自 7 个月前，方阿姨开始白天坐立不安，晚上频繁失眠，对未来充满担忧，经常与家人发生争吵。一段时间后方阿姨出现胸闷、心悸、多汗等不适症状，但又无法具体指出是何不适。为此辗转多家医院，可检查结果都不能解释其症状，直到去精神专科医院就诊，医生根据患者病史特点（病程、症状等）诊断为广泛性焦虑障碍。给予艾司西酞普兰每晚 20mg 进行治疗。几周后，方阿姨的病情逐渐好转。

　　当今社会，求学、就业、升职、疾病等种种压力犹如五指山，将都市人压得喘不上气。"为什么我这么努力，成绩还是不理想？""我感觉我同事事事针对我，我的计划总是被否定！""医生，我的病是不是很严重？"长期受琐碎事务、负面情绪影响，我们的眉头皱成川字或往下耷拉，人们说："也许我真的患了焦虑症！"

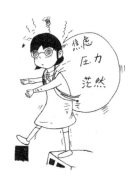

（一）焦虑情绪与焦虑症的区别

焦虑是人们即将面临某种险境时产生的一种紧张不安、恐惧的感觉和不愉快的情绪。所有人都体验过，比如面临考试、遇到棘手的问题时，我们往往会表现得很焦虑。而这种危机感会激发我们的内在动力，积极去做减轻焦虑的活动，其实这是一种人体自我保护的反应。但当焦虑的程度及持续时间超过一定的范围，影响人们社会功能时，才可称为焦虑障碍（焦虑症）。它们有以下区别：① 时间：焦虑情绪的持续时间是短暂的，一般在危机解除后就会缓解消失；焦虑症持续时间很长，数月甚至数年迁延不愈。② 诱因：焦虑情绪一般都是因为某件事情所引起，人们能够知道问题所在；焦虑症是没有客观事件或与处境不相称的恐惧，找不到威胁的存在。③ 症状：焦虑情绪没有病态症状；焦虑症则表现为精神症状（紧张不安、恐惧等）和躯体症状（心悸、口干、肌震颤等）。

（二）焦虑障碍和躯体疾病常相伴

焦虑症在日常医疗诊断中比较常见，有相当一部分焦虑症患者是继发性的。据调查，综合医院就诊的患者存在焦虑情况尤为明显，焦虑、躯体化症状的患者大多以各种躯体不适而非情感症状为主诉就诊于不同科室。

焦虑症患者相伴躯体症状的就诊情况

科室	共病疾病	常见主诉
神经科	帕金森、偏头痛、脑卒中、颞叶癫痫	头痛头晕、睡眠障碍、震颤无力
内分泌科	糖尿病、更年期、甲亢	无力多汗、食欲减退、烦躁易怒
心血管科	心率失常、冠心病、高血压	心慌胸闷、血压升高、呼吸困难
消化科	消化性溃疡、大肠炎、肠易激综合征	上腹疼痛、反酸恶心、消化不良
呼吸内科	哮喘、肺炎、肺水肿	咳嗽气喘、呼吸困难、胸痛

（三）抗焦虑药物的使用原则

1. 根据焦虑障碍的不同亚型和临床特点选择用药。

2. 考虑患者的躯体疾病、药物相互作用等情况，实行个体化合理用药。

3. 妊娠期和哺乳期间的用药治疗应特殊关注。

4. 注意苯二氮䓬类药物（氯硝西泮、阿普唑仑等）依赖、记忆受损和撤药综合征。

5. 用药尽可能单一、足量、足疗程，可联用两种不同作用机制的抗焦虑药。

6. 治疗期间密切关注病情变化和不良反应。

7. 治疗前向患者和其家属告知药物性质、作用及可能发生的不良反应和应对措施。

8. 非典型抗精神病药（氯氮平、奥氮平等）作为二线或三线治疗药物，最好与一线治疗的抗抑郁药联用。

（四）焦虑来袭，应对症下药

抗焦虑药的种类：① 苯二氮䓬类：阿普唑仑、氯硝西泮等；② 阿扎哌隆类：丁螺环酮和坦度螺酮；③ 三环类：氯米帕明、丙咪嗪等；④ 选择性 5-羟色胺（5-HT）再摄取抑制剂：帕罗西汀、艾司西酞普兰、舍曲林等；⑤ 5-HT 和去甲肾上腺素（NE）再摄取抑制剂：文拉法辛和度洛西汀；⑥ 其他：米氮平、曲唑酮、奥氮平等。

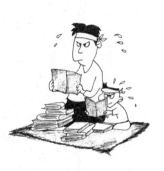

不同类型焦虑障碍的药物选择

药物	广泛性焦虑障碍（GAD）	社交焦虑障碍（SAD）	惊恐障碍（PD）
帕罗西汀	+	+	+
艾司西酞普兰	+	-	+
文拉法辛	+	-	
度洛西汀	-		
丁螺环酮		+	
舍曲林		-	
氯米帕明			-
苯二氮䓬类	作为早期的辅助用药，尤其是对于急性焦虑或激惹的患者。		

一线药物"+"二线药物"-"

（黄姗剑）

十二、怀孕之后睡不好，能不能吃安眠药？

> 案例：上世纪八十年代初，日本有部名为《典子》的电影，讲的是一位母亲在怀孕期间为了治疗失眠和孕吐，服用了一种叫沙利度胺（反应停）的药物，导致出生的女儿典子先天畸形，两个手臂异常短小。但是小典子并没有对生活感到绝望，她身残志坚，以脚为手，刷牙洗脸，写字画画；代表班级参加学校的接力跑比赛，用嘴咬住接力棒，为班级赢得了冠军。典子就这样对一切充满希望坚强地活着。发生在典子身上的悲剧，正是轰动一时的"反应停事件"的一个缩影，上世纪 60 年代前后，由于孕妇服用反应停治疗失眠孕吐而导致的畸形儿多达上万名。

（一）孕妇并不是非得谈药色变

众多孕妇中，失眠的不在少数，特别是孕期的最后 3 个月，约 90% 的孕妇都有失眠的困扰。主要表现为难以入睡、夜间觉醒增多、睡眠不深、白天疲劳等等。被失眠困扰，让许多孕妇都很着急，想吃安眠药（又称镇静催眠药）助睡，又担心药物的不良反应，左右为难。的确，孕妇是特殊人群，能否用安眠药是两难话题。

孕期是决定孕妇能否用药的关键，不同孕期服药对胎儿的影响不一样。① 受精后 1~2 周：药物对胚胎的影响是全或无，即要么没有影响，要么导致流产，一般不会导致胎儿畸形，因此当你在不确定是否怀孕的孕前或早孕时期服用了安眠药，一般不会对胎儿有太大影响，不必过分担心，也不必做人工流产。② 妊娠 3~12 周：

该时期是胎儿最为敏感、最易受到伤害的时期。这个阶段应该严格控制用药，能不用时果断不用，建议禁止服用安眠药物。③ 妊娠中晚期（12 周以后）：这一时期胎儿的器官基本分化完成，并继续生长。这段时间药物致畸的可能性大大下降，如需要的话，可

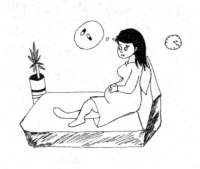

在医生指导下服用一些药物，但是有些药物仍可能影响胎儿的正常发育。④ 分娩前（妊娠最后 1 周）：孕妇最后 1 周用药应非常谨慎，因为胎儿成为新生婴儿时，代谢系统尚未完善，还不能迅速而有效地代谢和消除药物，药物可能在婴儿体内蓄积。⑤ 哺乳期：哺乳期应用安眠药物也需谨慎，为避免药物通过乳汁影响婴儿，一般不推荐服用安眠药。因此，孕妇不一定要对安眠药说不，孕妇在治疗失眠时，只要处于相对安全的孕期，注意治疗细节和技巧，还是可以选择合适的药物进行治疗的。

（二）孕期安眠药物的选择

对于孕妇而言，目前用于治疗失眠的药物中，苯二氮䓬类催眠药物，如地西泮、艾司唑仑和氯硝西泮等安眠药，一般都禁止使用，特别是在妊娠早期。而非苯二氮䓬类安眠药，如唑吡坦、扎来普隆，对胎儿的危害较小，可在专业医生指导下，用于妊娠中、晚期孕妇。2012 年发表的《中国成人失眠诊断与治疗指南》中也指出，孕妇在必要时，可以在医生的指导下短期服用唑吡坦。

（三）孕妇服用安眠药的用法、用量

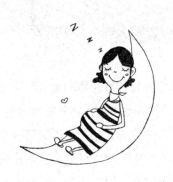

孕妇的用药剂量应个体化，尽量使用最低有效剂量，而且宜短期用药，在失眠症状消除后就考虑逐渐停药。一般而言，初始治疗剂量应较小，可为普通成年人的1/3~1/2，如果疗效不佳，再逐渐加大药物剂量。一般孕妇并不是每晚都出现长期而顽固的失眠，睡眠时好时坏，有的晚上会睡得好或睡得相对较好的。准妈妈可在失眠缓解或好转的日子里不服用安眠药；或在上床30分钟后仍不能入睡时，方才服用；或在白天遭遇某种生活事件，预期入睡困难时，在上床前5~30分钟服药。

（李清）

十三、治疗老年人失眠，别再用安定了

案例：张大妈今年70岁，10多年前她就出现失眠、多梦的情况，虽然第二天精神差了点，但还算凑合。渐渐地，失眠变得严重了。为了减轻睡不着的痛苦，一开始，她偶尔吃点地西泮（安定），到后来变成每天都服用。服用安定后，虽然失眠的症状得到了改善，但张大妈白天总是迷迷糊糊的，丢三落四、磕磕碰碰是家常便饭，记忆力也减退了不少。因此，家人不赞成她继续吃安眠药，但是不吃的话，晚上又睡不着，非常痛苦。后来张大妈在家人陪同下，去医院就诊，医生在对张大妈的情况做了详细了解后，也建议不要继续服用安定，并给出了相关建议。那么张大妈出现上面这些原因是为什么呢？为什么不建议她使用安定呢？

良好的睡眠是优质生活的保证，它不需要你花费金钱、精力，只需要你躺下来，闭上眼，第二天醒来，就是美好的一天。然而，睡个好觉，却成为现在很多老年人可望而不可即的一件事情。

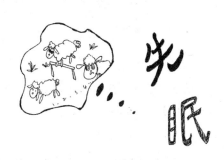

睡不好觉是件痛苦的事，因此，许多老年人就将求助的目光投向了安眠药（又称镇静催眠药），安定也就成为许多老年人的"好伙伴"。睡不着，就吃点安定，还睡不着？那就再多吃点，这已成为老年人群中的普遍现象。但是随着年龄的增加，老年人的肝肾功能在减弱，随便选择服用安眠药可造成多种不良反应，如：肝肾功能损害、呼吸抑制、引起精神障碍和诱发其他疾病等。

（一）地西泮是什么？为什么不推荐老年人使用？

地西泮，又称安定，是一种长效的苯二氮䓬类安眠药。之所以

称安定为长效安眠药，是因为安定的半衰期很长（30~50小时），
它进入体内会停留较长时间，持续发挥安眠作用。然而这对失眠患
者来说意味着什么呢？例如：有一位失眠患者，晚上睡前服用了地
西泮，而地西泮是能够发挥长效安眠作用的，当这名患者第二天早
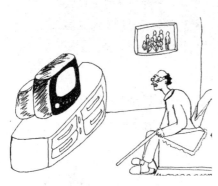
晨醒来时，地西泮还在他的
体内继续发挥着安眠作用，
此时患者觉得困倦、嗜睡、
头昏和步态不稳等。药物夜
间的催眠作用延长到第二天
白天，产生了头晕、嗜睡等
不良反应，这就是地西泮的
残留效应。而对于老年人来
说，这种残留效应会显得更加强烈，因为安定是通过肝脏代谢，老
年人的肝功能水平相对来说比较低，也就是说老年人需要花更长的
时间来代谢。药物易在老年人体内停留更长时间，不断积蓄引起不
良反应，从而导致头昏、困倦、共济失调、精神错乱、视力模糊、
嗜睡、走路不稳和跌倒摔伤等，给老年人带来极大危险。并且安定
在治疗失眠时会出现成瘾性，还会造成呼吸抑制等副作用，如果突
然停药，会感到焦虑不安、易怒等症状。由于使用过程中这些问题
的存在，现在已经不推荐将安定作为老年人失眠的首选用药了。

（二）老年人失眠不吃安定，吃什么？

老年人失眠原因有很多，当针对原发疾病的治疗不能缓解失眠
症状，可以考虑安眠药物治疗。

在众多安眠药物当中，老年失眠患者推荐使用非苯二氮䓬类安

眠药，如佐匹克隆、扎来普隆、唑吡坦等。这类药物相对于地西泮，具有药效好、毒性低、成瘾性小等特点，能缩短入睡时间，减少夜醒次数，延长睡眠时间，而且这类药在人体中消除速度快，所以老年人第二天醒来，不会出现像张大妈那种迷迷糊糊的情况。

此外，老年失眠患者也可在医生指导下适当补充褪黑素。褪黑素是大脑分泌的一种激素，它在调节人体"睡眠—觉醒"节律方面发挥着重要作用，帮助我们区别白天和黑夜。而随着年龄的增长，褪黑素分泌减少，令睡眠变得无规律，导致失眠。

（三）老年人失眠除了吃药，还应做什么？

年龄、健康、心理和环境等因素都是造成老年人失眠的原因，当老年人出现失眠症状时，我们除了能寻求药物的帮助，还可以通过以下途径来改善失眠，提高睡眠质量：① 适量运动：老年人退休后，活动量减少，白天睡眠时间增加，导致晚上睡不着，影响夜间睡眠质量，睡眠变浅、易醒和早醒。因此，经常失眠、多梦的老年人可以在早晨做适量运动，如老年人舞蹈、太极或者慢跑。适量的运动，不仅可以让老年人有一个健康的身体，同时可以放松身心，从而改善睡眠质量；② 养成良好睡前习惯：老年人喜欢看电视，有时躺在沙发上看到很晚，睡得太迟，这样容易造成睡眠质量降低，甚至失眠。此外，睡前可以洗个热水澡或泡脚，放松身心，这样有利于入睡；③ 保持良好的睡眠心态：许多老年失眠患者，因为睡眠质量不佳，夜晚时焦躁不安，在这种心理影响下，会对老年人进入睡眠产生障碍。老年人保持一个良好睡眠心态，有助于入睡。

（何明月）

十四、肝肾功能异常者，谨慎服用安眠药

案例：某公司销售部王经理因工作应酬需要，经常大量饮酒，近期自感有腹胀、怕油腻食物等症状，经医院检查 ALT 和 AST 分别达 99U/L 和 66U/L，故考虑为轻度肝功能损害。为了健康考虑，王经理把酒给戒了，同时进行保肝治疗。由于担心自己的病情恶化，王经理经常夜不能寐，遂到医院就诊，医生在给予王经理心理疏导的同时，开具酒石酸唑吡坦片，嘱其睡前半小时口服 1 片帮助入睡。服药后，王经理虽然能很快入睡，但每天早晨醒来感到头晕、乏力和困倦。医生了解王经理的病情后建议他将酒石酸唑吡坦片用量减为睡前半小时口服半片，王经理的失眠症状得到彻底改善。咨询医生后，王经理知道酒石酸唑吡坦片虽说是短效安眠药，平均半衰期为 2.4 小时，但是对于肝功能异常的他来说，药物的半衰期会显著延长，导致药物在体内代谢减慢、作用时间延长，从而引起了早晨醒来时出现头晕、乏力和困倦等症状。

（一）安眠药与肝肾功能的关系

药物在进入体内后会经历吸收、分布、代谢和排泄这四个过程。安眠药（又称镇静催眠药）吃下去后，被胃肠道吸收进入血液系统进行分布，含有药物的血液流经肝脏后，肝脏会对药物进行代谢，在这个过程中，有一种酶——肝药酶，在肝脏代谢中扮演着重要的角色，它会将一部分的安眠药物进行代谢失去活性，导致药物失效。

最后药物经由肾脏排出体外。由此可见，肝肾参与了安眠药的代谢与排泄，其中肝脏对安眠药的药效起着关键的作用。当我们长期服用安眠药后，会让肝脏中的肝药酶增多，从而导致体内会有更多的安眠药被分解失效，体内所剩下的能发挥作用的安眠药就少了，药效就降低了，这种情况就是常说的"耐药现象"。相反，如果肝药酶作用降低的话，对安眠药的代谢能力会大打折扣，从而使其药效相对增强。

（二）肝肾功能不好，服用安眠药会带来哪些问题？

1. 加重肝肾负担

因为大多安眠药物在体内都是经肝肾代谢和排泄的，长期服用会增加肝肾的负担，有的还会引起肝脏肿大、肝区疼痛、黄疸、浮肿、蛋白尿、血尿等肝肾功能损害。若是原本就患有肝肾方面疾病的患者长期大量服用安眠药物，有可能会更加加重肝肾的负担，使病情恶化。

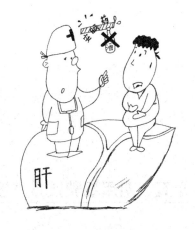

2. 引起药物蓄积中毒

前面提到肝药酶对安眠药的药效起着关键性作用。肝功能异常的患者，其肝脏内的肝药酶肯定要低于正常水平。与正常人相比，在相同服药剂量下，肝功能异常患者由于肝药酶水平过低的原因，使得所服用的安眠药中只有极少部分被代谢失效，绝大部分仍残留在血液中继续发挥安眠作用，再加上肾功能异常的话，使得药物排泄也受到阻碍。久而久之，安眠药物便会在体内蓄积，引起毒性反应。

（三）肝肾功能异常者服药注意事项

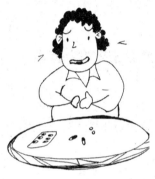

1. 由于肝功能异常患者肝药酶水平偏低，建议此类患者服用安眠药时应该在医生的指导下适当减少剂量，减轻对肝肾的负担，避免药物在体内大量蓄积。

2. 推荐使用非苯二氮䓬类或褪黑素受体激动剂类的安眠药物。

3. 失眠不是特别严重的患者可以间隔服药，也可尝试配合中药治疗，如酸枣仁汤。

4. 长期服用安眠药的患者最好应每隔 3 个月做肝肾功能检查。

5. 谨慎使用安眠药物，且必须在医生指导下使用。从睡眠卫生、生理、行为、心理等层面综合考虑治疗失眠。

（李清）

十五、勿用驾驶技术"挑战"安眠药

案例：2017 年 6 月 12 日上午，南京建邺路自南向北方向，一辆轿车撞倒路中间隔离护栏后，又撞上两辆对向车道正常行驶的小车，所幸无人员伤亡。事发后，交警第一时间到达现场并对肇事司机进行询问、取证，据司机交代，其在 11 日晚上服用了几粒安眠药助眠，早上出门前感觉头晕，但觉得应该没有大碍，不会影响开车，可谁知开至建邺路时一个恍惚便撞上了护栏，还冲到对面撞了两辆车。回忆事发经过，司机仍心有余悸，深感药驾猛于虎。

自酒驾入刑以来，"开车不饮酒，饮酒不开车"已成为大家的共识。不胜枚举的酒驾悲剧让人们警钟长鸣，酒驾交通违法行为也呈明显下降趋势。但是除了酒驾，有另外一项比酒驾更危险的驾驶行为却在普通百姓中鲜为人知，那就是药驾。药驾，就是指驾驶员服用了某些可能影响安全驾驶的药品后依然驾驶车辆的行为。但因为药驾本身不易被人察觉，又因当事人不知或存在侥幸心理，导致药驾的危害被人忽视，而由此酿成林林总总的悲剧，使得药驾成为继酒驾之后的又一个"马路杀手"。

（一）为什么安眠药会影响安全驾驶？

目前常用的安眠药（又称镇静催眠药）有巴比妥类、苯二氮䓬类及非苯二氮䓬类药物。由于安眠药对中枢神经系统的广泛抑制作用，大多安眠药都会引起嗜睡、头晕、乏力等不良反应。特别是半衰期长的安眠药，由于作用时间较长，容易产生药物延续效应和蓄积作用，即

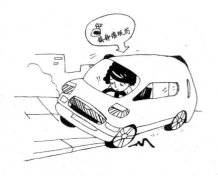

药物的催眠效应延长到白天，产生宿醉效应、头晕、嗜睡及精神运动活动损害等。而对于部分药物代谢较慢的人来说，用药时间过久或用量过大，药物的成分就会不断在体内蓄积，使体内药物保持在一定的高水平状态，从而使患者在服药的第二天出现乏力、头晕、注意力涣散、逆行性健忘等症状。

（二）用药对汽车驾驶能力影响的比较

有研究人员分析了服用安眠药对汽车驾驶、记忆和认知能力的影响。资料显示，睡前服用苯二氮䓬类安眠药明显影响次日驾车能

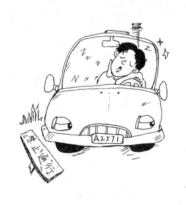

力，部分药物即使在当日下午服用，到次日（即用药 16~17 小时）仍存在副作用；睡前服用佐匹克隆 7.5mg，在用药后 10 小时进行驾驶能力、记忆力、注意分配能力测定，亦存在明显副作用；睡前服用唑吡坦和扎来普隆，对次日驾驶能力无明显不良影响，但半夜服用唑吡坦对次日的影响呈剂量相关

性，半夜服用扎来普隆 4 小时后对驾驶能力无不良影响；但第一次服用扎来普隆后，次日仍可残留睡意。基于扎来普隆的药效学和药动学特征，美国空军批准其作为飞行人员应急使用的安眠药。根据上述资料可知，操作损害以及残余效应，苯二氮䓬类药物（如氯硝西泮、氟西泮）＞佐匹克隆＞唑吡坦＞扎来普隆。不过药物的不良反应程度与药物半衰期、剂量和服用时间等因素有关。

（三）防范药驾小建议

① 主动表明"司机"身份。就诊时，应向医生表明"我平时经常开车"或"我是司机"，这样能够让医生综合考虑给你更合适的治疗方案。② 谨慎购买非处方药。当至零售药店买药时，应咨询门店药师，寻求指导。③ 勿存侥幸心理。有研究显示服用安眠药导致的交通事故在治疗开始后第二周显著升高，可能是因为在医生告诫药物的不良反应及自身警觉性下降的情况下，在用药第一周部分患者会有所注意，停止或减少驾驶。然而，随着时间的推移，大多数人会觉得这样的"谨慎"完全没有必要，或抱着侥幸心理上路，最终导致悲剧。④ 仔细阅读说明书。驾驶者服药时应仔细阅读药品说明书或商品标签，特别是用量、禁忌证和不良反应等。切记必须遵医嘱，不可超量。

（黄姗剑）

十六、吃安眠药时，能吃其他药物吗？

案例：李女士今年44岁，睡眠不是很好，因此，一直以来睡前都会服用一片安定。近几日，李女士总感到胃部不适，于是便去药店自行购买了两盒西咪替丁，服用后，李女士的胃部不适感有所缓解，但有个奇怪的现象发生了，那就是李女士感到自己的失眠好像加重了。原来李女士这几晚和往常一样服用安定后入睡，但第二天醒来头昏昏沉沉，起身时还有些跌跌撞撞。李女士想难道是自己失眠加重了吗？还是自己服用西咪替丁对安定的药效有影响？对此，李女士有些彷徨，心想还能不能继续服用呢？

（一）吃安眠药时，能吃其他药吗？

我们知道有的食物不能一起吃，同样，有的药也不能同吃，因为它们彼此之间会产生相互作用。那么我们吃安眠药（又称镇静催眠药）时，能吃其他药吗？首先，安眠药的种类有很多，能与安眠药产生相互作用的药物也有很多，我们不可能都一一记住。如果你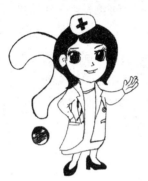服用安眠药的同时还要服用其他药物，而又害怕所服药物是否会产生相互作用的话，你还是要找医生问清楚。常见的安眠药与其他药物作用可以分为以下几种：

1. 中枢神经抑制剂

大多数安眠药会和中枢神经抑制剂产生相互作用如酒精、抗组胺等，同服时可加强对中枢的抑制作用，从而导致安全剂量下出现运动不协调、行为失控和短期记忆缺失等副作用，严重时，可能会导致呼吸抑制，甚至死亡。

2. 肝药酶抑制剂或改为"诱导剂"

大部分安眠药都是经肝脏代谢，通过对肝脏代谢的影响，可改变安眠药在体内浓度，从而影响疗效。如巴比妥类药物本身为肝药酶诱导剂，能提高肝药酶活性，长期应用可加速自身代谢和其他药物代谢。长期服用巴比妥类药物的患者合用乙酰氨基酚类药物时会降低药物疗效并增加肝毒性。同时巴比妥类药物还能降低糖皮质激素、洋地黄类、环孢素、奎尼丁和三环类抗抑郁药等药物的疗效。

3. 作用于胃肠道的药物

安眠药大多是以口服方式给药，因此胃肠道环境会影响其吸收，从而影响疗效。作用于胃肠道的药物通过影响肠胃功能和增加胃肠道蠕动等方面，对安眠药疗效产生影响。如治疗胃溃疡的药物西咪替丁，它不仅对胃肠道产生作用，而且能使肝脏代谢速度减慢，使安眠药的血药浓度升高，延长其作用时间，案例中李女士第二天感觉昏昏沉沉的原因就在于此。

4. 其他类

抗乙酰胆碱药物可通过减缓胃肠道蠕动影响苯二氮䓬类安眠药的吸收，而苯二氮䓬类还具有轻微的乙酰胆碱作用，同服时可能会出现口干舌燥、便秘、前列腺肥大恶化、青光眼恶化和影响心脏功能等现象。苯二氮䓬类药物在与抗高血压药物合用时，可增加降压效果；与钙通道阻滞剂合用时，可使体位性低血压加重。

（二）用药建议

上面所述的是安眠药与其他药物相互作用的几种常见类型，在实际生活中，它们的相互作用要远比这些多，所以我们在使用安眠药时，不要自行购买其他药物同时服用，而应该在医生的指导下选择药物。就医时，要向医生说明目前正在服用哪些药物，要问清楚医生，这些药物是否会与安眠药产生相互作用，以避免药效降低或增强，或是发生其他不良反应而导致危险的发生。而以下特殊人群如严重的肝肾功能不全者、哺

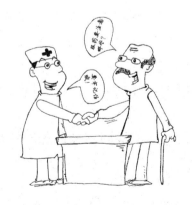

乳期妇女、嗜酒人群、严重肺部疾病患者、严重的神经和肌肉病患者等，不宜使用安眠药。

（何明月）

十七、珍爱生命，服药后莫喝酒

案例：肥裤子、破礼帽、小胡子、大头鞋，再加上一根从来都不舍得离手的拐杖，大家猜出是谁了吗？对！就是用表情和动作将美国默片带到最高峰的卓别林。1977 年 12 月 24 日，卓别林大师突然在睡眠中去世，这事着实令人匪夷所思，因为就在当晚，他还与家人及亲友欢聚。宴会时，卓别林开怀畅饮，碰杯祝愿，没有丝毫的不适感。为了弄清卓别林的真正死因，当时美国纽约州的一位著名生物化学家对此作了全面深入的调查。最后，经周密细致的检查分析表明：卓别林是由于大量饮酒后服用镇静药物而致死的。

"对酒当歌，人生几何？譬如朝露，去日苦多。何以解忧，唯有杜康"。中国的酒文化久负盛名，又因当今社会生活节奏日益加快，紧张的工作环境，现实的物欲社会，让失眠大军日益壮大。因此酒精与安眠药演绎的"危险二重奏"传播甚广。

（一）酒精对人体产生的影响有哪些？

酒的品种千千万，风味各异，但都有一个共同点就是酒的主要成分都是酒精。在饮酒后，80% 的酒精通过肝脏代谢，只有少量通过肺和肾脏排出体外，可见饮酒可加重肝脏的负担。少量酒精具有兴奋大脑皮质的作用，大量酒精对中枢神经的作用，先表现为兴奋，而后产生抑制作用，并扩张血管，刺激或抑制肝脏酶代谢系统。所以醉酒之人，先表现为言语增多、举止浮夸、

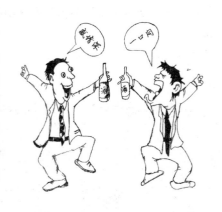

逞强好胜、易感情用事，随着酒性的蔓延，兴奋的表象就会消失，随即出现动作笨拙、语无伦次、而后进入昏睡，严重的可导致昏迷、死亡。

（二）安眠药的分类和作用机制是什么？

　　临床上常用的安眠药有：① 巴比妥类，如长效的有苯巴比妥，中效的有异戊巴比妥，短效的有司可巴比妥，超短效的有硫喷妥钠。② 苯二氮䓬类，如地西泮、硝基西泮、利眠宁、劳拉西泮、艾司唑仑、阿普唑仑等。③ 非苯二氮䓬类，如唑吡坦、佐匹克隆和右佐匹克隆等。④ 其他，如水合氯醛、丁螺环酮等。

　　安眠药对中枢神经系统有较强的抑制作用，随着剂量的增加，其中枢抑制作用的程度和范围逐渐加深和扩大。具体来说，巴比妥类主要是能抑制脑干网状结构上行激动系统，从而减弱传入冲动对大脑皮质的影响，使大脑皮层转入抑制状态；苯二氮䓬类主要通过刺激上行网状激活系统的抑制性递质 γ–氨基丁酸（ GABA ）的受体，从而增强皮质和边缘系统觉醒的抑制和阻断。

（三）为什么酒后服用安眠药会置人死地呢？

饮酒后，少量酒精让大脑皮层快速活跃起来，而这与安眠药的药理作用背道而驰，产生了"正负抵消"的效果。醉酒后，大量酒精对中枢神经系统的抑制作用与安眠药的中枢抑制作用相互叠加，

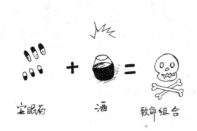

安眠药　　酒　　致命组合

因两者产生协同作用，使中枢神经抑制程度大大增强，即使此时血液里的酒精和安眠药的浓度均未达到各自的致死量，但这种过度抑制的现象会使人反应迟钝、昏睡，甚至发生致死性中毒。另外，安眠药主要经肝脏代谢，服用药物时饮酒，对肝脏的影响无疑是雪上加霜，超负荷量的工作使安眠药的代谢减慢，药效时间延长，最终导致悲剧的发生。再者，酒精会加重安眠药的呼吸抑制作用。

切记！切记！镇静安眠药，勿与酒相伴；危险二重奏，莫留空悲叹。

（黄姗剑）

十八、安眠药物不良反应有哪些？

案例：老王今年60多岁，患有慢性阻塞性肺疾病，时常感到呼吸困难。近2个月老王开始出现失眠，他便从朋友那找了安眠药艾司唑仑，每晚睡前服用1片。结果不仅睡眠变差，而且越发的感觉呼吸困难，还出

现头痛、头晕、烦躁不安等不适。于是老王到医院咨询，为什么别人服用安眠药睡觉好转，而他却越来越差，而且还导致他夜间更加胸闷、气短。

对于广大失眠患者来说，失眠虽不是什么严重疾病，但却是一种折磨。对于那些长期失眠患者来说，必须靠安眠药（又称镇静催眠药）来帮助睡眠，但迄今为止还未能有一种安眠药可称为"理想安眠药"（即无不良反应的安眠药）。因此，

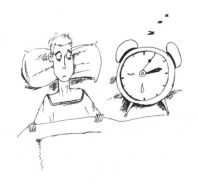

使用安眠药时应当掌握好药物的剂量，并注意这些药物的不良反应。

（一）安眠药物会引起哪些不良反应？

1. 安眠药可以抑制中枢神经兴奋，使人入睡，但有的安眠药因为自身特性或者用量不当，都会造成体内药物的蓄积，从而抑制了大脑的其他功能，尤其是影响认知和记忆功能，产生白天犯困、精神萎靡、乏力、注意力不集中、思维迟钝、健忘、情绪低落等不良反应。对于从事高空作业者、司机等特殊人群来说，这些不良反应就会导致意外的发生。

2. 安眠药大多是经过肝代谢和肾排泄的，长期服用就会增加肝肾负担，有的患者会出现肝脏肿大、肝区疼痛、转氨酶升高、蛋白尿及血尿等不良反应。苯巴比妥类药物还促进其他药物在肝脏的代谢，从而使多种药物的分解加快，作用减弱。

3.有些安眠药会造成胃肠道不适，引起便秘、恶心、呕吐及腹部胀满等不良反应。

4.安眠药在治疗失眠的同时还会引起中枢功能障碍，出现头晕、头痛、共济失调、手抖动、易激动、血压下降、心律失常、口干、视物模糊、甚至精神错乱等症状。有的安眠药有抗多巴胺的作用，导致锥体外系反应，引起急性肌张力失调、帕金森症状及静坐不能等。

5.引起快速眼动（REM）睡眠的反弹现象。人体在REM睡眠阶段处于放松状态，大脑活动增加，人容易做梦。而长期服用安眠药有可能会使人做噩梦，人在睡眠中被惊醒，导致睡眠中断。

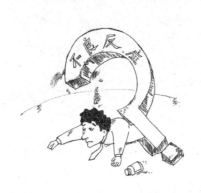

6.安眠药会造成性功能障碍，男性可引起阳痿、性欲减退；女性可引起阴道润滑性减退、性欲降低、性兴奋障碍。但这都是可恢复的，不会造成器官永久性的障碍。

7.有些安眠药如艾司唑仑，有呼吸抑制作用，降低呼吸肌肉张力，易致二氧化碳潴留，部分患者睡眠会变得更差。尤其是针对慢性阻塞性肺疾病、支气管哮喘、打鼾患者。

8.安眠药会抑制脊神经，让肌肉放松，产生中枢性肌松作用。人们会觉得全身软绵绵的，无法坚持工作。这对于长期肌肉过度紧张的人来说，也许不是坏事。但对于老年人，可能就会让他在起床后不小心跌倒，问题就严重了。

9.耐药性。耐药性虽说不属于不良反应范畴，但对患者也有不小的影响。耐药性通常在使用药物 2~3 周以后出现，即在通常剂量下，药效下降，甚至不起效果。因此需要增加剂量，才能维持原有的效果。随着剂量的加大疗效越来越差，最后哪怕服用大剂量安眠药物也不起作用。

10. 依赖性（成瘾性）。安眠药物依赖性表现为两个方面：心理依赖和生理依赖。心理依赖是患者不服用安眠药物就感觉空虚，哪怕服用一片安慰剂也觉得舒服。生理依赖类似吗啡成瘾的症状，大多表现为头痛、情绪激动、兴奋、焦虑、烦躁、心跳加快、腹部肌肉痉挛、肌肉疼痛以及失眠加重等，甚至出现幻听、幻视、惊厥、被害念头等严重症状，同时患者由于心理上的渴望，不择手段地大量索取药物引起药物中毒。

11. 在服用安眠药期间突然停用药物会出现戒断反应，甚至出现反跳性失眠（药物性失眠）。

（二）如何预防这些不良反应？

1. 首先要注意的是，安眠药物会引起各种不良反应，对人的睡眠结构、神经功能、肝肾功能都可能造成损害。因此，使用安眠药物应当由专业医生开出。

2. 使用安眠药物要严格掌握适应证（如入睡困难者服用起效迅速而作用时间较短的药物；易早醒患者选用起效缓慢，但作用时间较长的药物等），避免滥用药物。使用安眠药物一般要在使用 2~3 周以后减少药量或停用药物。

3. 对于失眠，不能仅靠药物治疗，要采用综合治疗才能达到比较理想的治疗效果。

4. 药物对患者来说即使感觉效果还不错，也要定期更换药物，最好逐渐减少药物的剂量。

5. 不要与酒类同时或者在饮酒后立即服用安眠药物。因为安眠药遇到酒精以后，其作用会变得更加强烈，服用后引起肝损害，或引起呼吸抑制，甚至致死。

（李清）

十九、如何对待安眠药的成瘾性？

案例：甄某，是个即将毕业的学生，因面临学习和就业的双重压力，失眠日益严重，走进医院精神科门诊寻求帮助。据甄某阐述，其实早在四年前准备高考期间，她就出现入睡困难，高考前几晚几乎只能睡两个小时左右。当时因为一门心思都在高考上，对失眠的状态不以为然，以为高考后睡眠就能步入正轨。毕业后入睡困难虽然稍有改善，但每晚仍要在床上翻覆两小时左右才能入睡。上大学后，由于宿舍环境比较嘈杂，她的失眠越发严重，导致精力差，经常头痛，根本无心于学习和交际。可因为担心安眠药会越吃越多，导致成瘾后难以戒断，所以这几年一直都未到医院就诊。

其实，安眠药（又称镇静催眠药）在很多人眼里是个令人喜忧参半的东西。如今越来越多的人面临着这样的问题：彻夜辗转反侧，身体疲惫不堪，但头脑却像装了 LED 灯，明如白昼。吃颗安眠药吧，但又怕成为药奴，上瘾之后无法自拔；不吃安眠药，又必须承受着精力下降、体力透支等一系列失眠引发的后果。那么，安眠药既然会"成瘾"，究竟吃或不吃？俗话说，知己知彼，博弈常赢。对待安眠药，我们要学会引为己用，正确认识其成瘾性，而不为其所害。

（一） 加量 ≠ 成瘾

多数人都会觉得服用安眠药一段时间后，药效没有起初好，需要加大剂量才能入睡，这样便是成瘾的表现。其实，在美国精神医学会发行的诊断与统计手册中，已经把"成瘾"一词进行细分，只探讨药物戒断、药物中毒、药物滥用与药物依赖四种问题。而人们一般认为的"成瘾"，通常指的是药物依赖，是患者在药物滥用状态下，可能造成耐受性的增加（药物在应用过程中的效应逐渐下降，若要取得满意而足够的药理效应，必须增加剂量。药量越用越大，可高达常用量的数倍或数十倍）、戒断症状的出现。患者尽管明白使用该药物成瘾会带来问题，但还在继续使用，无论付出多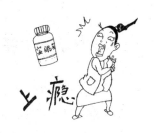大代价都在所不惜。目前，只要安眠药服用剂量在正常范围内，疗效不减弱，就认为是患者需要而不是成瘾。因此只要遵医嘱，加药量在常规范围内的，不认为是患者出现成瘾。因此千万不要因为药物加量而有心理包袱。

（二） 正视安眠药的成瘾性

在治疗失眠时，巴比妥类药物由于副作用大和易成瘾性，已逐渐被其他药物所取代。现在医院常用的安眠药大体分为两类：一类是苯二氮䓬类（BZD），具有抗焦虑、安眠、肌松和抗癫痫的作用。如：

氯硝西泮。BZD 的成瘾性比巴比妥类低，短期使用，通常不会有成瘾性，但长期使用下，有部分人仍会有"成瘾"的风险。但是否会"成瘾"也跟患者是否滥用药物、体质以及心理暗示等因素有关。另一类是新型非苯二氮䓬类，如：佐匹克隆、唑吡坦等。吸收快、见效快、作用时间短且疗效温和，成瘾几率不到 1%。因此，我们应该要考虑的是优点和缺点孰轻孰重。若是经常失眠，已造成你生理、心理的双重折磨，那你为何不寻求专科医生的帮助，医生会根据患者失眠的类型选择不同种类的药物，在你失眠症状好转后，也会依据患者的恢复情况采用换药、逐渐减量、间断服药等方法避免药物成瘾。所以及时就医、遵医嘱、勤复诊就不必太过担心安眠药带来的副作用。

（三）怎样服用安眠药才能避免成瘾？

1. 用足量最关键：临床上有不少患者因为害怕成瘾，而擅自减少服药剂量或时而服药、时而停药，可这往往也是导致安眠药成瘾的主因。有研究认为，安眠药是否成瘾与单次服用量关系不大，最关键的是服药时间的长短。因此，遵医嘱服用安眠药，当过了急性期失眠阶段，睡眠症状得以改善后持续一段时间，再与医生讨论是否减量直至停用。

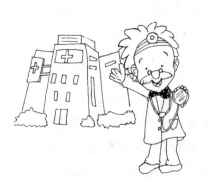

2. 个体化、小剂量：通俗说就是要根据个人的睡眠症状选择用药。如入睡困难者可选用起效快、半衰期短的短效类药物；睡眠过程中噩梦频发的，可选用舒乐安定等中效类药物等。小剂量能够改善失眠，切勿图效果更佳，而擅自加大剂量。

3. 定期换药：如果病情需要长时间服用安眠药，一般不建议几种安眠药同时服用，但可轮换服用。建议 3~4 周换另一种安眠药。但需要注意的是，安眠药服用超过 2 周，如果换药就要慢慢减量，一般 3~5 天减一次，一次减一半的药物剂量。两种药物交叉服用一段时间后，再撤掉原来服用的药物。但切不可自行换药，应在医生的指导下，换对症的药物。

4. 找出失眠根源：安眠药的给予只是一种过渡期的辅助疗法，几乎所有医生都会建议不要持续服用安眠药太长时间。所以尽快找到失眠的原因（如压力大、抑郁症）才能解决问题的根源。

（黄姗剑）

二十、别让失眠扫了"性"

案例：美丽多情的孙女士与善良诚恳的中学教师王先生结婚了，人人都说他俩是幸福的一对。可是婚后不久，王先生发现自己在性生活方面总是"性"趣索然，力不从心。刚开始以为是教学任务过于繁重影响了精力，但持续一段时间，这种现状仍没有改善，甚至还影响到了夫妻关系。王先生意识到问题的严重性，赶忙上医院进行诊治。医生在翻阅王先生以往就医的病历本，又听了王先生口述病情后，作出了初步诊断，怀疑是王先生因为失眠而服用安眠药（又称镇静催眠药）后引起的药源性性功能障碍，嘱咐他先暂时减少服用安眠药的药量及次数。结果一段时间后，王先生与妻子又重新过上和谐的夫妻生活。

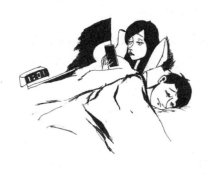

性生活是生活质量的标志之一，不管是落落大方，还是羞于启齿，人们总是在不断追求性生活的完美、和谐。随着社会的进步及人们生活、知识水平的提高，药物引起的性功能障碍已开始被关注且重视。网络上，有关于"安眠药导致性功能障碍"的文章、帖子达到十万多条，其中有提问、有求助、有科普、有质疑……大家都很急切地关注这小小药丸究竟是否会阻挡我们"性福"，它们又是如何影响到我们的"甜蜜生活"。药源性勃起功能障碍（ED）虽然不会威胁生命，但会影响性生活质量和怀孕能力，也影响药物治疗的依从性。

（一）引起药源性勃起功能障碍的原因

单纯性药物诱发的性功能低下，即药物性阳痿。究其原因，主要发病机制有：一是通过抑制中枢神经系统，或直接影响了周围神经和交感神经传递"信息"的功能而引起勃起障碍；二是通过影响下丘脑和垂体，使性腺的分泌功能紊乱，妨碍体内性激素代谢，造成内分泌功能失调，从而使血中催乳素水平升高，导致性欲减退和阳痿；三是可能由于药物使周围血管张力的改变而影响了阴茎的勃起。

（二）安眠药"败性"非虚言

现代社会各项活动竞争日趋激烈，例如升学、就业等，让睡眠障碍愈来愈年轻化、普遍化，大多数人都需要借助安眠药才能入睡。大量临床资料表明，长期大量服用安眠药，有可能会导致男性阳痿、射精延迟或不能射精；女性则表现为性欲降低、阴道润滑性减退、性兴奋障碍等。

安眠药主要有巴比妥类、苯二氮䓬类和非苯二氮䓬类。苯二氮䓬类药物应用最为广泛，代表药物有地西泮、氯硝西泮等。此类药物作用于大脑，可直接影响脑垂体促性腺激素的分泌，导致性功能障碍。地西泮有肌肉松弛

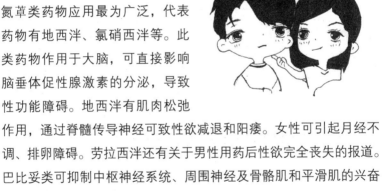

作用，通过脊髓传导神经可致性欲减退和阳痿。女性可引起月经不调、排卵障碍。劳拉西泮还有关于男性用药后性欲完全丧失的报道。巴比妥类可抑制中枢神经系统、周围神经及骨骼肌和平滑肌的兴奋性。在大剂量应用时，能抑制垂体促性腺素的释放。巴比妥服用者，可出现性欲减退、性高潮抑制等现象。经常使用巴比妥的女性，月经不调很常见，长期服用可改变血循环中睾丸素和雌二醇的水平。即使安全性较高的新型非苯二氮䓬类药物如佐匹克隆等，也对人体的生殖和性功能有不良影响。

（三）科学应对"败性"的举措

不良反应因人、因时、因剂量而异，除去药物本身的因素，还受吸收率、代谢率、药物相互作用、遗传体质等因素的影响。作为患者必须要了解一些基本概念和必要的知识，有助于自己及时发现问题，科学的应对问题。虽然服用安眠药有可能会带来不良影响，但只要我们能科学的把握"利弊"的天平，就能轻松地应对药物的"干扰"。① 安眠药导致的性功能障碍多为一过性，即在使用药物时或使用后短暂的时间内会有影响，过后会逐步缓解。② 如果用药期间出现不适，如性功能障碍相关症状，不要羞于启齿，应主动向医师或药师咨询，以便能够做出综合判断，及时调整治疗方案。③ 大多安眠药引发的性功能障碍都与长时间使用或剂量大有关，可在病情控制后考虑减量或间隔用药，也可改用其他方法治疗，包括改服副作用较小的安眠药或中药。④ 在日常保健方面，应保持愉快的心情，减少心理负担，增加体育锻炼，保持精力充沛。

（黄姗剑）

二十一、安眠药服用过量如何救治？

案例："嘀嘟～嘀嘟～"随着救护车急促的警笛声，一位老大爷因昏迷被送进了抢救室。家属称老爷子自己一个人生活，儿女们平时隔三差五去看看，电话倒是经常打。今天早上打电话给老爷子没人接，随后才发现老爷子躺在床上，怎么也叫不醒。医生仔细检查后排除了煤气中毒、低血糖和脑梗死等原因，在进一步询问下，得知大爷睡眠不好，经常吃安眠药。医生判断大爷为安眠药物急性中毒，得知大爷每天服用的安眠药为艾司唑仑片后，立即给予氟马西尼0.5mg静注。过了一会儿，老爷子慢慢苏醒了过来。

安眠药（又称镇静催眠药物）是一类能引起镇静催眠作用的药物，多数亦有抗惊厥、抗癫痫和麻醉作用。一次性口服过大剂量（超过常用药量的5~10倍）的安眠药或静注过量、过快均可引起急性中毒现象，严重中毒时出现昏迷、呼吸抑制、反射消失、体温和血压下降、休克及肾功能衰竭等症状，如不及时抢救，患者可因呼吸中枢麻痹而死亡。

（一）安眠药中毒的表现和诊断

1. 安眠药急性中毒的临床表现

轻度中毒：反应迟钝、头痛、眩晕、嗜睡，可被唤醒，但言语不清。判断力和定向力障碍、动作不协调、感觉迟钝、腱反射减弱。但体温、脉搏、呼吸、血压无明显变化。

中度中毒：沉睡或浅昏迷，用强刺激可唤醒，不能言语，呼吸正常或略慢，血压正常，眼球震颤、瞳孔略小、对光反射迟钝、腱反射消失，

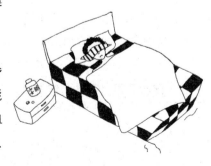

角膜反射和咽反射存在。

重度中毒：深昏迷。早期可出现兴奋、谵妄、躁狂、幻觉、惊厥及四肢强直，腱反射亢进，病理反射阳性。后期进入昏迷，全身松弛，瞳孔散大，各种反射消失，呼吸浅、慢、不规则，发绀，呈潮式呼吸，肺水肿，脉弱，血压下降，心律不齐，尿少或无尿，体温下降。可因肾功能、呼吸循环衰竭、休克或继发肺感染而死亡。

2. 安眠药急性中毒的诊断要点

① 有服用过量安眠药史或现场有残留药物的药瓶；② 神志异常，伴有嗜睡、昏迷、意识模糊等不同程度昏迷；③ 各种腱反射消失、瞳孔微大或缩小，对光反射减弱或消失；④ 呼吸减慢甚至不规则，可有各种心率失常；⑤ 周围循环系统衰竭有血压下降、皮肤湿冷、发绀、尿少等症状，尿及呕吐物可检出安眠药。

（二）安眠药中毒，家属能做些啥？

洗胃是抢救口服安眠药急性中毒的非常重要环节。当家属发现患者服用过多安眠药物出现中毒现象时，虽不能进行洗胃术的操作，但是可以用手指、筷子、鹅毛及压舌板刺激咽后壁，引起中毒者呕吐，第一时间使得药物尽可能的吐出，减少药物的吸收。然后要注意保持空气流通，保证患者呼吸通畅。还有很重要的一点：及时拨打 120 并说明情况或者立即驱车送往医院。

（三）安眠药急性中毒的抢救

1. 清除毒物

应尽早进行洗胃术，可用大量温水、1:20000 高锰酸钾溶液或活性炭溶液 300~500ml 反复多次洗胃，直至洗出液澄清为止，一般用 15000~20000ml 洗胃液。然后用 25% 硫酸钠 60ml 导泻（不用硫酸镁，以免加重中枢神经抑制）。

2. 维持气道通畅

给予氧气吸入，必要时行气管插管或气管切开，保证充分氧疗，所有患者均早期吸氧，根据中毒程度选择不同的吸氧方式。给予多巴胺等升压药，维持血压。

3. 促进毒物排泄

适量静脉补液，观察尿量。给予 5% 葡萄糖液 100ml+ 地塞米松 20mg+ 速尿 40mg，静注；或者 20% 甘露醇 250ml 静滴。如巴比妥类中毒应采用碱性利尿的方法，应保持每小时尿量 100~200ml。对于严重中毒或肾功能不全患者可采用血液净化疗法，

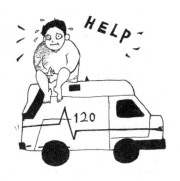

中、短效巴比妥类及苯二氮䓬类药物中毒宜选用血液灌流，而透析效果不佳。

4. 解毒药物的应用

① 氟马西尼是苯二氮䓬受体特异性拮抗剂，逆转或减轻苯二氮䓬类药物的中枢抑制作用。根据病情调节用量，直至患者完全清醒。若静注本药 5mg 后患者仍未清醒，呼吸功能亦无显著改善，可考虑非苯二氮䓬类药物中毒。② 纳洛酮为阿片受体拮抗剂，可竞争性阻断并取代阿片样物质与受体结合，从而有效地阻断内源性阿片样物质增高所致的昏迷、呼吸衰竭，用药后能较快地兴奋中枢神经系统，解除呼吸抑制，促进患者苏醒，回升血压，改善心脏功能。纳洛酮

半衰期为 40~90min，所以需短时间内反复用药或持续用药，且首次用量要足，不少于 0.8mg，且越早用越好。

5. 处理威胁生命体征的并发症

纠正心率失常，控制肺水肿，抗惊厥，切实做好头部降温，防治脑水肿。

6. 抗感染

早期应用抗生素，要切实做好护理，尤其要加强吸痰、排痰、经常翻身拍背。

（四）安眠药中毒抢救过后我们还应做哪些？

我们还应做好患者的心理辅导和用药安全的健康教育。解除患者的心理障碍，消除其消极、绝望的心理问题，提供有效的心理支持。对服药自杀者，不宜让其独处，防止再度自杀。向失眠者宣教导致睡眠紊乱的原因及避免失眠的常识。长期服用大量安眠药包括长期服用苯巴比妥的癫痫患者，不能突然停药，应逐渐减量后停药。安眠药的使用、保管应严加管理，特别是家庭中有情绪不稳定或精神不正常的人，要防止产生药物依赖性。

（李清）

第二章 精神分裂症

精神分裂症是一种持续、通常慢性的严重精神疾病，是以基本个性改变，思维、情感、行为的分裂，精神活动与环境的不协调为主要特征的一类最常见且最严重的精神病。到目前为止病因未明，多发于16~40岁之间，无器质性改变，为一种功能性精神病，患者一般无意识和智能方面的障碍。临床上表现为思维、情感、行为等多方面障碍以及精神活动不协调，精神分裂症患者发作时不仅影响本人的劳动能力，且对家庭和社会也有影响。随着我国社会不断发展，生活节奏加快，社会竞争不断加剧，人们所面临的压力越来越大，精神卫生问题日益凸显。

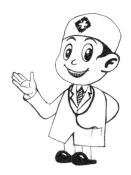

精神分裂症的治疗目前主要以药物治疗为主，支持性心理治疗和改善家庭社会环境为辅。抗精神病药主要分为第一代和第二代抗精神病药，第一代抗精神病药即典型抗精神病药，第二代抗精神病药即非典型抗精神病药。本章首先以简单的故事，通俗的语言揭开精神分裂症的神秘面纱，带领大家正确认识这一精神疾病，再结合临床真实案例介绍如何正确使用抗精神病药物和该类药物常见的不良反应及处置措施等，最后结合基因检测和血药浓度监测向大家介绍精准医学在治疗精神分裂症中的应用。

希望本章内容可以澄清患者和家属对精神分裂症的模糊认识，使大家了解常见治疗药物和使用方法，在医生的指导下积极配合治疗，防止疾病复发，争取早日康复！

一、 那些年，我们对精神分裂症的误解

长期以来，公众对于精神分裂症存在着或多或少的误解，有的仅从字面意思去理解，将精神分裂症与"疯子"或"傻子"等同，有的则通过电影或电视节目等大众媒体中得到的信息去理解，将"精神病"与"神经病"傻傻分不清楚。下面我们就来澄清一下那些年我们对精神分裂症的误解！

（一）误解一：精神分裂症 ＝ 傻子

相信很多人通过好莱坞影片《美丽心灵》认识了伟大的经济学家约翰·纳什，就在纳什的学术成就初享国际声誉之时，他受到了严重的精神分裂症的困扰，曾被认为是当今最有名的"疯子"之一。

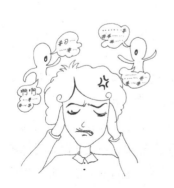

看过该影片的人知道这位天才在年仅 21 岁时就写出了那篇著名的博士论文，并提出了后来获得诺贝尔经济学奖的博弈理论，该影片以一种特有的艺术表现手法帮助人们理解与尊重患有精神疾病的人。

精神分裂症只是一种严重的心理疾病，但患者一般是没有智力障

碍的，只是在认知、情感、意志、行为等多方面存在异常甚至混乱，脱离大家公认的正常。但在人们的固有印象中，精神患者的智力低下，往往是因为患者在认知、情感等方面出现问题，或者是精神病药物的不良反应造成的反应迟钝，但并不是都会如此，相反，许多患者的智力正常甚至超常。

（二）误解二：精神分裂症 = 神经病

在日常生活、社会交往以及文艺作品中常把一些想法古怪、行为离奇的人称为"神经病"，尤其是在开玩笑时，但此时的"神经病"一词往往存在着概念上的错误。

顾名思义，"神经病"是神经上出现了疾病，为生理疾病，常见的有脑出血、脑梗死、末梢神经炎、帕金森病、癫痫等。这些疾病的发生可能是因为神经系统的某些部位受到了炎症、外伤、肿瘤、血管病变等的侵袭，使神经系统组织受到了"器质性损害"，一般来说这类患者神志和行为上不会出现错乱和异常。而"精神病"属于心理疾病，往往指在情绪和思维等方面存在障碍，和神经病相比，都是些看不到摸不着的东西。

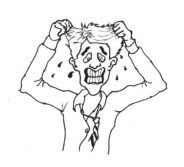

但不得不说的是，有些精神病症状严重的患者，现代医学成像技术会发现他们大脑结构发生了器质性的病变。25 岁的盖奇在美国佛蒙特州铁路建设工地上工作，一次工作时发生意外，被铁棍穿透头颅，从颧骨下面进入，从眉骨上方出去，但却依然存活，幸存的

盖奇仍然可以说话、走路，但原本机敏、和气的他在事故后变得粗俗顽固、反复无常、优柔寡断，无法胜任工作。因为盖奇丧失了腹内侧前额叶皮层的功能，它的结构与邻近的眶额皮层非常相似，而眶额皮层会参与复杂的决策过程，这部分脑区受损，会使患者心理和行为随之改变，继而出现精神病的症状。

（三）误解三：精神分裂症不可治愈

现实生活中，很多人认为精神分裂症不可治愈，加之患者给家庭和社会带来的困扰，结果就放弃治疗任由病情发展，其实这种想法是错误的。临床上，如果患者、家属与医生能够密切配合，使用适当的药物及疗法，还是有可能完全恢复的，实际上也有很多患者经过治疗后能够正常的工作，过上了美满幸福的生活。

（陈颖）

二、人格分裂与精神分裂症 傻傻分不清

这是发生在一个精神空间中的故事：主要人物有八个，除现实主体甄公爵的主人格外，还有甄公爵因童年阴影所衍生出来的次人格，在故事中，甄公爵的主治医生通过一种新型精神药物将其所有人格合在一处精神空间，让主人格甄公爵在这个空间中消灭掉其他七个次人格！这让人联想到很多电影和小说，如《致命 ID》《猜谜杀手》《搏击俱乐部》《24 个比利》等。但在此类影视小说中，对人格分裂与精神分裂症的认知是没有明显区别的，那人格分裂是不是就是精神分裂症呢？

（一）诊断标准

精神分裂症是一组病因未明的重性精神病，在中国精神障碍分类与诊断标准（CCMD-3）及精神障碍诊断与统计手册（DSM-5）中均有对此精神障碍的诊断。

而人格分裂在 CCMD-3 中称为"癔症性身份识别障碍"，属癔症；而在 DSM-5 中此类精神障碍成为"解离性身份认同障碍"，未有癔症的诊断。

（二）定义区分

精神分裂症为症状各异的综合征，是思维、情感、行为多方面障碍，部分患者会出现认知功能损害，精神活动不协调。

人格分裂则是癔症的主要表现之一，心理社会因素为诱因，患者自知力基本完整，起病与应激事件之间有明确联系。

（三）临床表现

精神分裂症

1. 感知觉障碍：精神分裂症可出现多种感知觉障碍，最突出的是幻觉。

2. 思维障碍：主要包括思维形式障碍和思维内容障碍。思维形式障碍主要表现为思维联想过程障碍；妄想是最常见、最重要

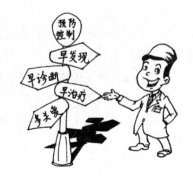

的思维内容障碍。

3.情感障碍：情感倒错，或明显的情感淡漠。

4.意志和行为障碍：多数患者的意志减退甚至缺乏，有紧张综合征、怪异行为或愚蠢行为。

5.认知功能障碍：自知力障碍。

6.人格分裂：表现为忽然间身份改变，有种说法：多重人格是一种通过频繁地变换人格来适应环境的心理现象。

其实，精神分裂症不是傻子，人格分裂也不是疯子，只要配合医生的治疗，在家属的关爱中，均有治愈的可能。切莫讳疾忌医哦！

（金婷）

三、抗精神病药物的大家庭

20世纪初，瑞士精神病学家布鲁勒提出"精神分裂症"的概念，精神分裂症被确认为独立的疾病单元，它作为精神疾病中的一种常见病，患病率大约为1.4%~4.6%，当时大部分精神分裂症患者因为得不到有效治疗而发生不同程度的精神衰退。20世纪30年代的休克疗法对精神分裂症有一定疗效，但1952年第一个抗精神病药物——氯丙嗪的问世才真正开创了现代药物治疗新时代，在之后的60多年里，以氯丙嗪为代表的第一代抗精神病药物，以氯氮平为代表的第二代抗精神病药物相继上市。抗精神病药物的广泛应用大大改善了精神分裂症患者的预后，在临床治疗中不可或缺。

（一） 精神分裂症的临床类型

临床上，根据精神分裂症的阳性症状及阴性症状可将其分为 I 型精神分裂症及 II 型精神分裂症，这种分型方式对药物治疗方案的选择更具指导意义。

I 型精神分裂症：以阳性症状（幻觉、妄想、思维紊乱等）为主要特征，多巴胺功能亢进；

II 型精神分裂症：以阴性症状（思维缺乏、情感淡漠、意向减退、动作迟缓、社会退缩等）为主要特征，多巴胺功能没有特别变化。

（二） 抗精神病药物的分类

抗精神病药物分为第一代和第二代抗精神病药物。

第一代抗精神病药物又称为典型抗精神病药物，以氯丙嗪为代表，包括氟哌啶醇、奋乃静、舒必利等，其作用与阻断多巴胺 D_2 受体有关。这类药物对精神分裂症尤其是阳性症状具有较好疗效，但服用此类药物易引起锥体外系反应、迟发性运动障碍、过度镇静等不良反应，从而降低患者服药依从性。

第二代抗精神病药物又称为非典型抗精神病药物，以氯氮平为代表，包括奥氮平、利培酮、喹硫平、阿立哌唑、齐拉西酮、氨磺必利等，其作用机制不仅仅是阻断多巴胺 D_2 受体，对 5-羟色胺（5-HT）

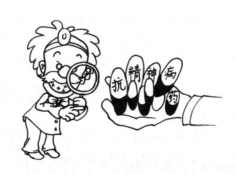

受体也具有阻断作用。这类药物不仅对精神分裂症阳性症状有效，对阴性症状所表现的社会退缩和情感淡漠更为有效，还能改善患者的认知功能，且锥体外系不良反应的发生率较低或症状较轻。目前，第二代抗精神病药物在临床应用广泛，下面对常用的几种药物的优缺点进行介绍：

1. 氯氮平：对阳性和阴性症状都有效，锥体外系反应轻或无，很少出现迟发性运动障碍，且反复用药不升高血清催乳素。该药物可导致高血糖或2型糖尿病，治疗期间应定期监测血糖，糖尿病患者慎用。此外，该药物易引起体重增加。

2. 奥氮平：具有轻中度镇静作用，较少引起锥体外系反应。该药物导致高血糖或2型糖尿病的风险与氯氮平相近，治疗期间应定期监测血糖，糖尿病患者慎用。此外，该药物易引起体重增加。

3. 利培酮：对阳性症状具有较好疗效，而对阴性症状也有疗效，但有时需联用其他抗精神病药物。该药物会增加催乳素分泌，易致月经失调、闭经，女性患者慎用。

4. 氨磺必利：对精神分裂症阳性、阴性症状疗效较好，不良反应轻，在较高剂量时，血清催乳素水平升高的发生率与利培酮相似。

5. 喹硫平：研究表明其治疗精神分裂症的疗效至少与氯丙嗪和氟哌啶醇相当。该药物适用于各种类型精神分裂症，对阳性、阴性症状均有效，能很好地改善认知功能，且锥体外系反应较少见，很少引起催乳素水平升高。

6. 阿立哌唑：对阳性及阴性症状都有良好疗效。该药物可引起锥体外系反应，尤以静坐不能较为多见，对催乳素影响较小，其他不良反应较少。

7. 齐拉西酮：可改善阳性、阴性、认知、激越、焦虑、抑郁症状，锥体外系反应很轻，对催乳素影响小。

（三）二代是首选，一代也未被抛弃

第二代抗精神病药因其对阳性、阴性症状均有一定疗效，且不良反应相对较少而成为治疗精神分裂症的首选药物，但第一代抗精神病药物仍未被淘汰，这些药物对精神分裂症尤其是阳性症状的疗效相当肯定，并且具有价格优势。

（李琰）

四、抗精神病药物治疗原则

众多的抗精神病药物为临床治疗提供了更多的选择，如何合理使用这些药物，在确保药物疗效的同时，早期干预并减少不良反应的发生，是临床工作者需要关注和重视的问题。抗精神病药物不合理使用主要表现为使用不足、使用过度、使用失误。使用不足即药物有效但治疗剂量和疗程不足致病情反复；使用过度即使用的药物可能产生的伤害大于效益或超剂量使用致不良反应；使用失误即已知患者身体状态的情况下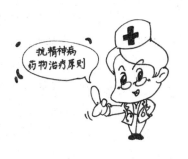使用的药物引起了原本可以避免的并发症。为减少抗精神病药物的不合理使用，我们临床工作者应谨记抗精神病药物治疗原则。

（一）抗精神病药物合理使用原则

根据世界卫生组织（WHO）合理用药的标准，抗精神病药物的合理使用原则应包括：有效性、安全性、商讨性、解释性、合法性。

1. 有效性：个体间对不同药物的反应存在差异，因此医生处方应根据患者病情、躯体状况等因素，结合药物不良反应综合考虑，因人而异选择药物和剂量。患者一旦被确诊为精神分裂症，即应以单一用药为原则选择合适的药物，从小剂量逐渐加至治疗量，进行足剂量、足疗程治疗。根据世界精神卫生协会（WAP）治疗规则系统的建议，一般推荐第二代抗精神病药物如利培酮、奥氮平、喹硫平作为一线药物选用，第一代及第二代抗精神病药物的氯氮平作为二线药物使用。当超过治疗窗仍未达到效果时，一般不应继续加量，观察 4~6 周仍无预期效果可考虑换药或谨慎加用其他药物。

2. 安全性：在选择药物时，应权衡治疗的收益风险比率，了解和警惕各种抗精神病药物的不良反应，结合患者病情及身体状况、及时调整处方，保障患者用药安全。服药过程中，应定期检查心电图、血常规、肝肾功能等，发现异常及时调整药物，将药物不良反应降到最小。此外，还应了解药物相互作用，若非必要，不主张联合用药。

3. 商讨性：在确保疗效和安全性的情况下，尽量选择患者及其家庭可以负担的适宜价格的抗精神病药物，并告知患者及家属服药出现疗效的可能时间以及可能出现的不良反应。

4. 解释性：精神分裂症分为急性期、恢复期、维持期，在不同的治疗期抗精神病药物的治疗剂量不同，许多患者对长期服药所产生的危险性有恐惧心理，不按医嘱服药，为提高患者服药依从性，医生有必要花时间与患者及其家属解释药物治疗的重要性及长期服药可能产生的不良反应，便于患者和家属及时将不良反应告知医生，将不良反应伤害降到最低。

5. 合法性：使用国家批准的治疗药物，按照《中国精神障碍防治指南》进行临床治疗，确保药物质量安全有效。

（二） 出现五种"要不得"反应，必须停药

临床用药过程中，如果出现抗精神病药物恶性症候群、粒性白细胞缺乏症、急性心肌炎、室性心律异常及2型糖尿病，应立即停药，更换药物，且以后该患者不得再服用该药物。

（李琰）

五、抗精神病药只能治疗精神病吗？

案例：王大娘最近几年睡觉都不太好，总是很晚才能睡着，一直服用舒乐安定疗效尚可，可是后来失眠症状越来越严重，只能再次到医院门诊就诊，医生在听取王大娘的病情和用药史之后，给她开了奥氮平片服用。回到家王大娘仔细阅读说明书后发现奥氮平的适应证是精神分裂症，于是拿着药找到医生理论："医生你给我开错药了吧？我只是失眠，你开的这个药是治疗精神分裂症的吧？"医生只好解释："这种药虽然是一种抗精神病药，但具有强大的镇静催眠作用。当失眠较为顽固，服用多种苯二氮䓬类药物效果不佳时，临床上常使用此类抗精神病药物的镇静作用改善患者的睡眠。"但医生同时强调，虽然这种用法在临床上较为常见，但仍只是一种经验用药，患者一定要在医生的指导下服药，不得擅自服用或自行调整剂量。

在临床工作中，医生或药师经常会遇到这样的情况，抗精神病药

除了治疗精神分裂症外，还能治疗哪些疾病？本文将简单介绍一下。

（一）抗精神病药药理作用简介

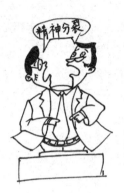

抗精神病药的药理作用相当广泛，具有多种神经递质效应，如多巴胺能、去甲肾上腺素能、5-羟色胺能、乙酰胆碱能、组胺能、γ-氨基丁酸能和谷氨酸能等效应，所以抗精神病药物作用于哪种神经递质受体也就可以产生相应的药理作用。对神经系统的作用部位从大脑皮层直至神经肌肉接头，主要作用于脑干网状激活系统、边缘系统及下视丘，此外对循环、消化系统和皮肤等也有影响。

（二）抗精神病药用于治疗失眠

在脑干网状结构上行激活系统，激活去甲肾上腺素能 α_1 受体可引起焦虑和失眠，相反，如果可以阻断 α_1 受体，那么就可以起到镇静和抗焦虑的作用，在夜间可表现为加深睡眠。比如典型抗精神病药物氯丙嗪可以阻断 α_1 受体，在临床上也就具有镇静催眠的作用，非典型抗精神病药物如氯氮平也具有阻断 α_1 受体的作用，近年来在临床上可见用于失眠的治疗，特别是对于共病焦虑、抑郁的患者。因此，加用小剂量的抗精神病药物是慢性失眠常用的辅助治疗方法。

（三）抗精神病药可作为情感稳定剂

情感稳定剂是指对躁狂和抑郁发作同时具有治疗和预防复发的药物，除临床上常用的碳酸锂、丙戊酸盐、卡马西平等药物外，抗精神病药也可通过阻断 D_2、α_1、H_1 受体而抗躁狂，其中非典型抗精神病药还能通过引起多巴胺、5-羟色胺和去甲肾上腺素释放增加而抗抑郁。有研究发现，使用抗精神病药联合丙戊酸盐治疗躁狂比单用丙戊酸盐的患者疗效更佳且耐受性更好。临床中还发现，既往使用碳酸锂或丙戊酸钠无效的患者使用奥氮平作为情感稳定剂时可能有效。

（四）抗精神病药的其他用途

典型抗精神病药舒必利由于具有强烈的止吐作用，主要用于中枢性止吐，被称为止吐灵。强迫症与5-羟色胺能降低、谷氨酸能和多巴胺能升高相关联，氯氮平一方面可以增加5-羟色胺的释放，另一方面还具有较弱的抗多巴胺 D_2 受体的作用，所以对强迫症状有一定的疗效。奥氮平能够改善语言学习、记忆、语言流畅性和实施功能，具有一定的改善认知作用。

所以，抗精神病药物除了可以治疗精神分裂症外，还具有镇静、催眠效应，且能够作为增效剂提高抗焦虑、抗抑郁药物疗效，近年来在临床上也常见于焦虑、抑郁和失眠的治疗。

（陈颖）

六、服用抗精神病药能随意更换吗？

案例：叶大娘患有精神分裂症6年，这几年来病情反复曾多次住院治疗。在一次去医院例行复诊中，遇见了以前的病友，两人寒暄时病友提到自己目前在吃一种"新药"，病情一直控制得很稳定，这么多年都没再复发，推荐叶大娘也试试这种"新药"。叶大娘心动了，也买了几盒"新药"，并自行停掉以前的药物，开始按照说明书吃这种"新药"。但奇怪的是，叶大娘吃了1个星期不到，就开始出现自言自语的症状，并自述"心慌"，叶大娘的儿子发现不对劲，赶紧将母亲送往了医院。经过检查，医生发现叶大娘出现了药源性的心律失常，马上进行了对症治疗，并更换了药物，叶大娘的症状才慢慢恢复。

（一）换药前评估

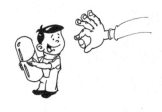

一般来说，出现以下几种情况可考虑更换抗精神病药物：治疗效果不满意、患者不能耐受抗精神病药物的不良反应、患者或照料者要求降低治疗费用等。在换药之前，首先应明确换药适应证，在找到换药原因之后，评估患者能否接受足量足疗程的新药物治疗，并且医患双方应达成一致的换药所期望实现的目标，这对后期治疗非常重要。医生针对换药潜在的风险，应有所预期并制定相应治疗方案，在换药过程中需要患者、照料者和治疗团队保持积极的心态。

（二） 选择合适的新药

换用何种抗精神病药物治疗，应根据换药适应证，患者病理生理情况及药物的临床药理学特点等方面综合考虑所决定。对于难治性精神分裂症，治疗指南中建议可换为氯氮平或同时联用其他药物治疗。如果因为治疗依从性欠佳导致的治疗应答差的患者，可考虑换用长效针剂。另外，需考虑可能出现的不良反应及具有临床意义的药物相互作用，如果患者此前因某种不良反应而导致停药，则需换用在此方面不良反应相对较轻的药物。最后确定的给药方案，应易于患者使用及监测治疗情况。

（三） 换药方法

一旦选定了新的治疗药物，就面临着多种换药方法，目前，抗精神病药物的换药方法主要有以下三种：① 骤停原药：立即停用原药，同时立即使用新药的临床有效剂量；② 交叉换药：原药逐渐减量，同时逐渐增加新药剂量，当新药达到临床有效剂量时，完全减停原药；③ 平台换药：维持原药治疗剂量，同时逐渐增加新药剂量，当新药达到临床有效剂量时，逐渐减停原药。上述三种方法中，每一种都有自己的优势和劣势，因此，临床选择时必须个体化。

（四） 换药后的随访

不管是换药期间还是换药后均需要认真随访，及时发现换药期间出现的问题并做到及时处理。如果是在住院期间换药，这一点相对容易做到；如果是门诊患者换药，那么在换药的最初几周内，患者通常需要频率更高的复诊。一旦确定患者的临床状况稳定，对新药耐受良好，复诊的频率即可降低。

每个人对药物的敏感性都各不相同，且每种药物都有自己独特的禁忌证、不良反应和配伍禁忌，盲目的自行换药不但容易使病情出现波动，还容易出现各种难以预料的不良反应。医生应告诫患者，药物种类和剂量一定要在专业医生的指导下进行，不要自行调整药物。

（陈颖）

七、精神病患者自行停药为哪般？

> 案例：46 岁的钱先生 8 年前因精神异常被诊断为精神分裂症，住院期间一直服用抗精神病药物控制病情，治愈出院后未服药治疗，症状偶有反复，病情复发后其家属就上门诊配药，服药后，钱先生的症状稍有所缓解，就又开始拒绝服药。就这样，病情反反复复。最近一段时间，钱先生出现了更为严重的精神症状，不得不再次入院治疗……

精神病患者出院后继续服药是预防精神病复发的重要措施，许多患者需服药 3~4 年或更长，有的甚至要终身服药。但有很多像钱先生一样的精神病患者，由于心理、家庭和社会等多方面的原因，在没有征得精神科医生的意见或同意下，就自行停用抗精神病药，导致出现更为严重的精神症状。

（一）依从性差的原因

1. 存在侥幸心理：在疾病的稳定期（康复期），精神病患者从失去理智到恢复理智，慢慢开始适应周围的环境，并逐渐恢复正常的生活、学习和工作，这时，患者及家属都易产生侥幸心理，认为病好了无需再服用药物，就自行减药或中断服药。

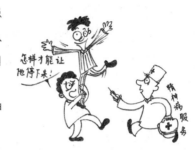

2. 药物的不良反应：抗精神病药物或多或少都有不良反应，常见的不良反应通常是暂时的，并会在数天或数周内缓解；开始服药时，由于患者的感知障碍或许不能体现出来，一旦病情稳定后，患者因感到疲乏无力、动作迟钝、表情呆滞、流涎等不适症状时，就会提出终止服药的要求。

3. 家庭因素：结婚前没有告诉对象自己曾有精神病史，害怕对方察觉而停药。

4. 错误的认知：大多数患者都会认为长期服药对身体有害，尤其担心对肝肾功能的损伤；有时甚至会轻信他人没有根据的说法，害怕影响智力、生育能力等而自行停药。

5. 经济生活因素：有的家庭生活比较困难，无钱买药。

6. 地处偏远地区：因离医院较远，交通不便，导致购药困难，加上家人不够重视，从而中断服药。

7. 迷信观念：有的患者文化素质低，易受陈腐传统观念和某些错误理论的影响。相信"巫医""江湖医生"的"灵丹妙药"能治愈精神病，轻易停药、换药、求神拜佛，导致服药依从性差。

8. 社会因素：社会对精神患者的偏见，使患者及家人思想负担较重，怕因此被人瞧不起而拒绝服药。

（二）医护措施

1.听健康教育讲座

精神疾病患者可以听一些与精神疾病的常识、护理及健康心理辅导有关的讲座，了解坚持服药的重要性，并能及时察觉到疾病复发的先兆并做出相应处理。

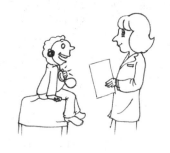

2.树立正确服药观，定期复诊

精神患者住院期间症状的消失只是病情暂时的稳定，不坚持治疗很容易再次复发，而未经医生同意自行停药或更换药物风险会更大。因此，患者要树立正确的服药观，提高自身对精神疾病的认识，要定期复诊，自觉按医嘱服药。

3.正确对待药物不良反应

精神药物会对植物神经、运动神经、内分泌等许多方面造成影响，会出现严重的不良反应。因此，服药的患者应定期到医院复查，另外，还需注意不要长时间暴露在阳光下，避免过敏性皮炎的发生。

4.改变服药方式

对于拒绝服药的患者，可采取多种方式确保患者治疗，如将药物研碎后混入一日三餐食物中服用，或改用口崩片，药片入口即化，也可改为长效针剂，每月注射一次，以达到治疗效果。

5.加强药物管理

患者家人要严防患者藏药行为，要经常检查患者的衣物、环境及地面有无丢弃或藏匿的药物，严防患者积累大量药物用于自杀。

6. 家庭和社会的支持

精神病患者需要家庭的关怀、社会的理解，要尊重患者，耐心地对待他们，要以平等关怀，鼓励的态度对待患者，家人要经常督促患者坚持服药，通过家庭社会的支持，让患者改变认知能力，从而树立正确的服药观，减少病情复发。

（林芝）

八、妊娠期如何安全应用抗精神病药物？

"医生，我现在在吃氯氮平，我能怀宝宝吗？如果怀了宝宝，氯氮平对肚里的宝宝是不是有什么不良的影响？"……临床工作中，这是精神科医生经常会碰到的问题，也是长期困扰大家的问题。

精神疾病高发年龄段常见于青少年后期和成年早期，以青壮年为主，这也正是婚育时期，而精神病是遗传性疾病之一，即使病情稳定可以结婚，从优生优育角度考虑也不适宜怀孕生子。但是，在药物治疗过程中，依然有许多不听劝告的患者冒着生育风险怀孕或意外怀孕。那么，对于这一特殊群体，应该如何安全地使用抗精神病药物呢？

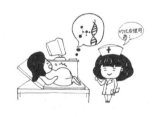

（一） 孕期胎儿的生长规律

胎儿期是指从生命的最初形态受精卵开始历经 40 周到小儿出生这个阶段，其中 2~12 周为胚胎期，各系统组织器官迅速分化发育，是胎儿生长发育的重要时期，当孕妇受到不利因素如创伤、感染和药物等，可影响胎儿发育甚至导致各种先天畸形。抗精神病药能穿过血脑屏障，通常也能穿过母亲的胎盘屏障，出现在胎儿和羊水中，考虑到安全性，如果可能，最好避免孕期使用抗精神病药，尤其是最初三个月。

（二） 抗精神病药物妊娠期安全分级

我国目前尚没有实行妊娠期用药安全性分级制度，而美国食品药品监督管理局（FDA）妊娠期用药分级制度已逐渐被广泛应用，也成为医生开具处方的主要依据。

主要分为以下几类：① 有充足的对照研究证明，仅有极少药物在妊娠期前三个月使用对胎儿没有危害；② 动物研究没有发现任何对于胎儿的危害，但是没有足够的人类对照研究数据证实；③ 动物研究显示了对于胎儿的损伤，但是没有足够的人类对照研究，风险存在，建议慎用，但是用药带来的利益可能会大于潜在的风险；④ 有明确证据显示对于胎儿造成的损伤，但是对于具有严重疾病而缺乏更安全的药物来治疗时利益可能会大于风险；⑤ 有明确证据显示药物引起的胎儿异常，对妊娠女性或有妊娠可能的女性的风险超出了任何潜在的利益，妊娠期应禁用。常见抗精神病药物中只有氯氮平属 B 类，奥氮平、帕利哌酮、利培酮、喹硫平、齐拉西酮、阿立哌唑、氯丙嗪、奋乃静、氟哌啶醇、硫利达嗪属 C 类，舒必利和氨磺必利的致畸性未知。

（三） 妊娠期的药物治疗

妊娠期头三个月胎儿尚未发育完全，而大多数抗精神病药物在母体循环系统中被吸收、代谢和消除，此过程会造成胎儿畸形，所以妊娠期头三个月最好不用抗精神病药物，尽可能使用非药物疗法；若必须使用抗精神病药，需根据具体情况选择致畸可能性相对较小的药物，从小剂量开始，并密切观察孕妇和胎儿情况，一旦发现胎儿畸形，应立即终止妊娠。根据临床经验，第一代抗精神病药中的三氟拉嗪、硫利达嗪、美索达嗪、舒必利、氟哌啶醇、珠氯噻醇在妊娠期间使用未见明显的致畸作用，但吩噻嗪类药物在妊娠的头三个月应避免使用，该类药物致胎儿先天性畸形的风险较大。

妊娠期内，孕妇体内的雌激素水平随之增加，雌激素具有抗多巴胺能的作用，对精神分裂症患者来说，有保护功能，可以预防精神分裂症的复发。故妊娠期内使用抗精神病药物维持治疗，需要考虑到妊娠相关的生理变化因素，考虑妊娠全程中患者的体重、新陈代谢、排泄等变化，剂量也需要随之调整，其所需要的药物剂量一般低于非妊娠期的治疗剂量。除此之外，选择药物时，应避免使用长效抗精神病药物，避免联合用药，避免使用利尿剂，常规监测尿糖和体重，服药期间加强血药浓度和胎儿的监测，在医生指导下适当补充叶酸和维生素 K，以减少神经管畸形的风险。

（张琴）

九、服用抗精神病药期间，能给宝宝哺乳吗？

> 案例：小王是个性格开朗活泼的姑娘，在家人朋友眼中，她就从来没什么烦心事，每天都是笑容满面的。可是最近慢慢地，她的笑容变得越来越少，心事变得越来越多，经常发呆不爱搭理人，后经医生诊断为精神分裂症。在家人的支持下，她积极接受治疗，情况慢慢好转，两年后，病情稳定了下来，26 岁的她此时已与常人无异，笑容重新回到了她的脸上，一年后她迎来了爱情的结晶，然而最近她却心事重重，原来她一直在担心一个问题，为了维持病情稳定，她长期服用抗精神病药物，她担心服药期间不能用母乳喂养孩子……

随着人们对于生命质量的要求水准逐步提升，优生优育问题越来越突出，在医生工作中，哺乳期妇女的安全用药问题成为重中之重。全社会都支持母乳喂养，母乳富含免疫物质，可为婴儿提供蛋白质、脂肪、维生素等多种营养物质，是婴儿赖以生存的理想食物，所以哺乳期妇女用药问题关系到婴儿的健康成长。

（一）药物在乳汁中分泌特点

药物主要是以被动扩散的方式通过血乳屏障自母体血液转运到乳汁中，其影响因素众多，如药物的分子量大小、水 / 脂溶性、解离度、酸碱度、药物与血浆蛋白的结合率、母乳的 pH 值以及血流量等。药物进入母体后，虽然大部分是通过肾脏由尿排出，但也有不少药

物能经乳汁中排出。尽管乳腺中有
血乳屏障，可以或多或少阻碍一些
药物的通过，阻止药物进入乳汁或
较少地进入乳汁，但仍有大多数药
物进入乳汁中的量和血液中差不多，
甚至个别的药物浓度还会高于血中
的药物浓度。加之新生儿肝肾功能
发育未健全，消除药物的能力弱，
且很多药物的反应在相当长时间里

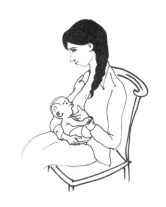

才能表现出来，有些药物虽然在乳汁中含量很少，但其危害却更严
重，尤其是乳母服药量较大时，就更不可忽视。所以应从多方面考虑，
正确指导哺乳期妇女用药。

（二）常用抗精神病药对婴儿的影响比较

典型抗精神病药：服用此类药物预防疾病复发的益处可能大于
药物带给婴儿不良反应的危险性。有报道 23 例婴儿经由乳汁暴露
氯丙嗪，仅 1 例嗜睡；婴儿经由乳汁暴露氟哌啶醇，评价 30 个月，
无急性中毒证据；少量婴儿经由乳汁暴露三氟拉嗪，未发现不良反
应；2 例婴儿经由乳汁分别暴露氟哌噻吨和珠氯噻醇，未发现不良
反应。

非典型抗精神病药：氯氮平亲脂，乳汁具有高脂性，所以乳汁
中氯氮平浓度高。有报道婴儿经由乳汁暴露氯氮平易导致镇静、吸
奶能力差、心血管不稳定、血液并发症及神经发育迟缓，故服用氯
氮平的母亲不宜哺乳，或定期监测婴儿白细胞，以防粒细胞缺乏症；
3 例婴儿经由乳汁暴露利培酮，未发现不良反应；41 例婴儿经由乳汁暴露奥氮平，5例有不良反应，其中2例为锥体外系反应，2例为一过性轻微神经发育延迟，足月健康婴儿经由乳汁暴露奥氮平，相对安全；有病例报告，婴儿经由乳汁暴露喹硫平，1/3的婴儿有轻微轻度神经发育迟滞；其他的药物如阿立哌唑等，其利/弊之比尚无明确结论。

（三）哺乳期服用抗精神病药的基本原则

从婴儿健康成长考虑，母乳喂养期间最好不要用药，特别是哺乳期禁用和慎用的药物，然而精神病患者为了稳定病情，必须用药

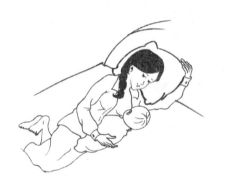

时，则建议服药期间不哺乳。若坚持哺乳应遵循以下原则：选择进入乳汁量少的，对婴儿影响小的药物；谨慎应用，剂量不宜过大，疗程不宜过长；尽量选择短效药物，避免使用长效药物及多种药物联合应用；用药期间注意观察不良反应，监测婴儿血药浓度，一旦出现不良反应，应立即停止哺乳；注意哺乳时间，建议每次哺乳后用药，尽量延长哺乳与服药的时间间隔；若母亲必须使用某种药物进行治疗，而此种药物对婴儿会带来明显严重危害时，应立即停止哺乳，采用人工喂养。

（张琴）

十、老年患者服用抗精神病药须知

案例：李某的父亲李大爷自从得了高血压后，除了脾气越发暴躁外，还总是疑神疑鬼，天天跟着他母亲，只要有陌生人冲他母亲笑一笑，李大爷就怀疑自家老太婆勾搭别人，一打电话就说是给情人打电话，儿女们给他解释他也听不进去，总说要是发现了就杀了她。后精神专科医生确诊，老大爷得了老年性精神病。经过一段时间的治疗后，李大爷的脾气明显变好了，不再怀疑自己老太婆有外遇，和儿女间的交流开始多起来。

家有一老，如有一宝。随着社会发展，医疗条件改善，我国人口结构日趋老龄化，老年精神障碍患者相对增多。尊老是中华民族的传统美德，关注老年精神障碍患者也显得尤为重要，而合理用药则是关键。

（一）老年患者的临床药理学特性

老年人身体机能随着年龄增长而逐渐下降，生理储备能力减弱，脏器功能和组织结构出现不同程度的衰退和紊乱。同时，各种慢性疾病也在老年患者中很常见。老年患者具有以下临床药理学方面的特性：

1. 脑内多巴胺、乙酰胆碱神经递质相对减少；

2. 对药物敏感性增加，易发生各种不良反应；

3. 药物清除率减慢，血药浓度增高；

4. 伴有慢性躯体疾病，同时服用多种药物。

（二）老年精神障碍患者用药注意事项

抗精神病药物也可能会引起老年患者内分泌失调，影响患者身体健康，带来疾病本身以外的痛苦。这些都给老年患者的治疗带来了诸多困难，因此，老年精神障碍患者用药要注意以下三点：

1. 用药剂量要小心

在对老年精神障碍患者的临床情况及用药记录的调查研究表明，老年患者用药平均剂量一般处于常用治疗剂量的下限。这是由

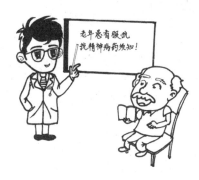

于老年人机体衰老，体内血浆蛋白含量下降，体内游离性药物含量增加，因此大部分老年患者仅使用成人常用治疗剂量的 1/4 至 1/2 的抗精神药物即可达到治疗目标。在临床用药过程中，应从小剂量开始给药，增加剂量时相对成人药物加量更缓慢。

2. 单一、安全用药

一般疾病治疗会采取多种药物联合治疗的方案，药物之间可能会产生相互作用，出现不良反应的几率变大。在临床上，联合使用两种及以上精神药物治疗的情况较多。建议采用单一用药治疗精神疾病，尽量规避不必要的风险，当单一用药治疗无效或疗效欠佳时，尽量选择化学结构和药理作用都不同的药物联用，从而取得更好的疗效。用药时，应尽可能避免使用抗胆碱能作用或镇静作用较强的

药物，避免使用引起嗜睡、意识模糊及感知障碍的药物，避免使用可致血压下降而使老年人跌倒骨折的药物等。

3. 个体化给药

老年患者随着年龄的增大，身体或多或少都会有些疾病，如高血压、糖尿病、帕金森病等。当老年精神疾病遇上其他躯体疾病，不同疾病的治疗药物之间可能存在一定的配伍禁忌，如与抗高血压合用有增加体位性低血压发生的风险；氨磺必利联用胺碘酮、索他洛尔等Ⅲ类抗心律失常药可能引起尖端扭转型室性心动过速等。而某些常见不良反应如锥体外系反应、抗胆碱能效应，可能会加重患者的其他疾病，如锥体外系反应可能会加重患者原有的帕金森症状、抗胆碱能效应可能会加重原有的心血管和前列腺疾病。此外，部分抗精神病药物禁用于一些老年常见疾病，如奥氮平禁用于有窄角性青光眼危险患者，氯氮平禁用于青光眼、癫痫、白细胞减少等患者。

（三）结语

除了安全合理用药外，还应提高患者用药依从性，更重要的是用"三心二意"——爱心、耐心、细心和注意安全、注意卫生来照顾好老年精神障碍患者。

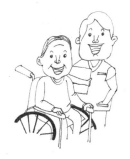

（巢楠）

十一、肝功能不好就不能服药了吗？

案例：小天，一位清华大学法学系学生，在进入大四之后，不幸患上精神分裂症。医生给他配了一些抗精神病的药物服用，经过一段时间的治疗，小天的精神症状得到了控制。在一次复诊中，肝功能检查结果显示谷丙转氨酶升高至 104U/L，谷草转氨酶升高至 67U/L，于是他询问医生能不能不再服用抗精神病的药物。医生告诉他，很多抗精神病药物都是经过肝脏代谢的，服药期间一部分人会因为肝脏负担的加重而出现肝功能指标的异常，这是一种较为常见的药物不良反应，不要自行停服药物，否则很可能会引起精神症状的反复。医生配给小天保肝药物让他回到学校开始服用，经过一段时间的治疗，小天的肝功能指标恢复了正常，精神症状也没有出现波动，他的生活又步入了正轨。一年后，小天顺利毕业了，如愿以偿成为了一名律师。

（一）什么是药物性肝损害？

药物在使用过程中，因药物本身或其代谢产物或由于机体对药物的特异质反应所导致的肝脏损伤称为药物性肝损害（简称 DILI），也可称为药物性肝病，临床上表现为各种急慢性肝病，轻者停药后可自行恢复，重者可能会危及生命，需要采取积极的治疗。

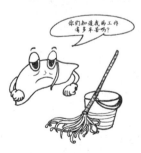

（二） 抗精神病药物如何导致肝损害？

根据文献报道，抗精神病药物所导致的 DILI 发生率为20%~30%，是服用抗精神病药物较常见的不良反应，通常多发于用药后的 30 天内。主要通过两种机制来造成肝损害：一是药物及其代谢产物对肝脏的直接毒性作用，这类 DILI 一般是剂量依赖性的、可预测的；二是机体对药物的特异质反应，这类 DILI 一般与用药剂量和疗程并无相关性，仅发生在少数人身上，但是不可预测的。其他相关的因素还包括：遗传因素、原发病对肝功能的影响、性别和年龄的影响、饮酒等因素，这些均可增加 DILI 的发生风险。

（三） 抗精神病药物影响肝功能程度比较

典型抗精神病药所导致的 DILI 的风险明显高于非典型抗精神病药。由于非典型抗精神病药可引起食欲增强，进而发生高胆固醇血症导致肝细胞损害，使肝细胞内谷丙转氨酶（ALT）释放入血，使血 ALT 升高。因为氯氮平和奥氮平引起的贪食效应比利培酮和喹硫平强，故肝损害效应也比利培酮和喹硫平重，所以发生 DILI 的风险为氯氮平 > 奥氮平 > 利培酮 = 喹硫平，其他非典型抗精神病药物引起 DILI 的风险则较低。

（四） 发生药物性肝损害后的药物治疗

对于服用抗精神病药物导致肝功能异常的患者，应联系医生及时调整原治疗方案，避免使用肝毒性的药物或选用肝毒性较小的药物，并合理使用保肝药物。临床上，常基于药物作用机理和临床经验选用保肝药物，如精神科常用保肝药物有护肝宁片、葡醛内酯片、五酯胶囊和水飞蓟宾胶囊等。由于 DILI 的发病机制研究较局限且存在较大的个体差异，有时选择的药物并不能立竿见影解除毒性，所以，DILI 应重在预防。

（五）怎样预防发生药物性肝损害？

在服用抗精神病药物期间，为减少 DILI 的发生率，临床使用中应注意以下几点：① 用药前做好肝功能和肝炎的筛查，对阳性者加强监测；② 定期检查肝功能，一旦发现肝功能异常情况，应立即采取治疗措施，以免造成进一步的肝功能损害和严重后果；③ 对遗传性特异体质患者人群实施个体化治疗方案；④ 对老年男性、有慢性躯体病史、精神疾病病程较长的患者等高危人群，可预防性地使用保肝药物，以减少 DILI 的发生率，确保治疗顺利进行。

（陈颖 刘曼华）

十二、抗精神病药物相互作用那点事

案例：一位敏感多疑、行为怪异的精神分裂症患者，表现为社会功能严重受损，明显自知力障碍，医师给予氯氮平片进行治疗，日剂量也逐渐加大到 300mg/d。1 个月后，患者病情非但无好转，反而越发吵闹，甚至有冲动伤人行为。检测患者氯氮平血药浓度，居然低到无法检测。患者平时无吸烟习惯，医生怀疑患者是否有藏药行为，叮嘱护士采取各种措施监督患者服药，一周后，再次检测血药浓度，仍检测不到。问题到底出在哪呢？医生在药师的建议下决定采用更为精准的基因检测，检测结果表明患者的CYP1A2代谢酶为超快代谢型。医生当机立断，重新调整给药方案，联合使用氯氮平和氯丙嗪进行治疗，半月后，再次检测氯氮平血药浓度为280ng/ml，患者病情明显好转。原来，氯丙嗪除本身治疗作用外，还会抑制氯氮平代谢，从而升高其血药浓度。

精神病患者在接受抗精神病药物治疗时，为更好地控制病情，常常会联合用药，有时还会联合其他类别的药物进行治疗。而药物相互间的作用会导致药物代谢的改变，以致升高或降低血药浓度，从而增强或降低药效。

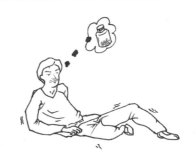

（一）抗精神病药物与心境稳定剂

1.碳酸锂：抗精神病药与锂盐联用可发生协同作用，增加对中枢系统的毒性；锂盐可加重抗精神病药物的锥体外系反应症状；锂盐与氯丙嗪合用，有可能出现室颤；与甲砜哒嗪联用，可能产生严重神经毒性反应；与氟哌啶醇联用可能会出现不可逆的脑器质性损伤。

2.丙戊酸盐：与氟哌啶醇、噻吨类及噻嗪类抗精神病药合用时，可降低丙戊酸盐的药效。

3.卡马西平：与抗精神病药联用，会加快抗精神病药的代谢，影响其治疗效果；氟哌啶醇与卡马西平联用可能会产生神经毒性反应；氯氮平与卡马西平的联用，会增加粒细胞缺乏症的风险。

（二） 抗精神病药与抗抑郁药

1.三环类：抗精神病药与三环类合用，可增加三环类药物的作用；可加重抗胆碱能和降低血压作用；同时可加强两类药物的镇静作用；两类药物合用对某些患者会诱发痉挛发作。

2.单胺氧化酶抑制剂类药物（MAOIs）：与吩噻嗪类联用，可加剧锥体外系反应症状。

3.选择性5-羟色胺再摄取抑制剂类药物（SSRIs）：与抗精神病药合用，会加重锥体外系反应；抗精神病药与氟西汀、帕罗西汀及氟伏沙明联合使用时，可使抗精神病药物的血药浓度升高，可增加药物不良反应的发生率。

（三） 抗精神病药与抗焦虑药物

1.苯二氮䓬类：与抗精神病药联用，除加强镇静作用、延长睡眠时间外，未见明显不良反应。个别患者或老年人，会出现呼吸抑制或低血压。氯氮平与苯二氮䓬类药物联用，可出现循环性虚脱。

2.非苯二氮䓬类：吩噻嗪类与安泰乐合用，可导致心脏的不良反应。

（四）抗精神病药与抗抗胆碱能药震颤麻痹药

1. 抗胆碱能药：临床上常用抗胆碱能药（如苯海索）治疗抗精神病药引发的锥体外系反应，这两类药物联用虽能缓解锥体外系症状，但也加剧了抗胆碱能不良反应，延缓了抗精神病药的显效时间。此外，还会影响抗精神病药的血药浓度。

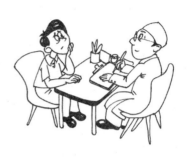

2. 震颤麻痹药：抗精神病药与左旋多巴合用，会加剧精神分裂患者的原有症状，并可降低左旋多巴抗震颤麻痹症状的效果。

（五）抗精神病药与催眠、麻醉药

1. 巴比妥类和非巴比妥类催眠药：与抗精神病药合用可加强镇静作用，容易发生低血压，严重者可抑制呼吸；此外，还可降低抗精神病药的血药浓度。

2. 麻醉药：吩噻嗪类联合麻醉药，可产生低血压及嗜睡症；其他抗精神病药与麻醉药联用，不良反应与联用苯二氮䓬类药物相似。

（六）抗精神病药与降压药及其他药物

1. 抗精神病药与降压药如胍乙啶、异喹胍和可乐定等合用，可降低降压效应；而利培酮与降压药合用可加强降压效应；氟奋乃静与可乐定合用可能会引起谵语。

2.其他药物：典型抗精神病药与苯妥英钠联用，因两者具有协同作用，可增强苯妥英钠不良反应；吩噻嗪类与抗组胺药联用，可产生过度镇静，甚至影响呼吸；吩噻嗪类与肾上腺素合用，前者可逆转肾上腺素的升压作用，反而引起低血压，故在处理抗精神病药物所致的体位性低血压时，禁用肾上腺素；氟哌啶醇与口服避孕药合用，会发生紧张症候群。

总之，抗精神病药与很多药物均可发生相互作用，合并用药往往会导致药效的改变和不良反应的增加。因此，临床上在合并使用相关药物时，应充分考虑药物相互作用的影响，密切关注患者的临床表现，适时借助基因检测和治疗药物浓度监测手段，及时调整用药剂量，实现个体化精准给药，以确保患者的用药安全。

（林芝）

十三、精神分裂症患者可以吸烟吗？

案例：小王，23岁，一名精神分裂症患者，医生予以奥氮平治疗，病情稳定后出院。出院后的小王能坚持按时服药，但是他发现人们的嘲笑并没有因为他的康复消失，小王感到自卑而烦躁，想要找到一种排解情绪的方法，他开始吸烟，并且越吸越多。家人发现他又开始自言自语，将他送至医院治疗，医生询问后，了解到小王每天坚持服药，但染上了烟瘾，于是给他测了奥氮平血药浓度，发现他的血药浓度大大降低。医生适当给小王加了药量，对他进行心理疏导，减少吸烟量，并定时给他监测血药浓度，及时调整剂量，一段时间后，小王康复出院。

（一） 精神分裂症患者吸烟率远高于普通人

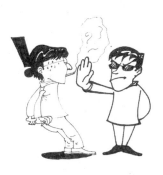

　　长久以来，临床医务人员注意到精神障碍患者吸烟率非常高，而精神分裂症患者吸烟率更是明显高于其他精神障碍患者。我国曾对 15~69 岁正常人的吸烟情况进行调查，结果显示，男性吸烟率为 57.4%，女性吸烟率为 2.6%，而精神分裂症男性患者的吸烟率可高达 87.1%。

（二） 吸烟与精神分裂症密切相关

　　有研究表明，吸烟与精神分裂症密切相关。一种观点认为，吸烟可能是精神分裂症的环境易感因素之一，吸烟者发病年龄更早，吸烟可以反复激活中脑边缘系统的多巴胺能，使发病年龄提前，使精神分裂症患者症状恶化；另一种观点认为，精神分裂症导致了吸烟行为，精神分裂症患者的内侧前脑束多巴胺能不足，而吸烟可以增加多巴胺能，改善因多巴胺不足引起的阴性症状、快感缺失，减少锥体外系反应。因此精神分裂症患者吸烟率较常人高很多，他们的主动戒烟意识较低，戒烟成功率也低。

（三） 吸烟对抗精神病药物及药物不良反应的影响

　　吸烟对抗精神病药物疗效的影响：烟草中的尼古丁和多环芳香族碳氢化合物是 CYP1A2 酶的强诱导剂，其能够加快经 CYP1A2 酶代谢的抗精神病药物（如氯氮平、奥氮平、氯丙嗪等）的代谢速度，降低血药浓度，吸烟患者若服用此类药物，可能需要增加剂量才能达到临床疗效。

吸烟对药物不良反应的影响：吸烟可通过对肝微粒体酶的激活以及对 CYP1A2 酶的诱导使抗精神病药物的血药浓度降低，从而减少锥体外系反应的发生；此外吸烟可以减轻抗精神病药物的类帕金森锥体外系症状，其原因可能为烟草中的尼古丁可促进黑质—纹状体系统的多巴胺释放。

（四）对精神分裂症患者吸烟行为的护理对策

吸烟与患者的临床精神病理症状及抗精神病药物剂量可能存在联系，但精神分裂症患者不宜强制戒烟，突然强制戒断可能会使患者出现焦虑、烦躁不安、易激惹等戒断症状，也可能使患者病情产生波动或抗精神药物浓度发生变化，增加不良反应，不利于患者病情。

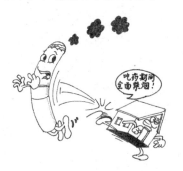

但吸烟有害身体健康，应鼓励患者尽早戒烟。在维持患者吸烟行为的原因中，除烟草本身的药理作用特点外，社会心理因素也起着重要作用。因此医护人员在采取吸烟危害宣教等认知行为干预措施的同时，应结合医院自身的资源，积极创造条件，合理安排患者参加康复治疗、艺术行为治疗等各种工娱治疗活动。家属在生活中应多关心安慰患者，让患者感受到温暖，从而使患者获得原本需要从吸烟中获取的情感需求，这有助于缓解患者对烟草的渴求，积极戒烟。

（李琰）

十四、精神分裂症患者服药期间能吃柚子吗？

> 案例：120救护车急促的鸣笛声划破了深夜的寂静，当丈夫把42岁的妻子送到急诊室时，她的血压在逐渐下降，心率也在放缓，基本上已经不省人事了，药物浓度监测显示，她体内的药物浓度已经严重超标，达到了安全水平的5倍。她是用药过度了吗？还是想自杀？直到她康复之后，医生们才明白个中缘由。她是一名精神分裂症患者，需要服用阿立哌唑来维持治疗，来医院的前一周，每天将西柚汁作为饮料饮用，由于西柚汁抑制了CYP3A4酶的活性，导致血药浓度大幅提升而危及生命。与西柚发生类似反应的药物有几十种，医生建议不仅不能在服药的同时食用西柚，也不能在整个服药期间也不要食用西柚。

在临床工作中，药物和药物之间的相互作用已经得到了医务工作者和患者的重视，然而药物和食物之间的相互作用却常常被忽略。西柚，也叫葡萄柚，富含维生素C、钾等营养素，营养丰富的同时又具有控

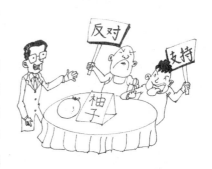

制体重、调节血糖的功用，是名副其实的健康食品，深受大众尤其

是减肥人士的喜爱。然而，研究表明西柚能影响多种常见药物的代谢，甚至导致非常严重的不良反应。今天我们就说一说西柚与抗精神病药物的是是非非。

（一）为什么西柚会影响药物代谢？

西柚中含有的呋喃香豆素能显著抑制 CYP3A4 的活性，导致经由 CYP3A4 酶代谢的药物没有及时被肝脏代谢掉，从而进入血液循环的药量明显增多，进而产生一系列与血药浓度升高相关的不良反应。

（二）哪些抗精神病药物不能与西柚同服？

抗精神病药物中经由 CYP3A4 酶代谢的药物不能与西柚同服，包括阿立哌唑、氯氮平、喹硫平、利培酮、齐拉西酮、氟哌啶醇等，易致血药浓度升高。

（三）西柚的近亲柚子可以吃吗？

柚子作为西柚的近亲，被证实同样含有呋喃香豆素、柚皮苷等成分，因而对于在服药的人群也存在潜在风险。如果家里有在服药的老年人或者小孩，吃柚子时确实需要留个心眼，特别是大量进食柚子时要小心！除了西柚和柚子，柑橘属中的酸橙、青柠、橘柚也可能对服药人群产生影响，需要注意。不过平常吃的柠檬、柑橘、甜橙等其他柑橘属水果一般没有影响，可以放心食用。

（四）吃完药多久可以吃西柚？

美国食品药品监督管理局认为：服药之前或者之后几小时才吃西柚，仍可能造成很大的危险。西柚汁的作用可以持续长达 24 小时，一杯（约 200ml）西柚汁或一颗西柚可以抑制药物代谢数小时乃至数天。吃得越多，这种抑制作用就越明显，持续时间也越长。因此，在服用这些药物时，最好的办法就是服药期间不要吃西柚以及含有与西柚成分相似的食物。

（李琰）

十五、服用抗精神病药物会"成瘾"吗？

案例：小赵，一名精神分裂症患者，在医院治疗一段时间后，病情控制良好。医生通知其家人为他办理出院手续，并给他开了一个月的药量，叮嘱家属按时给他服用药物，并定期复诊。家属看到这一个月的药量不由感到疑惑，小赵的病看着是治好了，怎么还要吃这么多药，抗精神病药长期吃会不会上瘾呢？医生告诉家属，长期服药是治疗需要，突然停药会引起病情加重，大大增加复发风险，且服用抗精神病药物不会上瘾。

（一）什么是药物成瘾？

药物成瘾是指反复使用某种精神活性物质导致躯体或心理方面对某种物质的强烈渴求，这种渴求导致的行为已极大地优先于其

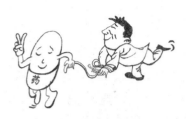

他重要活动，可分为心理依赖和躯体依赖。心理依赖是指为了从成瘾物质中获得欣快感或逃避断药后的痛苦感而对成瘾物质产生强烈的渴求、冲动性使用；躯体依赖是指成瘾物质使躯体中枢神经系统产生适应性改变，导致出现耐受性，如果停止使用该物质会出现戒断综合征。常见的引起成瘾的物质有鸦片、大麻、乙醇、可卡因、苯丙胺、烟碱等。

（二）勿将撤药反应错认为药物成瘾

药物成瘾戒断症状出现后，患者会出现觅药行为，在服用原药后症状可迅速消失，且会产生欣快感。而撤药反应相对成瘾戒断症状相对较轻，有自限性，不会出现觅药行为，且服用原药不会产生欣快感。

（三）为什么需要长期服用抗精神病药物？

抗精神病药物的应用使得精神分裂症的治疗效果大为改观，提高了疗效，缩短了疗程，使患者能回归家庭和社会。但这种治疗很大程度上只是对症的，而非病因治疗，虽然在一定程度上遏制疾病进程，但并不能改变病程进展，所以在急性治疗后，还需要进行较长时间的维持和巩固治疗，以使病情稳定和减少复发。

（四）骤然停药会出现什么症状？

突然停药会引起病情加重，大大增加复发风险。躯体上可能出现失眠、震颤、坐立不安、心率加快、出汗、厌食、恶心呕吐等症状，精神上可能出现幻觉、妄想、行为紊乱、意识障碍等症状，情感上可能出现兴奋、焦虑、冲动、激越、抑郁等症状。

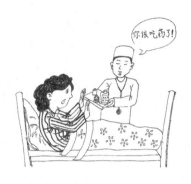

（五）服用抗精神药不会成瘾

抗精神病药物不会引起成瘾反应，家属应看护好患者按时服药，定期复诊，切不可自行停药，如果出现上述停药症状应咨询专业医生。

（李琰）

十六、抗精神病药导致体重增加怎么办？

案例：小超是一个20岁帅帅的小伙子，后来患上精神分裂症，在当地的精神病医院接受了积极的治疗，小超的情况也慢慢好转，但渐渐地小超发现，自己的食欲似乎变得越来越好，体重也慢慢地长了上去，原本只有120多斤的"篮球小子"，竟然变成了一个 180 多斤的"小胖墩"。因为体重的增长，小超变得越来越不自信，医生告诉小超体重增加是某些抗精神病药物常见的不良反应，并鼓励小超合理控制饮食，坚持每日运动，养成健康的生活习惯。回到学校后，小超给自己制定了科学的饮食和运动计划，170 斤、160 斤、150 斤……减掉的体重逐渐填充着小超的自信。

（一）什么是体重增加？

服用抗精神病药期间患者常因体重增加而中断治疗，那么，什

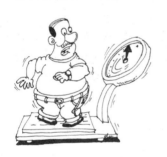

么是体重增加呢？美国食品药品监督管理局（FDA）规定，体重较基础测量值增加 7% 或更多即为体重增加，但在临床治疗中有人认为增加值达到或超过 5% 就应视为体重增加。当体重增加到出现超重或肥胖时，会增加高血压病、高血脂病、

2 型糖尿病、睡眠呼吸暂停综合征等多种疾病的患病风险。

（二）抗精神病药物如何增加体重？

体重增加的主要原因可能是正常的能量摄入和消耗平衡系统被扰乱，第二代抗精神病药除了可以增加患者食欲外，还能促进脂肪合成和减少脂肪分解并促进前脂肪细胞分化为脂肪细胞，从而增加

脂肪组织量，导致体重增加。此外，在精神疾病的治疗过程中，患者经常表现出较高水平的久坐行为，这也会导致患者体重增加。

（三）抗精神病药物影响体重程度比较

按照严重程度，第二代抗精神病药引起体重增加最为明显的当属氯氮平和奥氮平，其次是利培酮和喹硫平，阿立哌唑和氨磺必利与其他第二代抗精神病药物相比则较为安全，齐拉西酮引起体重增加的风险也较轻。

（四）怎么吃才不胖？

服用抗精神病药物所导致的体重增加应该从药物、环境和基因等多方面的因素去合理看待。那么，怎样服用抗精神病药物才不会"胖"呢？首先需要合理用药，如果体重增加明显，可考虑换用对体重影响较轻的药物；其次需要控制饮食，采取低能量、低脂肪、含碳水化合物的饮食，并补

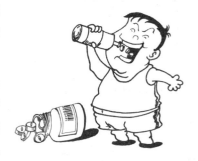

充新鲜蔬菜和水果，维持膳食均衡；最后增强锻炼，运动可以增加身体能量的消耗达到减轻体重的效果，可适当进行一些广播体操、慢跑、游泳、散步、太极拳和球类运动等。

（陈颖 刘曼华）

十七、精神分裂症患者"天生"更易得糖尿病?

> 案例:小王,某部队的一名排长,总是怀疑有人打自己小报告,半夜预感有"大事"发生。领导将小王送往精神病院,医生诊断小王患有精神分裂症,并给予系统治疗,2个月后小王痊愈出院,回家休养。回家休养的小王胃口越来越好,吃的多,水也喝得多,每天要上很多次洗手间,身材渐渐发福,在一次复诊时,查出他的空腹血糖达到 8.2mmol/L,尿糖++,小王告诉医生,他在患病前多次参加部队体检,血糖没有明显异常。医生考虑他出现了药源性糖尿病,及时调整了抗精神病药的种类,同时监测小王的血糖情况,并鼓励小王加强锻炼,低脂饮食。几个月后的一次复诊中,小王望着报告单上"血糖 5.3mmol/L,尿糖阴性"的结果,开心地笑了。

(一)什么是糖尿病?

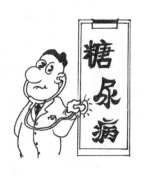

糖尿病是一种以高血糖为特征,病因复杂的代谢性疾病,受遗传、肥胖、饮食习惯、环境因素、感染等多因素的影响,确切的发病机制尚不明确。糖尿病患者血糖长期偏高,导致各种组织,特别是眼、肾、心脏、血管、神经的慢性损害和功能障碍。有研究显示，中国的糖尿病发病率为 9.7%，精神分裂症患者中糖尿病的发病率为 15%~18%。

（二）抗精神病药物如何导致血糖升高？

精神分裂症患者糖尿病发病率远高于普通人群，而药物则进一步损害机体血糖调节机制。抗精神病药物所致血糖调节紊乱的可能机制包括：引起胰岛素抵抗；抑制组织细胞膜上葡萄糖转运；阻断神经递质影响糖代谢；通过神经内分泌系统影响糖代谢以及继发于抗精神病药所致体重增加等。

（三）抗精神病药物影响血糖程度比较

非典型抗精神病药所致糖尿病的发生率高于典型抗精神病药，不同非典型抗精神病药对血糖代谢的影响程度不同，其中氯氮平、奥氮平的影响较为明显，齐拉西酮和阿立哌唑最轻，喹硫平和利培酮介于二者之间。

（四）服药期间如何维持正常糖代谢水平

在服用抗精神病药物期间，为减少糖尿病的发病率，临床使用中应注意以下几点：① 注意对糖尿病相关因素的评估，这些因素包括糖尿病家族病史、基础血糖值、种族、年龄、肥胖体型、饮食等，对高危患者应定时监测血糖和体重的改变，争取早期干预和治疗；② 氯氮平、奥氮平对血糖代谢影响较大，服用该药物的患者应定期监测血糖；③ 对患者进行健康教育，警惕"三多一少"症状（即多

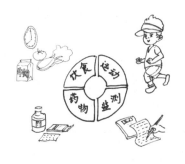

饮、多尿、多食及消瘦），当患者血糖轻度增高时，应适当控制饮食，加强锻炼，控制好体重、血压和甘油三酯水平；④ 对原有糖尿病或糖耐量异常患者，应选用对血糖代谢影响较小的药物，并密切监测血糖，防止病情恶化；⑤ 精神分裂症患者在早期服用抗精神病药物时可加服二甲双胍干预体重增加。

（李琰 刘曼华）

十八、男子服用抗精神病药物能泌乳，你信吗？

案例：李某，男，45 岁，精神分裂症史一年，治疗半年后病情趋于稳定。近期家人发现他病情反反复复，遂带他到医院复诊，经医生检查了解，病情反复的原因竟然是他自己私自停药了。原来，前段时间他发现自己的乳房肿胀、疼痛，且越来越大，挤压后还有乳汁出来……他心里感到恐慌，时时担心被别人发现自己胸部异常而笑话自己，精神高度紧张而忘了按时服用抗精神病药物，没想到几次没吃药，乳房的异常好转了，之后他干脆就背着家人把药停掉了。了解到原因后，医生告诉他，这种情况的确是服用抗精神病药物所引起的常见不良反应，叫高催乳素血症，随后给他更换了另一种抗精神病药物，并告诉他之前的症状会慢慢消失，李某听后总算安心回家了。

（一）什么是高催乳素血症？

催乳素（PRL）是一种由垂体前叶泌乳细胞分泌的具有多功能应激的激素，正常成年人血清中含量极少，约为 0.91nmol/L，当血清催乳素水平 >1.14nmol/L 时称为高催乳素血症，其发生的重要因素是受结节漏斗束与下丘脑垂体束中分泌的多巴胺影响。本文重点介绍抗精神病药物所致高催乳素血症对男性患者的危害与防治。

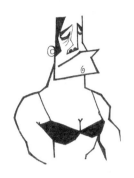

（二）男性患者高催乳素血症的症状与危害

抗精神病药物通过对垂体前叶多巴胺受体进行直接阻断而降低多巴胺抑制催乳素细胞分泌的功能，从而升高催乳素水平形成高催乳素血症，是其常见的不良反应，具体临床症状为：男性乳房肿胀、增大、泌乳，男性精子减少、性欲减退、性快感缺失等性功能障碍。临床上很多患者遇到这种情况，有些难以启齿，不会第一时间告知医生，造成心理负担，降低用药依从性，影响病情的控制和稳定。

（三）哪些抗精神病药物易引起高催乳素血症？

抗精神病药大多数都有发生高催乳素血症的可能，易引起高催乳素血症的抗精神病药物有典型抗精神病药物：氯丙嗪、三氟拉嗪、奋乃静、氟哌啶醇、氯普噻吨、舒必利、甲硫哒嗪等；非典型抗精

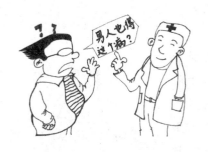

神病药物：氯氮平、利培酮、喹硫平、氨磺必利、阿立哌唑、齐拉西酮、奥氮平等。经相关研究显示，部分抗精神病药物引起高催乳素血症的发生率由高到低依次为：氯丙嗪 20.0%、利培酮 17.1%、奥氮平 15.2%、齐拉西酮 9.1% 和阿立哌唑 60%，数据表明，典型抗精神病药比非典型抗精神病药发生率要高（利培酮除外），大量临床案例证明大多数非典型抗精神病药物不引起明显的催乳素升高，即使有，也常是一过性的。

（四）男性患者高催乳素血症的处理

抗精神病药物所致的高催乳素血症是一个令人困扰又必须解决的问题。国内有较多文献表明，我们常使用的汉方剂芍药甘草汤能够刺激脑垂体前叶多巴胺受体，使多巴胺受体结合能力提高，从而抑制催乳素分泌，降低催乳素水平，治疗高催乳素血症相关症状。同样有多例报道，西药溴隐亭临床上治疗高催乳素血症取得了一定的疗效。溴隐亭的作用机制是激活多巴胺受体，与某些抗精神病药物机制相互拮抗，可能影响抗精神病药物的疗效，甚至有患者在服用溴隐亭治疗中出现精神症状加重，从而使溴隐亭的应用受到了一定的限制。

临床医生在临床用药过程中，在考虑保证药物疗效的前提下，应兼顾考虑药物的不良反应对患者生活质量的影响，定期测定催乳素水平，争取早期发现高催乳素血症等不良反应，对其进行及时合理的药物干预（药物减量或换用不引起催乳素升高的药物）和心理疏导，尽量减轻药物给患者带来生理和心理的不良影响，提高患者的生活质量。

（张琴）

十九、如何守住患者的"性"福？

案例：老杨是一名精神分裂症患者，经过一段时间系统治疗后，老杨痊愈出院了。但是有一个难言之隐萦绕在老杨的心头，原来回家后老杨发现自己的晨勃消失了，夫妻生活也越来越力不从心。想去男科医院看，又不好意思，所以在一次去精神专科医院配药时把这个情况跟医生说了，医生告诉老杨，一部分患者在服用抗精神病药物后会引起催乳素升高，影响性功能，让老杨不必过分担心，放松心情，并给老杨调整了药物。半个月后，老杨的症状就有了明显好转，夫妻生活的质量有了明显提高，老杨又重新开始了自己的阳光生活。

（一）什么是性功能障碍？

性功能障碍是性行为和性感觉的障碍，常表现为性心理和生理反应的异常或者缺失，是多种不同症状的总称。男性性功能障碍主要包括性欲障碍、阴茎勃起障碍和射精障碍等。据统计40~70岁男性中有52%患有不同程度的性功能障碍，女性性功能障碍的发病率也很高，有人认为可占成年女性的30%~60%，其中性欲和性高潮障碍最为普遍，有些女性一生中可能从未享受过性高潮。

（二）抗精神病药物如何导致性功能障碍？

抗精神病药物阻断结节—漏斗通路上的多巴胺 D_2 受体，可引起高催乳素血症，继而延迟儿童和青少年的性成熟；抑制成年男性的睾酮水平，引起男性精子减少、性欲减退、阳痿和性快感缺失；抑制成年女性的雌激素水平，引起性欲减退，降低阴道润滑性，引起性交疼痛等，这一系列性功能减退症状是服用抗精神病药物临床常见的不良反应之一。正常性反应通常有 3 个阶段：兴奋期，持续期和高潮期，兴奋期与性满意度和性欲望有关，多巴胺有兴奋作用，而催乳素起抑制作用，阻断多巴胺和升高催乳素作用的药物对此期有抑制作用；持续期和高潮期均与去甲肾上腺素和 5-羟色胺有关，去甲肾上腺素兴奋此期，5-羟色胺则抑制，乙酰胆碱也兴奋持续期，具有抗胆碱作用的药物对此期表现为抑制，5-羟色胺感受器受阻，会阻止射精和性高潮。

（三）抗精神病药物影响性功能程度比较

抗精神病药物分为典型（氯丙嗪、氯普噻吨、奋乃静、氟哌啶醇、甲硫哒嗪、舒必利等）与非典型（氯氮平、利培酮、喹硫平、氨磺必利、阿立哌唑、齐拉西酮、奥氮平等）两种。临床上，典型比非典型抗精神病药物引起的性功能障碍率高，其中以甲硫哒嗪最为明显，甲硫哒嗪可抑制男性射精和女性性高潮，氯丙嗪及利培酮对性欲、性唤起、性满意度均有不同程度的影响，氟哌啶醇与利培酮引起性功能障碍率相似，可引起女性性高潮障碍，约 10% 的男性患者有勃起和射精功能障碍，喹硫平和阿立哌唑对性功能的影响相对较小。

有研究报道，氯氮平、氯丙嗪致性功能障碍的发生率分别为 26.6%、30.66%。还有报道大剂量氯丙嗪致睾丸萎缩，舒必利也易导致性功能障碍，在 6 例临床观察中，患者服用舒必利每日 600mg，其中 5 例出现了勃起功能障碍。

（四）服药期间如何保护性功能？

对于抗精神病药物引起的性功能障碍，服药期间需注意以下几点：① 如在服药过程当中自我感觉到性功能障碍，需要立即咨询主治医生，调整治疗方案；② 对于轻度性功能障碍可以等待适应，4~6 个月后约有 19% 的人可以得到改善，短期不能改善的需咨询医生，由医生根据具体病情适当更换药物，调整剂量等；③ 通过心理咨询、

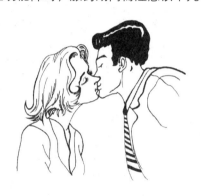

教育消除疑虑，恢复患者自信心等；④ 适度锻炼，规律起居，保持良好的心态，树立正确的人生观，培养称心感和幸福感。

（张琴 刘曼华）

二十、服药后，突然站立时晕倒是怎么回事？

案例：老曾是毛纺厂的一名老职工了，因患精

神分裂症而入院治疗。医生根据老曾的病情给其配服了抗精神病药，老曾的症状逐渐有所好转。一天早上，老曾起床后突然眼前发黑，感觉脑袋一阵眩晕，靠着墙边瘫坐在地上，护士发现后马上将老曾扶到床上平躺，测其血压只有 85/60mmHg，护士将此情况报告了医生，医生嘱老曾卧床休息，10分钟后老曾逐渐感觉状态恢复正常，脑袋也不再晕乎乎的了，复测血压恢复到了 127/75mmHg。医生告诉老曾，他的这种情况叫做体位性低血压，是服用抗精神病药物比较常见的一种不良反应，如果再次发生类似的情况需及时平躺休息，测量血压，并及时联系医护人员。

（一）什么是体位性低血压？

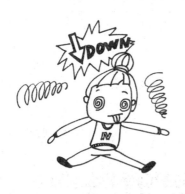

体位性低血压又名直立性低血压，往往出现在突然变换体位的情况下，如由平卧位突然转为直立后引起的低血压，患者会出现眼前发黑，自感头重脚轻，站立不稳，有时甚至会跌倒摔伤。通常认为：站立3分钟后收缩压较平卧位时下降 20mmHg 或舒张压下降 10mmHg，并出现头晕或晕厥的症状，即为体位性低血压。

（二）抗精神病药物影响血压程度比较

抗精神病药具有阻断患者中枢和外周的 α_1 受体的作用，可引起血管扩张而产生体位性低血压，抗精神病药的直立性低血压效应大致为氯氮平＝氯丙嗪＞利培酮＞喹硫平＞奥氮平＝齐拉西酮。体位性低血压一般多见于治疗初期或剂量增加较快时，随着时间的推移，由阻断 α_1 受体而产生的体位性低血压效应倾向自发改善。

（三）如何预防体位性低血压？

体位性低血压是公认的跌倒、晕厥、骨折和心血管事件的危险因素，尤其对于老年患者，可严重影响患者的生活质量。精神分裂症患者服药期间怎样预防体位性低血压的发生？患者、医护人员和患者家属需要做好以下几点：① 在用药过程中定时测量血压，根据血压变化及时调整用药量，避免发生摔伤或意外事故；② 要告诫患者变换体位时幅度尽量小一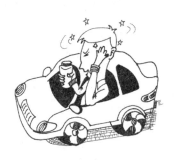些，动作慢一些，必要时采取辅助措施，给血压一个调整和缓冲的时间，可防止或减少体位性低血压的发生。

总之，在精神分裂症患者的治疗中，不可忽视体位性低血压的发生，除了加强合理用药外，还应加强护理工作，密切观察其血压变化，防止意外发生。

（陈颖 刘曼华）

二十一、垂涎三尺为哪般?

案例:小邱,一名精神分裂症患者,医生给予氯氮平治疗,病情控制良好。服药一段时间后,小邱发现自己口水变多,睡一觉起来枕巾、衣服都湿了,与别人聊天时也口齿不清,说话困难,他感到自卑和烦躁……

(一)抗精神病药物引起流涎的临床表现

流涎是服用抗精神病药物的常见不良反应之一,属于锥体外系反应的一种,根据临床表现可分为重度、中度、轻度3种。重度反应者

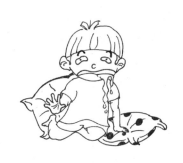

流涎量较多,涎液较稀,日夜均有,经常顺嘴角流淌不止,一定程度上影响了患者的进食、讲话与服药;中度反应者流涎量少于重度反应者,但也是日夜均有,张口溢出,但不影响进食、服药,语言功能亦不受影响;轻度反应者表现为白天流涎很少,仅于夜间入睡后出现,常浸湿枕头、衣领。

(二)抗精神病药为何会引起流涎?

目前认为,抗精神病药物引起锥体外系反应的发生机制可能与其阻断黑质—纹状体通路多巴胺 D_2 受体,引起多巴胺系统功能降

低和乙酰胆碱系统功能相对增强有关。

临床上，使用氯氮平、利培酮、氟哌啶醇等抗精神病药物均可能出现流涎，但服用氯氮平后出现流涎的概率可高达40%~82%，其原因可能是氯氮平可以激活 M 胆碱受体，导致舌咽反射障碍，

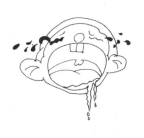

影响吞咽功能。此外，这也可能是氯氮平引起的一种过敏反应。

（三）流涎的不良影响

尽管流涎对患者的健康无大的影响，但会影响患者的生活质量，降低服药依从性，主要体现在以下几个方面：① 睡眠中唾液大量储留在口腔内，易误入气管而吸入肺中，造成吸入性肺炎；② 患者唾液分泌较多，易流至皮肤上，如不及时清洗，可能引起皮肤湿疹；③ 此外，患者因口涎过多而致说话困难，无法正常交流，易产生自卑情绪；④ 患者唾液易污染衣服、枕巾等，需要经常更换，这给患者的家庭护理增加了压力。

（四）流涎的处理

1. 药物治疗

为减少或防止锥体外系反应发生，临床上使用抗精神病药物治疗时应从低剂量开始缓慢加量，如出现流涎，可合用抗胆碱药物改善此症状。此外，有研究发现氨磺必利与氯氮平联合应用不仅对疗效具有协同作用，而且还可以减轻氯氮平所致的流涎不良反应。

2. 流涎的护理

尽管药物治疗很重要，但也需重视对流涎患者的护理，主要护理措施包括以下几个方面：① 保持口腔清洁：患者唾液量分泌较多，而口腔中含有较多细菌，易造成口腔感染，产生异味，因此保持口腔清洁非常重要；② 皮肤的护理：按时清洗口腔周围皮肤，保持患者脸部、颈部干爽，避免患上湿疹，如果皮肤已经出现疹子，应及时告知医生，遵医嘱局部涂抹药膏；③ 夜间护理：睡眠中唾液大量储留在口腔内，易误入气管而吸入肺中，造成吸入性肺炎，应指导患者侧卧睡眠，这有利于唾液自然流出，防止误入气管；④ 饮食护理：饮食应清洁，多吃易咀嚼和吸收的食物，少吃辛辣、生硬、刺激性食物；⑤ 心理护理：患者唾液分泌较多，对日常生活和学习工作都有一定影响，使其生活质量下降，部分患者就会自行停药，导致病情复发。这需要患者家属主动与其交流，缓解其心理压力，并监督好患者定期复诊，按时服药。

（李琰）

二十二、普萘洛尔可用于治疗静坐不能吗？

案例：小妙，29 岁女性，因患精神分裂症而至医院门诊诊治，一开始，服用医生配给其的抗精神病药物后精神症状有所缓解，但不久之后却出现了烦躁不安、坐卧不宁、心慌胸闷等症状，后至医院复诊，查心电图示：窦性心动过速（126 次/分），医生诊断为服用抗精神病药物所致的静坐不能，在没有询问患者是否有哮喘病史的情况下予以盐酸普萘洛尔片口服降低心率。小妙服药后即出现哮喘发作，呼吸困难，面色发紫，在送往医院的途中因窒息死亡。

（一）什么是静坐不能？

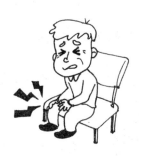

静坐不能在精神科经常碰到，是服用抗精神病药后一种常见的不良反应，属于急性锥体外系反应的一种表现形式，多在服用药物后1~2周内出现。患者主观感到必须来回走动，情绪焦虑或不愉快，表现为无法控制的激越不安、不能静坐、反复走动或原地踏步。常给患者造成极大痛苦，严重者可发生暴力行为或自杀等意外，由于其症状表现的特殊性，易误诊为精神病性激越或精神病加剧，故而增加抗精神病药剂量，会使症状进一步恶化。

（二）抗精神病药物引发静坐不能的危险因素

抗精神病药物治疗的患者中，50%以上有程度不等的静坐不能，其中以氟哌啶醇发生率最高，1周内约有75%发生。

抗精神病药物所致静坐不能可能与下列因素有关：① 药物效价：高效价药物发生率高，随着效价的增高，静坐不能发生的危险性也增大，典型抗精神病药物中氟哌啶醇发生率最高，氯丙嗪最低，非典型抗精神病药物的急性锥体外系反应强度大致为利培酮 > 齐拉西酮 > 阿立哌唑 > 奥氮平 > 氯氮平 = 喹硫平，氯氮平很少或无锥体外系反应；② 药物剂量：药物剂量是静坐不能发生的重要影响因素，高剂量比标准剂量的发生风险更大；③ 增加剂量的速度：抗精神病药物通常需要从初始剂量开始逐渐缓慢增加至治疗剂量，如果在短期内增加给药剂量，静坐不能的发生率也会明显增加；④ 给药途径：临床经验提示非口服给药更容易引起静坐不能。

（三）静坐不能如何处理？

如在临床上发现了抗精神病药所致的静坐不能，主要从以下方

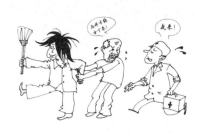

面去处理：① 调整抗精神病药物治疗方案：减少抗精神病药物剂量，换用效价低的第一代抗精神病药（如氯丙嗪）或引起静坐不能可能性小的第二代抗精神病药物（如氯氮平）等；

② 加用抗静坐不能的药物：目前临床常使用 β 受体阻滞剂如普萘洛尔（心得安）、苯二氮䓬类药或抗胆碱药物等。

（四）应用普萘洛尔需注意什么？

普萘洛尔是一种肾上腺素能神经 β 受体阻断药，临床上用于治疗静坐不能非常有效，这是因为它具有抑制心脏的作用可缓解心慌、胸闷等不适症状，但同时它也具有收缩支气管平滑肌的作用易诱发支气管哮喘，上述案例中的小妙就是因为服用了普萘洛尔引发哮喘而死亡，故禁用于支气管哮喘和伴有房室传导阻滞的患者，心力衰竭时也需慎用。

所以医生在打算给患者使用普萘洛尔前需仔细询问病史，患者在就诊时也可主动告知医生病史，有下述病史者需要更换其他药物：过敏史、充血性心力衰竭、糖尿病、肺气肿、非过敏性支气管哮喘、

肝功能不全、甲状腺功能低下、雷诺综合征或其他周围血管疾病、肾功能衰竭等。

（陈颖）

二十三、服药之后眼球上翻是怎么回事？

案例：有位精神病患者，急性发作入院治疗，为防止患者冲动伤人，医生立即给予患者肌肉注射氟哌啶醇注射液治疗。过了不久，患者慢慢安静了下来，但患者家属突然发现患者眼皮上翻，整个眼眶看不到眼珠子，只看到眼白，样子很吓人，家属赶紧把医生喊过来，询问医生是怎么回事？医生了解患者病情和用药情况后，告诉家属患者的情况是刚才给患者注射的药物引起的不良反应，不必惊慌，这是抗精神病药物常见的锥体外系反应症状之一，随后给予患者肌肉注射氢溴酸东莨菪碱注射液，不久患者的"翻白眼"症状消失。

（一）什么是锥体外系反应？

锥体外系是人体运动系统的组成部分，其主要功能是调节肌张力、肌肉的协调运动与平衡。这种调节功能有赖于其调节中枢的神经递质多巴胺和乙酰胆碱的动态平衡，当受一些外界因素（如药物的影响）造成多巴胺减少或乙酰胆碱相对增多时，平衡被打破而引起一系列与肌张力和肌肉紧张相关的临床症状，称之为锥体外系反应。

（二）锥体外系反应有哪些症状？

锥体外系反应是传统抗精神病药最常见的神经系统不良反应，主要有 4 种表现形式：

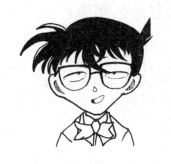

1. 急性肌张力障碍：最早出现，由于局部肌群的持续性强直性收缩，呈现不自主的、各式各样的奇特表现，症状为眼上翻、斜颈、颈后倾、面部扭曲、口吃等。

2. 静坐不能：常在治疗 1~2 周后出现，发生率约为 20%，患者主观感到必须来回走动，情绪焦虑或不愉快，症状为无法控制的激越不安、不能静坐、反复走动或原地踏步等。

3. 药源性帕金森综合征：一般于治疗数周至数月后发生。表现为运动不能、肌张力高、震颤和自主神经功能紊乱。最初是运动过缓，写字越来越小；严重者有协调运动丧失、僵硬、佝偻姿势、慌张步态、面具样脸、震颤、流涎和皮脂溢出等。

4. 迟发性运动障碍：常发生于长期、持续应用几年后。以不自主的、有节律的刻板运动为特征。严重程度波动不定，睡眠时消失，情绪激动时加重。最早表现为舌或口唇周围的轻微震颤。口部运动在老年患者中最具特征，肢体运动在年轻患者中较常见。

（三）哪些药物能引起锥体外系反应？

临床应用中有多种常用药物均会引起锥体外系反应，主要药物有抗精神病药：氯丙嗪、三氟拉嗪、氟奋乃静、氟哌啶醇、奋乃静等。

一般而言，本类药物所致的锥体外系反应发生率最高，并且与药物的剂量、疗程和个体有关。以上这些药物都可在一定程度上产生锥体外系兴奋作用，并可导致中枢神经系统对锥体外系的控制失调，使得锥体外系兴奋性增强，结果由锥体外系控制的肌力和肌紧张度失控，

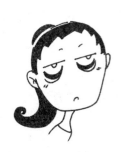

从而引起一系列与肌力和肌紧张相关的症状和体征。

（四）发生锥体外系反应如何处理？

药源性锥体外系反应在临床上尤为常见，但也是可以有效预防的，关键在于要遵医嘱用药，不要轻易加大用药剂量，更不要随意买药来服用。如果出现异常应当及时与医生取得联系。临床常见处理方法有：

1. 出现急性肌张力障碍时，可酌情减少抗精神病药物剂量，或加服抗胆碱药苯海索，或改用锥体外系反应少的药物；可肌注东莨菪碱及时缓解症状。

2. 出现静坐不能时，可酌情减少抗精神病药物剂量，或加服苯二氮䓬类药物或 β 受体阻滞剂（如普萘洛尔），或改用锥体外系反应小的药物。

3. 出现类帕金森症状时，可加服抗胆碱药苯海索（应缓慢加药或使用最低有效剂量），好转后逐渐停用。

4. 出现迟发性运动障碍时，目前尚无有效的治疗药物，重点在于预防，使用最低有效剂量，或改用锥体外系反应小的药物，早期发现处理可能逆转。

（张琴）

二十四、服用氯氮平为什么要定期验血?

案例: 小谢今年22岁, 在某大学读大一, 因患精神分裂症入院接受氯氮平等药物进行系统的抗精神病治疗。服药两周的时候, 小谢开始感觉全身没力气, 吃饭也没胃口, 有时吃了东西还恶心、呕吐, 并出现嗓子痛、鼻塞、咳嗽等症状, 体温高达39.3℃。胸片报告: 两肺炎症, 血常规报告: 白细胞 $1.9 \times 10^9/L$, 中性粒细胞 $0.49 \times 10^9/L$, 医生判断小谢出现了"粒细胞缺乏症", 紧急予以抗炎、降温等对症处理, 调整抗精神病药物治疗方案并进行了积极的升白治疗。经过两个多星期的治疗, 小谢的白细胞终于恢复到正常水平, 精神状态也渐渐好转。

(一)什么是粒细胞缺乏症?

白细胞是一类无色、球形、有核的血细胞(根据形态差异可分为粒细胞和无粒细胞两种, 粒细胞约占白细胞总数的70%), 可以抵抗外来微生物的侵害而保护机体健康。正常成人血液中白细胞计数一般是(4~10) $\times 10^9/L$ 之间, 由于各种原因导致的外周血白细胞数持续低于 $3.5 \times 10^9/L$ 时, 称为白细胞数减少症, 外周血中性粒细胞绝对值低于 $2 \times 10^9/L$ 时, 称为中性粒细胞减少症, 当中性粒细胞低于 $0.5 \times 10^9/L$ 时, 则称为粒细胞缺乏症。

（二）粒细胞缺乏相关症状

服用氯氮平期间需要密切关注患者以下症状，以便及时发现该不良反应并积极采取治疗措施。白细胞减少或粒细胞缺乏临床相关症状包括：① 躯体不适症状：乏力、食欲减退、恶心呕吐、咽喉肿痛、鼻塞、咳嗽等；② 发热：在服用氯氮平的早期，一些患者体温会升高 0.5~1℃，后期持续治疗会正常化，但如果持续发热或增至 38.2℃ 以上，则应密切监测血常规，同时停用氯氮平；③ 三联症：有些患者服用氯氮平后，可同时出现粒细胞缺乏、药物性肝炎和剥脱性皮炎，出现这种情况死亡率较高，需要同时使用抗组胺药和激素药物，同时加强营养支持。

（三）血象监测频率

那么，需要多久查一次血象才能避免白细胞减少或粒细胞缺乏的发生呢？氯氮平所致的粒细胞缺乏多发生在治疗的前半年内，以后逐渐减少，所以在治疗的前 18 周内需要每周查一次血象，以后每月查一次，1 年后每 3 个月查一次，如遇发热，应立即查血象。当白细胞下降至（3.0~3.5）× 10^9/L 时，每周应查两次血象，当白细胞下降至（2.0~3.0）× 10^9/L 时，应每天查一次血象，当白细胞下降至 2.0× 10^9/L 时，除每天查一次血象外，还应该查骨髓象。虽然这样频繁地监测血象可能降低患者的生活质量，但却可以大大降低粒细胞缺乏的致死率，所以

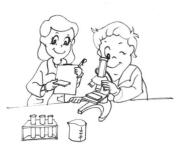

这种监测是非常有必要的。

（四）常用升白药有哪些？

如果白细胞计数降低至正常水平以下，可先给予口服升白药物如：鲨肝醇片、升白胺片、利血生片、地榆升白片、维生素 B_4 片等，如白细胞计数降低至 3.0×10^9/L 以下或经过口服升白药物治疗白细胞计数仍未恢复到正常水平，可同时皮下或静脉注射重组人粒细胞刺激因子。此外，碳酸锂作为一种情感稳定剂也有一定的升白作用，临床上经常与氯氮平联合使用。

（五）白细胞减少时如何安全使用氯氮平？

如果患者平时白细胞计数正常，但在服用氯氮平后下降至 3.5×10^9/L 以下时，就需要引起医护人员的重视了，在进行升白治

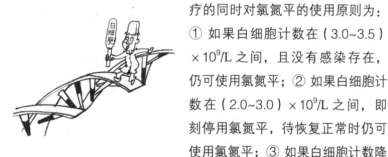

疗的同时对氯氮平的使用原则为：① 如果白细胞计数在（3.0~3.5）$\times 10^9$/L 之间，且没有感染存在，仍可使用氯氮平；② 如果白细胞计数在（2.0~3.0）$\times 10^9$/L 之间，即刻停用氯氮平，待恢复正常时仍可使用氯氮平；③ 如果白细胞计数降低至 2.0×10^9/L 以下时，即刻停用氯氮平，待恢复正常时也不可使用氯氮平。

（六）粒细胞缺乏的治疗

如果服用氯氮平发生了粒细胞缺乏症，除了即刻停用氯氮平进行升白治疗外，还需在必要时进行输血或输粒细胞，酌情给予激素和抗生素治疗感染，粒细胞缺乏一般可在 6 周内恢复正常。

虽然氯氮平所致的白细胞减少或粒细胞缺乏后果很严重，但是其临床疗效显著，且在其他方面不良反应较少，所以我们在使用氯氮平的时候如果能严格按照医生的治疗方案进行，定期监测血象，就可以避免这一不良反应的发生。

（陈颖 刘曼华）

二十五、抗精神病药物过量中毒怎么办？

案例：老陆有精神分裂症病史 10 多年了，按时复诊，坚持服药，病情控制一直比较稳定。今年年初开始，老陆认为自己这几年病情没有复发，自行停止服用药物。谁知刚停药 1 个多月，老陆就开始凭空听到有人跟他说话，一狠心，将几乎满满一瓶药吞了进去。天亮妻子发现老陆昏迷在地上，急忙送医院，把空药瓶带给了医生。医生怀疑老陆服用了过量的药物，对他进行了洗胃、静脉输液等治疗，经过抢救，老陆逐渐醒了过来。

（一）引起过量服用药物的原因

抗精神病药物过量中毒是精神科常见的急重症，发现不及时或处理不当均会导致严重后果。造成药物过量的原因主要包括以下几个方面：① 精神障碍：是最为严重的自杀危险因素，患者受到命令性幻听、幻觉、妄想支配等精神症状的影响而吞服大量药物；② 抑郁情绪：精神分裂症患者反复发病，多次住院后常出现抑郁情绪，易导致过量服用药物自杀；③ 悲观情绪：

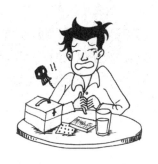

患者因易感羞耻、怕人取笑或对前途感到渺茫或难以忍受药物副反应等原因，出现悲观情绪，伺机吞服大量药物自杀；④ 看护疏忽：精神病患者往往患病时间长且病情反复，需要耗费家庭巨大精力，因而家属难免疏忽，出现对药品管理不当、看护不周等问题，致使患者误服大量药物；⑤ 社会支持缺乏：现今社会仍然存在歧视精神患者现象，患者缺乏社会关爱与支持，即便康复后依旧受到歧视，工作与生活均受到影响，使患者出现孤独无助情绪，吞服药物自杀。

（二）常见抗精神病药物中毒临床症状

由于抗精神病药物对丘脑或脑干网状结构的功能有直接抑制作用，剂量过大时，可抑制大脑皮层的功能。中毒时主要表现为脑功能的严重抑制，从而引起不同程度的意识障碍，同时，可出现低血压、低体温、心动过速、呼吸急促、瞳孔缩小、癫痫发作和急性锥体外系反应等。

（三）药物过量中毒抢救措施

家属一旦发现患者过量吞服药物，如果患者意识清楚，能够配合，可以采取催吐后紧急送往医院；如果患者意识不清楚，则不能在家中盲目催吐，防止出现呕吐物误入呼吸道出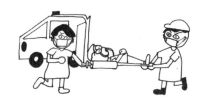现窒息，应立即送至医院就医。入院后立即给予洗胃、吸氧、排毒、保肝、催醒及维持体内水、电解质及酸碱平衡治疗，并保持呼吸道通畅，同时合理使用抗生素预防感染，观察生命体征稳定后，将患者转到相应精神科病区进行后续治疗。患者清醒后家属应给予良性刺激，如语言安慰、生活体贴、理解其轻生不妥做法等，消除患者顾虑，提高其信心，防止再度轻生。

（四）如何防止药物过量中毒？

1. 严格遵医嘱用药：对精神病患者的服药需严格管理，必须由监护人按照医嘱按时按量帮助患者服药，绝不可擅自增减或漏服；

2. 定期复诊、控制药量：患者带药回家时，医生一定要控制好处方总量，杜绝大处方。家属应带患者定期复诊，根据病情及时调整药物；

3. 严格管理药品：家属对药物应妥善保管，家中不要储存太多药物，防止误服或过量服用；

4. 加强沟通、及时疏导：严密观察患者病情变化，加强与患者的沟通交流，出现异常时及时给予心理疏导，进行心理干预，帮助

其度过危机状态;

5.家庭关爱、社会支持:家属在生活中多关心安慰患者,让患者感受到温暖,减少生活事件应激,提高患者服药依从性。而社会和政府各级部门对精神病患者的关注和关怀是对这个弱势群体最强有力的支撑,积极帮助患者回归社会、重塑信心、激发生活热爱、消除不良情绪,杜绝意外的发生。

(李琰 刘曼华)

二十六、基因检测指导合理使用抗精神病药

案例:某女,51岁,精神分裂症患者,给予阿立哌唑15mg/d,由于疗效不佳将剂量加大为30mg/d,患者出现嗜睡和记忆减退症状,考虑不良反应与剂量过大有关,因此对患者阿立哌唑的血药浓度进行了检测,结果发现浓度为2990ng/ml(正常范围为150~500ng/ml),超过上限6倍左右。进一步进行基因检测,发现患者为CYP2D6慢代谢型。据此将阿立哌唑更换为不经CYP2D6代谢的喹硫平,患者症状控制良好且不良反应症状得到显著改善。

(一)什么是基因检测?

基因是DNA分子上的一个功能片段,是遗传信息的基本单位,大量生物医学研究结果表明,导致个体用药差异的主要原因是由于个体的遗传背景——即基因序列的差异性。基因检测,一个曾经听

上去高大上的新鲜事物，随着科技的发展，现如今正逐渐走向寻常百姓家，通过检测与药物疗效或毒性相关的基因变化，确定个体属于何种反应人群，从而选择疗效最佳的药物和合适剂量，使临床用药更加高效、安全和精准。

（二）基因检测帮助选择正确的药物

目前，精神分裂症的标准疗法仍然是药物治疗，可供选择的药物分为第一代和第二代抗精神病药物，但是个体之间的药物效应存在显著差异，大约30%~50%的患者对药物治疗无应答。每个药物在体内的反应和代谢所涉及的基因可能不尽相同，比如氯

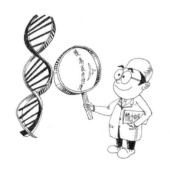

氮平和奥氮平主要经 CYP1A2 酶代谢，利培酮和阿立哌唑主要经 CYP2D6 酶代谢，而喹硫平主要经 CYP3A5 酶代谢。在患者服用药物前，先检测患者的代谢酶基因，确定属于哪一种代谢类型，从而选择正确的药物。

（三）基因检测提高患者用药安全性

抗精神病药物在治疗患者精神症状的同时也会产生一些不良反应，有些较轻的不良反应经过处置后不影响临床治疗，但是有些严重的不良反应比如恶性综合征、高催乳素血症、代谢综合征、粒细胞缺乏等可影响患者的生存质量而降低用药依从性，患者经常自行

选择减药或中断治疗使病情恶化。研究表明，这些不良反应的发生与某些特定基因的突变存在一定的相关性，因此，在患者服用药物之前进行基因检测，有利于预防严重不良反应的发生，最大限度确保用药安全。

（四）基因检测避免试错用药

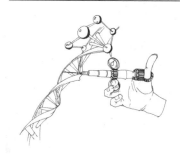

抗精神病药物多达十几种，目前在临床的治疗中还是以经验治疗为主，如果一种药物无效就换用另一种药物，有些患者可能需要在尝试过很多药物后才能找到合适的药物，这样就不能使患者的症状及时得到控制，致使病程延长，增加了医疗开支。由于每种药物的代谢途径和作用受体不完全相同，因此，在患者服用药物之前进行基因检测，可以避免试错用药，少走弯路。

（五）正确解读基因检测结果

作为精准医疗手段的基因检测，确实正在合理用药方面发挥着非常重要的作用，但是切莫将其认为是万能的。目前个体化给药基因检测还需要不断发展和完善，在制定个体化给药方案的同时还需要结合血药浓度监测数据、患者的病理生理特征、合并用药等因素综合分析，制定准确的个体化给药方案。

（陈颖）

二十七、抗精神病药物血药浓度监测你了解吗?

案例: 小刚因精神分裂症急性发作被家人送至医院, 医生给予氯氮平治疗, 但是令医生不解的是当氯氮平剂量达到200mg/d时症状没有丝毫缓解, 于是决定对其进行氯氮平血药浓度监测, 检测结果表明小刚血液中的氯氮平浓度低到无法检测。医生在与小刚及其家属仔细沟通后发现小刚并没有服用氯氮平, 每天护士将药片发给他之后趁着护士不注意就将药片扔掉了。医生嘱咐护士每次都要看着小刚将药片吞下后再离开, 一个月之后, 小刚康复出院了。

(一)什么是血药浓度监测?

血药浓度系指药物吸收后在血浆内的总浓度, 包括与血浆蛋白结合的和在血浆中游离的药物, 有时也可泛指药物在全血中的浓度。药物作用的强度与药物在血浆中的浓度成正比, 药物在体内的浓度随着时间而变化。血药浓度监测是以药代动力学原理为指导, 分析测定药物在血液中的浓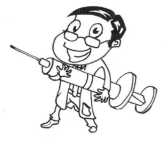度, 用以评价疗效或确定给药方案, 使给药方案个体化, 以提高药物治疗水平, 达到临床安全、有效、合理的用药目的。

（二）为什么要进行血药浓度监测？

在临床工作中经常可以看到这样一种现象，同样剂量的药物用于患同种疾病的不同患者，其疗效往往相差很大，有的疗效很好，

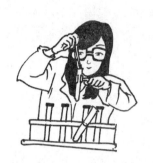

有的疗效一般，而有的则未能达到预期的疗效。其不良反应表现也不一样，有的几乎无不良反应或轻微，有的却出现毒性反应，严重者甚至有生命危险。为什么会产生这种现象？显然，不同的患者对剂量的需求是不同的。

对于一般的疾病，医生可以根据临床指标比如症状、体征的改善（如降压药、解热镇痛药），血糖、血脂的变化（如降糖药、降脂药）来判断药物效应，据此调整患者用药方案。但是抗精神病药物缺乏客观、简便的临床效应指标，仅靠临床观察，有时无法区别是剂量不足未达到疗效，还是过量引起的毒性反应，难以确定安全有效的剂量，此时就需要进行血药浓度监测来辅助医生调整给药剂量。

（三）抗精神病药物进行监测的意义

抗精神病药物个体差异大，进行血药浓度监测具有非常重要的意义：① 个体化给药：由于对药物反应的个体差异，治疗用药必须遵循"个体化"原则，即所用剂量必须因人而异，只有针对不同患者的具体情况制定个体化给药方案，才能使药物治疗更安全有效；② 诊断和处理药物过量中毒：如果患者自行服用过量的抗精神病药

物，可通过监测血药浓度，判断是何种药物中毒从而采取相应的抢救措施；③ 判断患者用药的依从性：精神疾病患者在治疗过程中常常存在停药、减量或超量用药的现象，研究表明约有 50% 以上的患者未按医嘱用药，通过血药浓度监测可以及时发现患者是否遵医嘱用药。

（四）如何解读监测结果？

我们在拿到血药浓度监测报告单的时候，血药浓度数据需要结合多方面的因素共同解释：① 采血时间：如果需要通过监测血药浓度调整给药剂量，通常需在早晨未服药前采血测定稳态谷浓度，其他时间采血测定的值参考意义不大，如果需要判断是否为药物过量中毒则可以随时采血；② 生活习惯：应询问患者是否有吸烟、饮酒等生活习惯，因为这些因素可能与药物发生相互作用影响血药浓度，如吸烟可加速氯氮平的代谢血降低血药浓度，患者虽遵医嘱用药但血药浓度低且疗效不佳；③ 其他：应询问患者病史、用药史，结合其他检验指标如肝肾功能、血浆蛋白含量等因素综合考虑。

所以，血药浓度监测是实现合理用药的一种有效手段，并且可以和基因检测技术一起更好地为精神疾病患者制定个体化给药方案，更好地服务临床，关爱患者！

（陈颖 林芝）

二十八、氯氮平怎么用，血药浓度告诉你

氯氮平作为非典型的抗精神病药，广泛应用于临床，有强效抗精神病作用且无明显锥体外系反应。其血药浓度有效范围为

350~600ng/ml。

（一）氯氮平的代谢途径

氯氮平主要通过 CYP1A2 酶、CYP3A4 酶和 CYP2C19 酶代谢，其次通过 CYP2D6 酶和 CYP2C9 酶代谢。主要代谢产物为去甲氯氮平，也具有一定的药理活性。有研究表明去甲氯氮平与氯氮平的血药浓度比为 0.4~0.7。

（二）影响氯氮平及其代谢物血药浓度因素

1. 基因多态性：CYP450 酶 1A2、3A4、2C9、2C19 及 2D6 等多种亚型参与了氯氮平的去甲基代谢。在高浓度或中毒浓度时，CYP3A4 的作用增强，贡献率为 37%。在治疗浓度时，CYP1A2 起

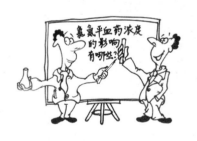

主要作用。吸烟可诱导 CYP1A2 活性，加快氯氮平的代谢，当 CYP1A2-2964 位点发生 $G \rightarrow A$ 突变时，会明显降低吸烟的诱导作用。目前尚未确定 CYP1A2 和 CYP3A4 基因多态性，而 CYP1A2 根据其酶活性可分为强代谢者和

弱代谢者；CYP3A4 不同个体酶的活性相差 20 倍，但未见有酶活性多态性分布的报道。

2. 种族：中国人氯氮平的消除速率常数大于白种人，消除半衰期短于白种人，表明中国人对氯氮平的消除代谢快，与白种人相比存在一定的种族差异。

3. 采血时间：通常在给药后 10~14 小时内采血，但氯氮平血药浓度随着时间的推移有总体减少的趋势，而去甲氯氮平血药浓度随着时间的推移变化不明显。

4. 性别：患者服用同等剂量氯氮平时，女性氯氮平及去甲氯氮平血药浓度均稍高于男性，女性的不良反应发生率高于男性，但其疗效无性别差异。同时女性月经周期对氯氮平的血药浓度有明显影响，月经初期最低，以后逐渐升高，到达排卵期则达到峰值。

5. 剂量：通常情况下氯氮平血药浓度与剂量呈正相关。因此，随着氯氮平服用剂量的增加，氯氮平血药浓度及去甲氯氮平血药浓度均会有所增加。

6. 吸烟：吸烟可通过诱导 CYP1A2 酶而降低氯氮平的血药浓度，故如突然停止吸烟会导致氯氮平血药浓度升高，去甲氯氮平血药浓度降低，从而可能引起严重的药物不良反应。

7. 联合用药：

① 抗精神病药物：利培酮是 CYP2D6 代谢酶的底物，竞争性抑制该酶的活性；阿立哌唑、奥氮平、喹硫平的代谢酶系也与氯氮平酶系相同或相似，因此联用利培酮、阿立哌唑、奥氮平、喹硫平可升高氯氮平血药浓度，降低去甲氯氮平血药浓度。氯丙嗪的抗胆碱作用延缓了氯氮平的吸收，同时竞争载体；奋乃静重度抑制 CYP2D6 酶，此二者均能升高氯氮平血药浓度。

② 抗癫痫药物：卡马西平、苯妥英钠、苯巴比妥等抗癫痫药均为酶诱导剂，可加速氯氮平的代谢，从而降低氯氮平血药浓度，升高去甲氯氮平血药浓度。而丙戊酸盐能使氯氮平血药浓度短暂升高，但长时间使用将使氯氮平血药浓度下降。

③ 抗抑郁药物：舍曲林、帕罗西汀等可抑制催化氯氮平代谢的酶的活性，如 CYP1A2、CYP3A4、CYP2C19、CYP2D6 和

CYP2C9，从而使氯氮平的血药浓度增高，去甲氯氮平血药浓度下降。文拉法辛能有效地抑制 5-羟色胺和多巴胺的再摄取，升高氯氮平血药浓度。

④抗菌药物：红霉素、氯霉素、磺胺类药物均有不同程度的酶抑制作用，可使氯氮平血药浓度升高。

⑤其他药物：锂盐能抑制多巴胺释放，加强 5-羟色胺功能，并对肾上腺素能 β 受体功能也有下调作用，进而升高氯氮平血药浓度。

（三）血药浓度与疗效的关系

多数研究认为氯氮平血药浓度与临床疗效间有一定的相关性。氯氮平血药浓度大于 300ng/ml 与去甲氯氮平血药浓度大于 200ng/ml 临床疗效有显著性差异；氯氮平血药浓度大于 600ng/ml 临床疗效并不增加，但不良反应加重。

（四）血药浓度与不良反应的关系

氯氮平常见的不良反应有心动过速、低血压等，这些不良反应随着治疗时间的延续，常会逐渐减轻或消失。脑电图异常与氯氮平的剂量、血药浓度呈正相关。氯氮平血药浓度 > 1000ng/ml 时，中枢神经系统不良反应（如谵妄、意识模糊、癫痫发作等）的危险性增大。

（金婷）

二十九、奥氮平怎么用，血药浓度告诉你

奥氮平是在氯氮平基础上开发出来的一种非典型抗精神病药物，

其具有与氯氮平相似的化学结构和药理学特性。奥氮平对精神分裂症的阳性、阴性症状均有良好疗效，较少引起锥体外系反应，因而在临床广泛应用。其治疗窗为 20~80ng/ml。

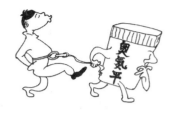

（一）奥氮平的药理学作用

奥氮平对 5-羟色胺、多巴胺、α-肾上腺素、组胺等多种受体有亲和力，具有 5-羟色胺、多巴胺和胆碱能拮抗作用，与其受体结合情况相符。奥氮平的体外和体内 5-羟色胺受体亲和力大于其与多巴胺 D_2 受体的亲和力。电生理研究表明，奥氮平选择性地减少间脑边缘系统多巴胺能神经元的放电，而对纹状体的运动功能通路影响很小。

（二）奥氮平的代谢途径

奥氮平主要通过 CYP1A2 酶、CYP2D6 酶代谢，其次通过 CYP2C19 酶、CYP2C9 酶和 CYP3A4 酶代谢。其代谢产物无药理活性。

（三）影响奥氮平血药浓度的因素

1.基因多态性：

相关研究将 CYP1A2*1F/*1F 基因型和 CYP1A2*1A 的杂合子或纯合子进行比较，发现奥氮平的血药浓度减少了 20%，结果显示

CYP1A2*1F/*1F 基因型对奥氮平血药浓度的降低有显著的影响。

2.联合用药：奥氮平主要通过 P450 酶进行代谢，对 P450 酶有抑制或诱导作用的药物大部分会对奥氮平血药浓度产生影响。

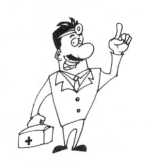

① 酶抑制剂：联用药物抑制奥氮平代谢酶的活性，使奥氮平清除率下降，血药浓度升高。其中抑制酶活性的药物有氟伏沙明、西咪替丁、氟西汀、帕罗西汀、伊曲康唑、酮康唑、环丙沙星、奥美拉唑、氯丙嗪、红霉素、胺碘酮、异烟肼等。

② 酶诱导剂：合用 P450 酶诱导剂，可加速奥氮平的代谢，降低奥氮平的血药浓度。此类药物有卡马西平、苯妥英钠、苯巴比妥、利托那韦、利福平、地塞米松等。

③ 竞争性抑制酶活性：常用的非典型性抗精神病药物如阿立哌唑、氯氮平、喹硫平的代谢酶系与奥氮平酶系相同或相似，利培酮是 CYP2D6 代谢酶的底物，因此联用阿立哌唑、氯氮平、喹硫平、利培酮可形成竞争性抑制酶活性，从而升高奥氮平血药浓度。

3.剂量：通常情况下，奥氮平血药浓度与其剂量呈正相关性。即随着奥氮平剂量的增加，奥氮平血药浓度会相应升高，但奥氮平药动学个体差异较大，所以需随时对其血药浓度进行监测。

4.吸烟：吸烟能诱导 CYP1A2 的活性，可增加奥氮平的清除率，从而降低奥氮平血药浓度。

5.肝肾功能：奥氮平口服后吸收良好，约 80% 经肠道吸收后进入血液循环系统，其蛋白结合率高达 93%，其余经 P450 酶代谢。另 60% 通过肾从尿液中排泄，另有 30% 通过粪便排泄。因此肝肾功能对奥氮平血药浓度有影响。而青少年肝肾功能未发育完善，老年人肝肾功能退化等因素亦会影响奥氮平的代谢及排泄，从而升高奥氮平血药浓度。

（四）血药浓度与疗效的相关性

奥氮平的血药浓度与临床疗效有明确相关性，最低有效血药浓度为 9ng/ml。当血药浓度 ≥ 23.2ng/ml 时疗效更显著，提示奥氮平较高剂量时可能更有效。

（五）血药浓度与不良反应的相关性

奥氮平主要不良反应有活动减退、嗜睡、一过性肝酶升高、便秘、高血压、心动过速、体重增加等，多数不良反应为一过性或经对症治疗即可缓解。奥氮平血药浓度与不良反应没有明显相关，奥氮平的副反应较小。但当奥氮平的血药浓度大于 100ng/ml 时，须警惕其毒性反应。

综上所述，奥氮平的半衰期为 30~60 小时，其血药浓度达到稳态时间需要 4~10 天，因此请勿临时改药，使血药浓度监测结果失去准确性而无临床意义哦！

（金婷）

第三章 抑郁症

抑郁症，又称抑郁障碍，是一种非常严重且普遍的精神心理疾病。据世界卫生组织报告指出，目前全球有 3.5 亿抑郁症患者，预计 2020 年抑郁症将成为全球范围第二大致残疾病，目前我国抑郁症患者约有 9000 万，每年差不多有 20 万患者因抑郁症自杀。近年来，抑郁症发病率一直呈上升趋势，但就医率却不足 10%。

目前抑郁症治疗主要是心理治疗与药物治疗。发病初期可以寻求心理咨询师的帮助；一旦病情有所恶化或心理治疗无效时，就需要抗抑郁药物来进行治疗。

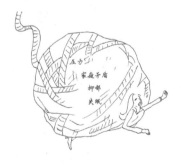

抗抑郁药物主要分为二类：一类是三环类抗抑郁药物，但由于该类药物不良反应多而限制了其应用。另一类为新一代的抗抑郁药物如选择性 5- 羟色胺再摄取抑制剂类药物（SSRIs）、选择性去甲肾上腺素再摄取抑制剂类药物（NARIs）、5- 羟色胺和去甲肾上腺素再摄取抑制剂类药物（SNRIs）等，由于其较好的疗效和较少的不良反应而逐步取代老一代抗抑郁药物成为治疗抑郁症的主流药物。

本章内容主要从生活中常见的病例着手，探讨抑郁症的概念、症状表现、诱因、抗抑郁药物的分类、作用机制、不良反应及处置措施等，和大家一起认识抑郁症，战胜抑郁症，陪伴抑郁症患者走出心灵的雾霾。

一、你，抑郁了吗？

> 与恶龙缠斗过久，自身亦成为恶龙；凝视深渊过久，深渊将回以凝视。
>
> ——尼采
>
> 因为抑郁症，我受了整整 6 年的苦，其中最痛苦的两年，是我还不知道"抑郁症"是什么的时候。
>
> ——杨坤
>
> 我一直都在努力工作，努力赚钱，在几个城市都买了房子，而且我还有个非常满意的女朋友。我是三有青年啊，但是突然间，这一切都变得不重要了。我觉得我的天空再也不会出现太阳。过去的一个月，我只想做一件事，那就是去死。但是我现在觉得我连死的力气都没有了。
>
> ——投资商，29 岁

在不知不觉间，你是否发现"抑郁"一词已上了热搜，从伟大的政治家林肯、丘吉尔到名人明星张国荣、崔永元，甚至身边的亲朋好友，越来越多的抑郁症患者出现在我们的生活中。

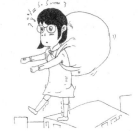

这是一个非常奇怪的现象，在当今社会，我们拥有比历史上任何时候都多的信息资源和物质财富，更多的健康保障和卫

生服务，更多的政治自由和出行自由，可是与此同时，痛苦、烦恼、焦虑、抑郁却也前所未有的普遍，甚至很多人不惜选择自杀来结束自己的生命。这是为什么？我们的快乐去哪了？

（一）什么是抑郁症？

面对抑郁症时，一部分人不当回事儿，认为"不就是想不开、钻牛角尖嘛，不就是心眼小、斤斤计较嘛"，亲朋好友多劝劝、忍一忍也就过去了；还有一些人则不分轻重缓急，一律当成大事，甚至认为抑郁症是件令人羞耻的事……这两种极端反应，都会造成病人诊治的延误，导致目前仍有很多抑郁症病人无法正常生活、学习、工作。

然而更严重的是，不仅普通人对抑郁症缺乏正确的认识，很多医生也缺乏全面的了解。譬如说抑郁症虽然属于精神卫生疾病，但同时也会伴发各种躯体症状，如睡眠障碍、性欲减退、体重减轻、食欲下降等。当医生面对患者的躯体疾病时往往会先考虑内科、消化科、神经科等疾病，最后才会考虑精神专科疾病。

（二）关于抑郁症，我们需要知道的

1. 抑郁症是一种常见的精神系统疾病，可发生在任何年龄段；
2. 抑郁症在全世界范围内都是首要的致残原因，病情严重时病人可出现不同程度的自伤、自残行为，甚至自杀；
3. 抑郁症患者女性多于男性；
4. 目前抑郁症可有效治疗。

（三）抑郁症的 10 种表现

如果你在最近 2 周内持续出现四种或四种以上下述情况，甚至正常生活也已受到影响的，就需要给自己敲响警钟：我或许是抑郁了！这时，一定要注意及时就医。

1. 兴趣丧失，无愉快感；

2. 精力减退，常感疲乏；

3. 常因琐事发火；

4. 感觉自己一文不值，或有自责、内疚感；

5. 注意力集中困难，思考能力下降；

6. 反复出现想死的念头，或有自杀、自伤行为；

7. 睡眠障碍，如睡眠过多或失眠、早醒；

8. 食欲减退，或体重明显减轻；

9. 惊慌失措或焦虑不安；

10. 出现各种疼痛或不适却找不出病因。

（四）为什么会得抑郁症？

抑郁症的发病原因有很多，包括大脑神经递质的不平衡、基因损伤、遗传因素、生活中的应激事件、药物或药物滥用等问题，但目前尚无定论。一般认为是这些因素中的部分或全部共同作用导致了抑郁症，所以我们应该知道，抑郁症并不是因为性格不好、意志薄弱，只是因为我们的大脑生病了，别太苛责自己，要给自己更多的宽容。

（五）抑郁症可防可治

目前抑郁症主要治疗手段有药物治疗、心理治疗、电休克治疗、体育疗法等，但最重要的是需要专业人士的指导。崔永元曾在其微博中表示治疗抑郁症与治疗其他病无异：一是承认有病，二是寻个好大夫，三是配合治疗，四是防止复发。当你长时间陷入焦虑、失眠、没有胃口、对任何事情都提不起兴趣、不愿见人，而且你购物、旅游、喝小酒都不起作用时，去看医生吧，请及早寻求专业的诊断和帮助，就像口渴了要喝水，骨折了要养伤，抑郁症作为一个生理、精神可见的疾病，它值得你认真地给它一剂药方。

（吴晓燕）

二、吃药吃出抑郁症，怎么回事？

案例：年逾五旬的张大爷患有高血压，需每天服用药物来控制血压，最近不知什么缘故，张大爷突然经常失眠，食欲减退，情绪也比较低落，对什么事情都提不起兴趣，有时甚至会想到自杀。家人发现这一现象后，立即将张大爷送到医院进行诊治。经过医生的详细问诊后，发现张大爷是得了药源性抑郁症，而"元凶"居然是他每天都要服用的复方利血平片。

抑郁症是一种常见的精神障碍，以显著而持久的心境低落状态为主要特征，严重者可出现自杀的念头和行为。抑郁症的发病机制较复杂，目前尚无明确定论，最常见的有遗传因素、心理因素、社会因素等。医学调查发现，某些药物也是引起抑郁症发病的一个不可忽视的重要因素。

（一）什么是药源性抑郁症？

由药物引发的抑郁症称为药源性抑郁症。药源性抑郁症大多在用药数日至两年内发生，其诱发率与药量、患者性格等密切相关。一般而言，用药量越大，患者越容易出现抑郁；药量减少后，患者病情虽可缓解，但再次用药又可诱发抑郁。

（二）哪些药物可诱发抑郁？

1. 抗高血压药

高血压患者可出现抑郁症状，其中老年患者较为多见，尤其是长期服用复方利血平片（原名复方降压片）的患者。研究证实：复方利血平片导致药源性抑郁症的原因与其中主要成分利血平有一定关系。利血平是从植物萝芙木中提取出的一种生物碱，它能破坏大脑神经递质平衡，长期服用可引发抑郁。凡含有利血平和利血平复方制剂的降压药如降压灵、降压平、复方利血平氨苯蝶啶片、新降压片、降压静片、安达血平片、脉舒静片等，无论剂量大小

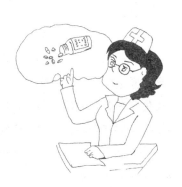

均可引起抑郁，此外，其他降压药如可乐定、心得宁、普萘洛尔（心得安）、甲基多巴等亦可引起抑郁。

2. 抗精神病药

多种抗精神病药可引发抑郁情绪，如氯丙嗪、氟哌啶醇、奋乃静等。在精神疾病治疗过程中（往往是在精神症状有明显改善时），部分患者会出现迟缓、缺乏兴趣等各种不适感，而抗精神病药引起的锥体外系副反应（表现为静坐不能、肌肉僵硬、震颤）也会加重病人的焦虑、抑郁情绪，甚至导致患者自杀。

3. 避孕药

服用避孕药的妇女，其抑郁症的发生率要较采用其他方法避孕者高。既往有抑郁症或经前期紧张症病史者，服药后更容易诱发抑郁症。这可能与避孕药中雌激素干扰了色氨酸代谢有关。

4. 糖皮质激素

这类药物导致抑郁症状的发生与激素的种类、原发疾病类型、患者的个体差异等因素有关。以年轻人占多数，大多是在使用糖皮质激素一个月左右出现抑郁情绪，有的时间可能更早，停药 1~3 月后症状缓解。以地塞米松引发频度最高，可的松次之，然后是泼尼松和泼尼松龙。

5. 其他

苯二氮䓬类（镇静催眠类、抗焦虑药）药物依赖、酒精依赖均可导致抑郁。即使是抗抑郁药，本身也可引起抑郁。此外，其他可能引起药源性抑郁的药物有：抗厌氧菌药甲硝唑；抗结核药异烟肼；抗心律失常药普罗帕酮、利多卡因等；强心药洋地黄；抗癫痫药卡马西平、苯妥英钠等；抗帕金森病药左旋多巴、金刚烷胺等；解热镇痛药布洛芬、消炎痛；胃肠功能调节药西咪替丁、甲氧氯普胺；镇静催眠药地西泮等。

（三）如何应对药源性抑郁症？

并非所有人服用上述药物都会诱发抑郁症，药源性抑郁症的发生，与患者的个体素质、有无精神病家族史以及用药的剂量、时间的长短等有一定的相关性。

1.药源性抑郁带有一定的隐匿性，应加以注意，患者用药后若出现了抑郁症状，需权衡药物利弊，在专科医生的指导下，及时减药、停药或调整用药品种，严重者还需对症治疗。

2.使用药物治疗药源性抑郁症时，一定要在医生的指导下进行治疗，千万不可自行服药。

3.无论患有哪种身体疾病，都应保持良好的心态，学会自我正确对待生活中的一些琐事，调节不良情绪，平时要加强锻炼，合理饮食，才能将抑郁症的诱发因子威胁性降到最低。

（林芝）

三、从抑郁到躁狂，鬼知道我经历了什么？

案例：小青最近经历了一件比医生告知她得了抑郁症更让她抑郁的事。一个月前，她突然发现自己精神状态开始出现了问题：凡事提不起兴趣，整天郁郁寡欢，精力不够，常常觉得累，还经常因为一些琐事发火。到医院检查后医生诊断为抑郁症，并开具药物进行治疗。小青是个知识分子，经过医生的解释和自己查阅资料，清楚地认识到抑郁症的危害，也了解了抑郁症是个可防可治的疾病，于是积极配合医生的方案开始治疗。一个月后，她发现自己不再抑郁了，但是每天却有点开心得离谱，碰上什么事都特别兴奋，每天只睡四五个小时却不感疲倦，精力旺盛，还到处逛街、吃饭、购物，一周就把一个月的工资都花光了。朋友觉得她不对劲，又陪她去看了医生。医生经过问诊告诉她：你可能得了双相情感障碍，目前的兴奋状态可能与服用抗抑郁药有关。

（一）双相情感障碍是什么？

抑郁是表现为持续超过 2 周的情绪低落、兴趣下降、失眠、食欲下降、疲乏、精力下降、自卑感、记忆下降，有自杀观念或行为的综合征，但从无躁狂发作史。

躁狂是指超过 1 周的情绪高涨、兴奋、精力旺盛、活动增加、自大、夸大、话多、睡眠需求减少、做事不计后果、冲动易怒、过度花钱等。

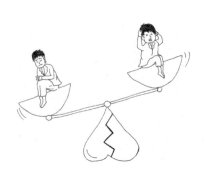

躁狂与抑郁是完全相反的两个极端，所谓的双相情感障碍即为在一个患者身上出现了躁狂和抑郁的两种临床相，可

以先后出现，也可以同时存在。双相障碍的抑郁期就叫做双相抑郁。

（二）如何区分双相抑郁与抑郁症呢？

一个以抑郁表现来就诊的患者，医生诊断为抑郁症是不可避免的，因为他的症状完全符合抑郁症的诊断标准。但这也并不能排除他就不是双相情感障碍，这需要医生多年的临床经验和对患者当前状态及既往症状的充分评估、综合判断。

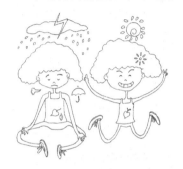

其实，双相抑郁和抑郁症还是存在一些区别的：双相抑郁时常嗜睡、体重增加，而抑郁症一般为失眠、体重减轻；双相抑郁往往起病年龄更早，常在 25 岁之前，而抑郁症常在 28 岁之前；双相抑郁往往突然起病，而抑郁症有一个逐渐发展的过程；此外伴有精神病性症状、有精神疾病家族史、服用抗抑郁药后兴奋或多种抗抑郁药治疗无效、共病其他精神疾病的患者也要高度怀疑是否是双相抑郁。

（三）双相情感障碍用什么药？

心境稳定剂是治疗双相情感障碍的基础药物，无论是躁狂相还是抑郁相或是混合发作，均应以其为用药基础，可以单药治疗，也可在其基础上联合其他药物。心境稳定剂也称抗躁狂药，因其主要用于躁狂症，其对情绪不稳定、冲动、激越、情绪恶劣等有治疗效果，此外，对双相情感障碍也有稳定和预防复发的作用，故又称情感稳定剂。常见的联合用药方案有两种心境稳定剂联用，或一种心境稳定剂联合使用一种具有稳定情绪作用的抗精神病药或抗焦虑药，即使是抑郁相状态也应谨慎使用抗抑郁药，以免引起抑郁转相。

（四）双相抑郁能用抗抑郁药吗？

综合国内外的指南，均不主张单独使用抗抑郁药治疗，且任何形式的双相情感发作均不以抗抑郁药为首选方案，当已使用两种治疗方案仍无效时可考虑使用抗抑郁药，但应注意以下几条原则：① 在心境稳定剂的血药浓度达到有效范围的基础上加用；② 短期使用，待抑郁症状控制后应逐渐停药；③ 选用转躁狂风险小的抗抑郁药；④ 避免长期使用，除非停用后存在抑郁反复发作、自杀风险；⑤ 快速循环发作和混合发作的患者不得使用抗抑郁药。

（吴晓燕）

四、卒中和抑郁，相伴相生的两兄弟

案例：65 岁的李大爷，四个月前查出脑卒中，经过系统治疗后病情得到了有效控制。但出院回到家中后，张大爷有些不对劲，总是不愿见人，整夜不得入睡。家人回忆说，出院后两个月开始出现异常，时常落泪，茶饭不思，以前 8 点就睡的他现在每晚 12 点后才能睡着，凌晨 3 点就醒了。不久后，小孙子生了一场病，李大爷跟着着急上火，坐立不安，叨唠着"活着没意思，连累家人"。家人带他到医院进行各项检查，未发现新的躯体疾病，之后在内科医生的建议下到精神科就诊，经诊断，原来李大爷得了卒中后抑郁症。

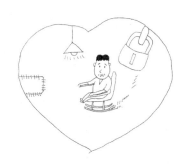

　　脑卒中俗称中风，作为神经系统的常见病、多发病，具有高发病率、高致残率和高死亡率的特点，是导致人类死亡的三大疾病之一。脑卒中常常伴发精神障碍，其中卒中后抑郁（PSD）最为常见，卒中和抑郁双重威胁着中老年人的身心健康。抑郁会发生在卒中后的任何阶段，尤其是一年内，发病率高达 41.8%。PSD 不仅影响患者神经功能和社会功能的恢复，而且会显著增加致残率和病死率，因此及早对 PSD 进行识别和干预就显得尤为重要。

（一）卒中后为什么会容易抑郁？

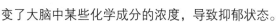

　　很多人存在这样的误区，得了卒中这样的大病肯定会心情不好，其实，心情不好和抑郁是两码事。卒中后发生抑郁主要有身心两方面原因：

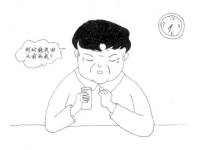

　　1. 生理因素：卒中破坏了一些大脑的结构，神经生物学系统发生改变，影响患者的认知功能。也可能是因为治疗卒中的药物改变了大脑中某些化学成分的浓度，导致抑郁状态。

　　2. 心理因素：卒中后部分运动功能缺失、社会地位下降、生活不便，甚至是经济负担加重都有可能引发患者的抑郁症状。

（二）如何及早发现较为隐匿的卒中后抑郁？

卒中一年内的患者，您是否常常会有以下几点感受：

1. 情绪低落、悲观、对日常活动丧失兴趣、无愉快感？

2. 精力明显减退、无原因的持续疲惫感、即使休息也不能缓解？

3. 思考能力下降、联想困难？

4. 出现睡眠障碍、或失眠、或早睡、或睡眠过多？

5. 无明显诱因食欲不振、头晕头痛、体重明显减轻？

当以上症状尤其是第一条持续出现一周以上时，就要警惕发生卒中后抑郁。

（三）卒中后抑郁用药有别于普通抑郁症

一旦发生 PSD，应及时就医治疗。2012 年发布的《中国抑郁障碍防治指南》就卒中伴发抑郁障碍给出了抗抑郁治疗推荐，其中西酞普兰、舍曲林和艾司西酞普兰得到了优先推荐。而 PSD 抗抑郁治疗疗程则至少需要 6~12 月，主要还是以实际症状决定疗程长短。需要注意的是，卒中后抑郁与普通抑郁症的治疗方案略有不同。PSD 患者多为老年人，他们的药动学、药效学可能都发生了改变，如肝脏和肾脏药物代谢能力下降、血浆蛋白减少等，会导致抗抑郁药物及其活性代谢产物的浓度升高，因此药物用量应酌减。而老年患者中枢神经系统受体敏感性也发生改变，会导致不良反应显著增多，在治疗过程中，应严密监视患者的不良反应出现情况，及时干预。

此外，还需注意抗抑郁药物与卒中治疗药物以及老年患者本身常见疾病间的相互作用，如 SSRIs 和阿司匹林联用有上消化道出血的高危风险；又如有心脏疾病的患者慎用文拉法辛，此外，文拉法辛易引起高血压，当其剂量高于 150mg/d 时，应定期监测血压。

（巢楠）

五、得了抑郁症，踏上漫漫吃药路……

> 案例：小王曾经是个"高四"学生，由于第一次高考的失利，给了自己过大的压力，本身性格内向的他不注重休息，导致大脑昏沉、胀闷。年少无知没有及时告知老师和家长，后来发展到出现各种精神症状。高考完后，在家长的陪同下到医院看病，诊断为抑郁症。经过一段时间的吃药，小王的抑郁症状得到明显改善。进入大学后，小王自觉状态不错，擅自停药，后病情恶化，不得不休学在家。

对待抑郁症，我们不能随便轻视它，应该坦然、主动地到医院接受及时的治疗，就好比像对待感冒一样，遇到不适就去就医。得了抑郁症，最忌讳的事情就是"硬扛着"，认为通过自我努力调节就可以康复。从表面上看抑郁症是自己的情绪问题，其实不然，它是一种疾病，从病因上来说，它还牵涉到很多脑部功能和结构的改变，如神经递质浓度的改变。因此寻求医生的帮助可以让患者早日摆脱痛苦，不至于引发严重的后果。而

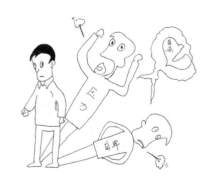

治疗是一个漫长的过程，分为三个阶段，分别是急性期治疗、巩固期治疗和维持期治疗。

（一）急性期治疗

急性期治疗的目标是为了控制抑郁症状。首选的治疗方案是服用抗抑郁药物，一般来说，只要与医生配合，效果是比较理想的，通常需要 8~12 周，有些患者甚至会有"立竿见影"的效果，一两周会起效，三四周就可以获得很好的效果。如果症状没有得到有效控制，急性期治疗就不得终止，部分医生和患者会片面地认为急性期治疗就是 8~12 周，因而过早地减量或停药，导致抑郁症频繁发作，这个时候就需要继续调整治疗方案，寻找更合适的药物进行治疗。

（二）巩固期治疗

巩固期治疗的目标是为了保持已获得的良好治疗效果。抑郁症状得到控制后，就可以进入 4~9 个月的巩固期治疗，该阶段的患者仍处于"危险期"，病情较可能出现反复，常常一遇到"风吹草动"就出现病情波动，因此不建议在该阶段减少服药剂量。若患者在该阶段多次出现情绪低落、失眠等症状，即使持续时间短暂，也不得草草结束该阶段的治疗，视病情决定巩固期治疗的长短。

（三）维持期治疗

维持期治疗的目标是为了防止复发，恢复患者的社会功能。经

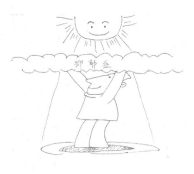

过急性期和巩固期的治疗，患者病情已趋于稳定，这个时候就可以进入维持期治疗。《中国抑郁障碍防治指南》中提到：世界卫生组织（WHO）推荐仅发作一次（单次发作），症状轻，间歇期长（≥5 年）者，一般可以不用维持治疗；一般至少 2~3 年，多次复发者和有明显的残留症状者主张长期维持治疗。

最后，肯定会有人问，抑郁症到底要服药多久啊？关于这个问题，笔者的观点是：准备停药前，需要先确定抑郁症有没有治愈，以及判断抑郁症将来复发的风险有多大。特别要强调的是，千万不要自行停药，应与主治医生进行讨论，权衡利弊，做出正确的决策。

（巢楠）

六、抗抑郁药你了解多少？

案例：李女士是一名白领女性，平时对自我要求高，雷厉风行。去年四月份开始，李女士开始吃不下也睡不好，觉得浑身不舒服，凌晨四点不到就会醒，白天没精神，同事眼看着她日益消瘦，郁郁寡欢，催促她赶紧去就医。一开始李女士很自然地认为自己应该是消化系统的问题，但是几番消化科看下来症状并没有改善。后来消化科医生建议李女士去精神科就诊，经精神科医生诊断，李女士患上了抑郁症，需要药物治疗。

李女士很谨慎地看了说明书，发现不良反应中居然有失眠、健忘、疲劳、攻击性反应等字样，觉得自己本来就睡不好，吃药还有失眠的副作用怎么得了，吃了会不会变成攻击人的疯子或者是呆呆傻傻的。李女士对此感到害怕和沮丧，后来，经过医生的详细解释，李女士每天按时服药，一年后李女士慢慢恢复了正常，也发现以前自己对药物的不良反应真是多虑了。

（一）抗抑郁药有哪些？

1. 单胺氧化酶抑制剂类药物（MAOIs）：以吗氯贝胺为代表，但由于与食物及其他药物间相互作用较多，影响了吗氯贝胺的使用范围和安全性，临床上已较少使用。

2. 三环类抗抑郁药（TCAs）：曾经的一线用药，以阿米替林为代表，其中四环类（如马普替林）因与三环类作用相似，也归为一类。临床上使用的主要是氯米帕明（氯丙咪嗪）、马普替林及阿米替林，目前已不作为治疗抑郁症的首选药物。

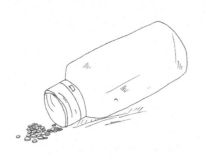

3. 选择性5-羟色胺再摄取抑制剂类药物（SSRIs）：主要有氟西汀、帕罗西汀、舍曲林、西酞普兰、氟伏沙明。是目前常用的一线抗抑郁药物，被精神医学界称为"五朵金花"，而艾司西酞普兰被喻为"第六朵金花"。此类药物具有初始剂量小、起效快、副作用少、无依赖性等特点，安全性相对较高。

4. 5-羟色胺和去甲肾上腺素再摄取抑制剂类药物（SNRIs）：主要有文拉法辛、米那普仑和度洛西汀等。

5. 其他：主要有曲唑酮、奈法唑酮、瑞波西汀、米氮平、安非他酮和噻奈普汀等。

（二）抗抑郁药应该怎么吃？

首先明确的是，抗抑郁药是没有成瘾性的，即使需要长期用药，也不必担心引起药物依赖。抗抑郁药需要足疗程治疗，否则容易复发。

一般首次抑郁症发作，服药疗程至少 1 年；第二次发作，服药疗程需延长；有过三次及三次以上的发作，则可能需终身服药。

（三）抗抑郁药何时吃较好？

1. 阿米替林、丙咪嗪、多虑平、氯米帕明等三环类抗抑郁药以及米氮平、曲唑酮等新型抗抑郁药镇静作用较强，可致白天嗜睡，对车间作业、开车都较危险，因此，建议晚餐后或睡前服药，有助于失眠的抑郁患者改善睡眠质量。另外，西酞普兰、文拉法辛、舍曲林等药物也可能引起困倦，但作用相对较弱，如白天服药容易犯困，同样建议晚上服用。为避免胃肠道副反应，一般饭后半小时服用较好。

2. SSRIs（如氟西汀、帕罗西汀），是目前应用最广泛的抗抑郁药物，其抗抑郁、抗焦虑效果显著，但是会诱发或加重失眠，因此，宜在白天饭后服药。对于伴有失眠的抑郁症患者，SSRIs 并非理想的选择。

（四）服用抗抑郁药需要注意什么？

1. 不要自行从药店购买抗抑郁药。抗抑郁药大多属于处方药，需医生诊断，开具处方后方能用药，而且一种抗抑郁药并不是对所有的抑郁症都有效，不仅要考虑药物的疗效，还要综合考虑患者的病情、用药禁忌、患者的身体状况和对药物的耐受性等。不要将因

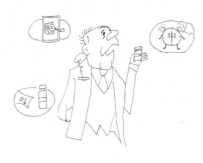

工作、生活原因造成的正常心慌、失眠当成抑郁症，也不要随意购买药物治疗。

2. 正确面对抗抑郁药物的不良反应。如吃药会不会把人吃傻？吃上药就停不下来等，夸大不良反应，自己吓自己。目前的新型抗抑郁药安全性相比老一代药物得到极大改善，而且即使出现食欲减退、恶心、头晕、困倦、出汗、口干等症状，不必恐慌，这些不良反应会在 3~10 天后会逐渐缓解。

3. 切勿自行停药，以免发生撤药综合征。突然停药很可能发生失眠、出汗、恶心、呕吐、眩晕、腹泻、流感样症状、震颤、静坐不能，甚至出现病情加重等撤药反应。若复诊后确实可以停药，应逐渐减量。

4. 抑郁症需要定期复查。在维持治疗的第一年需定期复诊，以后每半年到一年复诊一次，如果出现社会心理因素、服药不依从、抑郁症状再现或出现明显的不良反应，应随时复诊。

5. 饮食禁忌：服药期间禁止饮酒、吸烟、喝咖啡浓茶等兴奋性饮料，避免发生不良反应和影响药物疗效。

（唐丽丹　刘广军）

七、抗抑郁药的好搭档——心境稳定剂

案例：凌女士，今年 26 周岁。近 3 个月因情绪低落、心情不悦、闷闷不乐、而很少外出、有言语消极，被家人送至精神病专科就诊，诊断为抑郁症，予氟西汀 20mg/d 治疗，约 3 周后消极念头好转，但言语增多，5 周后突然出现情绪高涨、兴奋吵闹、激惹性增高，医生立即调整治疗方案，停氟西汀而予碳酸锂等治疗后逐渐好转。

（一）什么是心境稳定剂？

心境稳定剂（MS）也被称为抗躁狂药，除抗躁狂作用外，对双相情感障碍也有稳定和预防复发作用，故又称情感稳定剂。MS 最早仅指碳酸锂，锂盐属于一种常见的心境稳定剂，治疗躁狂急性发作，在双相情感障碍的治疗中应用广泛。后来将丙戊酸盐、卡马西平、拉莫三嗪以及近年的非典型抗精神病药也归为广义的 MS。

MS 通常分为经典（常用）和非经典（备选）两种。公认的经典 MS 为碳酸锂、丙戊酸盐（丙戊酸钠和丙戊酸镁）和卡马西平；非经典的 MS 有拉莫三嗪、加巴喷丁、奥氮平、利培酮、喹硫平、氯氮平、阿立哌唑和齐拉西酮等；也有文献将托吡酯归为非经典的 MS。

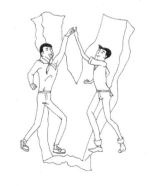

（二）为什么心境稳定剂是抗抑郁药的好搭档？

心境稳定剂一方面可以减少单用抗抑郁药物导致躁狂发作次数；另一方面也可防止抑郁和躁狂间转相。一些患者不愿意使用心境稳定剂，导致病情频繁发作，增加治疗难度，影响预后。

不管当前是处于躁狂发作如：兴奋、话多、情绪高涨、精力充沛、夸大、吹牛等，还是处于抑郁状态如：情绪低落、没精神、兴趣少、觉得没意思等，只要明确诊断为双相情感障碍、有双相情感障碍家族史或起病年龄较小的抑郁症患者，都需使用心境稳定剂。

另外一些难治性精神分裂症，单用抗精神病药治疗无效时，也可用心境稳定剂作为增效剂使用，提高抗精神病药的疗效。

（三）了解基础的心境稳定剂

1. 碳酸锂

治疗躁狂急性发作的首选药物。该药除具有心境稳定作用还能减少自杀风险，但起效较慢，需用药 2 周左右才显效。肾衰竭、严重心脏病及孕妇禁用。服药期间不可低盐饮食，故对高血压患者应权衡利弊后使用。因锂盐的治疗量与中毒量接近，需监测血锂浓度。

2. 丙戊酸盐

主要是丙戊酸钠、丙戊酸镁。丙戊酸盐不仅对一般躁狂发作有效，对混合性发作和快速循环发作也有较好疗效，并能预防双相情感障碍复发。该类药物与碳酸锂一样，是目前使用最为普遍的心境稳定剂，对锂盐无法耐受或反应不佳者是较理想的替换药物。服药期间应定期检查肝功能和血常规，孕妇、严重肝病、白细胞减少、6 岁以下儿童禁用。

3.卡马西平和奥卡西平

主要用于治疗躁狂发作，对于锂盐无效者换用卡马西平或奥卡西平可能有效。奥卡西平耐受性优于卡马西平，在治疗最初的 12 周内，2.5% 的患者可能出现低钠血症，故服药期间应监测血钠；卡马西平突然停药可诱发癫痫，应逐渐减量停药，长期服用需监测血尿常规和肝功能；这两种药物禁用于骨髓抑制和心肾功能损害者，青光眼和老年患者慎用。卡马西平与多种药物之间存在相互作用，应尽量避免联合使用。

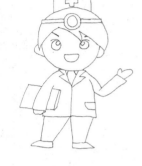

4.拉莫三嗪、加巴喷丁和托吡酯

抗抽搐药，是我国《双相障碍防治指南》所推荐的新型心境稳定剂。拉莫三嗪主要用于双相抑郁急性期、双相障碍维持期治疗，对单相抑郁无效不宜单独作为心境稳定剂；加巴喷丁治疗双相躁狂发作，常用 MS 疗效不佳时可改用或加用本药；托吡酯对不同类型双相障碍有效，抗躁狂效果优于抗抑郁。

5.非典型抗精神病药

包括氯氮平、奥氮平、利培酮、喹硫平、阿立哌唑和齐拉西酮等。美国 FDA 已批准上述药物用于双相障碍急性躁狂的单药治疗。非典型抗精神病药对代谢和心血管有影响，尤其是老年和存在躯体疾病患者，一般认为其对患者的代谢影响大小的顺序为氯氮平 > 奥氮平 > 利培酮 > 喹硫平 > 阿立哌唑 > 齐拉西酮。非典型抗精神病药作为 MS 使用时，应根据患者的具体情况综合考虑和评估，目前具体使用剂量尚不统一，但使用原则是初始剂量要小，缓慢加量，关键是注意个体化给药和药物间相互作用。

（唐丽丹 刘广军）

八、抗抑郁药的治疗原则

案例：杨某，今年 42 周岁，钢厂工人。最近钢厂裁员后，在家总是郁郁寡欢，容易紧张、早醒、称自己无用，于是去某综合医院心内科就诊，心电图及其他各项体检项目均未提示异常，首诊医生考虑是抑郁症。为患者开具舍曲林 50mg/d 治疗，服用近 2 个月后情绪未明显好转，首诊医生建议换药。家人带其至精神专科诊治，专科医生考虑到舍曲林的抗抑郁治疗剂量为 50~150mg/d，在起始剂量治疗无效时应加量这一点，将舍曲林剂量增至 100mg/d，2 周后症状改善、与家人交流增多，4 周后抑郁症状显著改善。在抗抑郁药使用过程中，只有在足剂量、足疗程治疗后，无明显效果时才考虑换药或调整治疗方案。

抗抑郁药物主要用于治疗抑郁症和各种抑郁状态。目前抗抑郁药物种类繁多，选择范围更广，因此实际应用时，还需遵循一定的原则来选择适宜的药物，主要有以下几点：

（一）判断是否需要启动抗抑郁药物治疗

首先根据对抑郁早期症状的评价、患者自身的反应及症状的改善情况来确定治疗方案。轻度抑郁者主要以心理治疗为主；中度抑郁者视情况是否辅以药物治疗，但如果心理治疗 4~6 周后病情没有改善，此时应当考虑药物治疗；重度抑郁患者主要采用药物治疗或药物联合心理治疗。

（二）抗抑郁药种类及剂量的选择

1. 种类选择：应当综合病人的临床特征、伴随症状、生理特点、躯体情况、经济状况以及既往药物治疗的经验和教训等因素选择种类。尽可能使用单一药物，至少在治疗开始时，为了观察效果及预防不良反应，不宜联用多种抗抑郁药。对难治性病例或伴有精神病性症状，则另当别论。

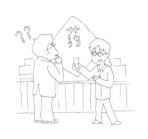

2. 剂量选择：应遵循个体化、足量原则等。初期用药的原则是应从小剂量递增，逐渐加大剂量至获得最佳疗效。

（三）一种抗抑郁药治疗无效怎么办？

抗抑郁药治疗有效通常是指治疗开始后 6 周内，抑郁症状严重程度减轻 40%~50% 以上。如果经治疗仍无效果，就应及时调整治疗方案。对于一种抗抑郁药物无效的患者，通常的选择是换用其他作用机制的药物代替；而部分有效的患者可以选择加大剂量或使用增效剂，症状仍无改善时，可以选择联合用药。

（四）个体化药物选择

1. 如果患者过去对某种药物疗效满意，可以再次选用该药物；

2. 对于有自杀倾向的患者避免一次开具大量药物，以防意外，可以选用危险性较小的药物；

3. 如果患者以精神运动性抑制（行为动作和言语活动减少）为

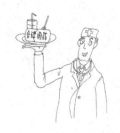

主，可以选择镇静作用较小的药物；

4. 如果患者伴有焦虑或睡眠困难，可选用镇静作用强的药物；

5. 当伴发精神病性症状（如妄想、幻觉、联想障碍等）时，可与抗精神病药联用；

6. 如果患者年龄较大或有躯体疾患，可选用抗胆碱能（如加快心率、松弛骨骼肌、降血压等）和心血管系统不良反应较少的药物；

7. 对于儿童、孕期哺乳期妇女、老年患者等特殊人群，选药需慎重，必须综合考虑患者的身心特点。

（唐丽丹 刘广军）

九、单相 VS 双相抑郁，治疗有差别

案例：小夏是一位16岁的高中生，在其初三住校期间，经常受人欺负，不能与人友好相处，学习不好，压力也大，长期心里郁闷，不愿说话，后因情绪低落、有自杀倾向而就医，效果并不理想，上高中后他比以前爱说话了，会莫名兴奋，上课也静不下心来，某一天，小夏突然对前面的女生破口大骂，觉得这个女生不理他，并在放学后跟踪她。后来，小夏的妈妈觉得儿子的病情似乎加重了，故再次带他到医院就诊，经过一系列的问诊后，发现小夏并不是单纯的抑郁症，而是双相情感障碍。经过半年的治疗后，第二年小夏重新回归学校生活，并顺利考上了大学。

（一）早发现，早辨别

双相情感障碍，是既有躁狂或轻躁狂发作，又有抑郁发作的一类心境障碍。抑郁发作时，闷闷不乐或悲痛欲绝、提不起兴趣、全身乏力、消极自卑、脑子反应迟钝；躁狂发作时，反应敏捷、言语增多、滔滔不绝、自我感觉非常好甚至夸大、爱管闲事、行为鲁莽冲动等。双相情感障碍的复杂性和隐蔽性，使其实际检出率和诊断率极低，多数患者第一次发病时表现为抑郁情绪，尤其易被误诊为单相抑郁症，其实是双相抑郁发作。

单相抑郁终身只有抑郁发作，而无躁狂表现。主要表现为情绪低落、兴趣减低、悲观、思维迟缓、缺乏主动性、记忆力下降、自责自罪、食欲低、睡眠差、担心自己患有各种疾病、感到全身多处不适，严重者可出现自杀念头和行为。

（二）区别治疗，提高疗效

对于单相抑郁症患者而言，采取常规的治疗方法——抗抑郁药物治疗，同时辅以心理治疗。主要治疗方案为：

1. 启动和优化抗抑郁药物治疗，一线药物包括选择性5-羟色胺再摄取抑制剂类药物（SSRIs）、5-羟色胺和去甲肾上腺素再摄取抑制剂类药物（SNRIs）、安非他酮，也可以选择米氮平；二线药物包括三环类抗抑郁药（TCAs）、单胺氧化酶抑制剂类药物（MAOIs）。

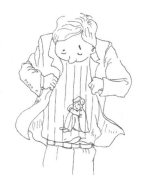

2. 不要急于调整治疗方案，务必达到有效剂量，如果 3~6 周完全没有好转，甚至恶化，可以换药。

3. 部分起效可以加用增效剂，最好是不同种类。一线方案为联用另一种抗抑郁药、锂盐；二线方案为联用甲状腺激素、非典型抗精神病药；三线方案为联用神经兴奋剂、氯胺酮。用药最多不超过三种。

对于双相抑郁症患者而言，使用抗抑郁药物要十分慎重。治疗双相抑郁症，主要应用心境稳定剂——同时具有抗躁狂和抗抑郁的双重作用，并起到预防复发的作用，且不会引起躁狂和抑郁转相，从而避免频繁发作。主要治疗方案为：

1. 心境稳定剂的应用。一线药物包括喹硫平、鲁拉西酮、奥氮平，也可以选择丙戊酸盐、拉莫三嗪；二线药物包括利培酮、帕利哌酮、卡马西平、卡利拉嗪、阿塞那平；三线药物包括奥卡西平、抗抑郁药、神经兴奋剂、氯胺酮。

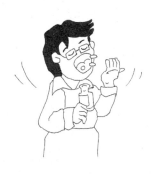

2. 与单相抑郁相同，如若药物治疗 3~6 周后无明显疗效，则换用新药。

3. 如果部分起效，则考虑增效治疗，增效治疗的药物与单相抑郁相仿。一线方案为联用另一种心境稳定剂；二线方案为联用甲状腺激素、非典型抗精神病药；三线方案为联用神经兴奋剂、抗抑郁药、氯胺酮。

4. 心境稳定剂永远是基础，最多使用三种药物，用药方案的调整应更加系统。

（唐丽丹 刘广军）

十、双相情感障碍：男女有别，分类诊治

案例：李某为 35 岁中年女性，离异，2016 年 2 月开始出现睡不着觉、情绪低落、觉得自己对不起父母孩子、什么都干不成、不愿出门、不愿与人交谈，经常暴饮暴食，体重比之前增加了 15 公斤，开始以为是抑郁症，不久李某情绪亢奋，有时滔滔不绝，容易发怒，化身"购物狂"，情绪经常在低落和亢奋之间交替，经诊断，确诊为双相障碍。

董某为 22 岁年轻男性，近来出现说话多，精力旺盛，有时声嘶力竭，睡眠需要减少，嗜赌成性，总是洋洋自得，对家人说自己能力很强，将来可以赚大钱，要给家人买别墅、买汽车。医生问诊后才发现患者 1 年前有过抑郁症状，只不过程度不深，持续时间短被忽视了，可以确诊为双相障碍。

（一）男性和女性双相情感障碍有什么差别？

李某和董某，虽然都被诊断为双相情感障碍，都有情绪"低下"和"高亢"表现，但仔细分析，却存在诸多差异，比如发作年龄、抑郁相和躁狂相的程度差异、交替频率的差异、在身体和行为方面的变化差异等等。具体总结如下：

男性和女性双相情感障碍之间的差异

差异类型	女性	男性
症状差异	（1）更多的抑郁发作，混合发作和更少的躁狂发作； （2）多属双相Ⅱ型； （3）症状的快速循环，大约是男性的3倍。	躁狂症状更常见。
年龄差异	往往晚于男性	
误诊差异	易误诊为抑郁症。	易误诊为精神分裂症。
伴随症状差异	常伴有焦虑、偏头痛、肥胖和恐慌症，而且在抑郁期更可能发生进食障碍、体重变化、食欲改变和失眠。	酒精滥用、药物滥用和赌博成瘾的比例高于女性，他们更可能发生行为障碍，更容易有行为问题。
睡眠差异	睡眠问题多于男性	
自杀风险差异	预测指标包括： （1）许多混合发作，或同时有抑郁和躁狂症状； （2）精神疾病发作时间早，伴有双相情感障碍的人格障碍； （3）有社会问题。更频繁地尝试自杀，能达到男性的2至3倍。	预测指标是物质滥用。

注：双相Ⅰ型：躁狂发作明显且严重，又有重性抑郁发作；双相Ⅱ型：躁狂发作一般较轻，其抑郁发作明显而严重。

（二）男性和女性双相情感障碍的治疗有何差异？

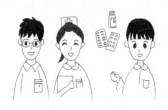

　　1. 双相障碍的女性患者可考虑抗抑郁治疗。

　　2. 双相障碍的男性患者选择使用锂盐可能效果较好，而女性患者可采用电休克治疗（ECT）、拉莫三嗪、苯二氮䓬类等药物和心理治疗形式。

3. 一些用于治疗双相情感障碍的药物可能会对未出生的婴儿造成风险，如：苯二氮䓬类、卡马西平、拉莫三嗪、锂盐、帕罗西汀、丙戊酸盐等。在严重的情况下，孕妇可以使用 ECT，但通常在其他方法不可行时使用。

（三）孕期、经期、更年期的激素水平对双相情感障碍的影响有哪些？

1. 双相情感障碍一般在 12~30 岁发病，正是处于生育高峰的年龄段，这也增加了怀孕和产后严重症状的风险。

2. 分娩后的激素变化可能会引发双相障碍，而这些情绪症状也会由于月经周期而恶化。当然，经期影响的相关证据没有分娩那么充分。经前综合征（PMS）和经前焦虑症（PMDD）通常与双相 II 型障碍同时发生，具有 PMS 和 PMDD 的妇女也具有发展成双相 I 型障碍的风险。

3. 月经期间的激素水平可以改变锂盐的作用，从而进一步影响药物的疗效。还有研究报告，更年期对此也有一定影响，更年期的激素和其他变化意味着 45~55 岁之间的女性更可能经历抑郁发作。易受激素变化影响的女性通常经历更严重的症状，频繁复发，以及对治疗的反应也较差。

（唐丽丹 刘广军）

十一、要想睡得好，抗抑郁药有奇效

案例：张女士今年 45 岁，从两年前就一直饱受失眠的痛苦。最初担心吃西药会出现不良反应，因此一直服用中药进行调理，然而睡眠状况仍未得到改善。今年年初，张女士开始服用地西泮，能入睡，但睡眠不深，易惊醒。近日因与丈夫吵架，心烦，情绪低落，入睡更加困难，有时即便服用地西泮也彻夜难眠。一个偶然的机会，在与一位精神科医生交流后，医生初步诊断她其实是得了抑郁症，建议张女士服用舍曲林进行治疗。两周后，张女士的睡眠得到了明显改善。

人为什么要睡觉？绝不是休养生息恢复能量那么简单，睡眠对巩固记忆、调节免疫、维持注意力、保持良好的情绪和敏锐的判断

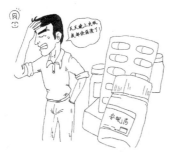

力都有着很重要的作用。然而，失眠却是一种常见疾病，酣睡到天亮是多少人梦寐以求的状态。很多失眠患者长期服用安眠药镇静催眠者，效果并不理想，在服用抗抑郁药后，反而收获了意想不到的好疗效，其实患者并不是得了失眠症，而是得了抑郁症，而慢性失眠被认为是一种抑郁症。

（一）失眠＝抑郁？

抑郁和失眠呈双向影响的关系。睡眠不好会让人感到情绪低落、烦躁甚至压抑，睡眠质量会影响身心双重健康。此外，睡眠问题还会影响针对心理疾病的康复治疗，患抑郁症的人群如果同时具有睡眠问题，那么他们对于抗抑郁治疗的反应会相对缓慢，而且具有更高的抑郁症复发风险。同时，抑郁患者主诉，睡眠障碍是他们仅次于心境低落的第二大常见症状。抑郁可通过多种机制影响睡眠质量，如：

1. 抑郁会影响睡眠效能，延长入睡潜伏期，增加夜间觉醒时间（包括觉醒次数及时长）。

2. 抑郁会导致慢波睡眠减少，并影响快速动眼期（REM）睡眠，包括 REM 潜伏期缩短、第一个 REM 期的延长及眼动次数的增加等。

（二）失眠症和抑郁症如何区别？

正确区分抑郁症与失眠症，才能对症下药，药到病除。从以下两个方面可以区别失眠和抑郁：

1. 失眠表现：抑郁症患者出现失眠症状的显著特点是容易早醒，且醒后就难以再次入睡，也有的表现为睡眠中多次转醒，感到一夜未眠。而失眠症患者的主要表现为难以入睡，睡眠不深，易醒和多梦。

2. 心理症状：抑郁症患者会毫无缘由地对以往感兴趣的事物和活动失去兴趣，心中充满孤单、绝望和无助，随着症状越来越严重，患者甚至可能会产生自杀的念头。这些症状失眠症患者通常不会遇到。

（三）失眠的危害

1. 影响精神状态

睡眠可以让人身心放松，睡眠时身体各个部分都在休息，

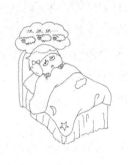
但新陈代谢并没有停止，可以确保脑组织蛋白的合成和消耗物质的补充，有利于神经系统的正常运转。而失眠的人群，第二天往往会出现晨间疲劳、日间疲乏、注意力受损、心境不良等症状。对于抑郁症患者而言，伴有失眠症状可能会进一步引起工作能力下降及社会功能的损害。

2. 引发躯体疾病

失眠可能会升高一系列躯体疾病的发病风险，包括心脏病、呼吸问题、高血压及慢性疼痛等。失眠会增加心血管负荷，这就是心脑血管疾病常常在夜间发作的原因，因此需格外注意。

（四）抑郁伴失眠的治疗

合适的抗抑郁药物不仅可以治疗心境症状，也可改善睡眠。据统计，使用三环类抗抑郁药（TCAs）、选择性 5-HT 再摄取抑制药（SSRIs）等治疗两周后的患者，失眠症状均会有一定改善；联合用药也会在改善抑郁患者的失眠症状上有意想不到的好疗效，如联合使用 SSRIs 和佐匹克隆，患者的睡眠情况改善会更显著，抗抑郁治疗效果也更为理想。

（巢楠）

十二、抗抑郁药到底能不能停？

案例：张大妈因患抑郁症2年，一直服用西酞普兰进行治疗，情绪控制较稳定。半年前，张大妈觉得自己病已经好了，无需再服用药物，便自行停止服药。停药后第3日，突然出现言语混乱、情绪激动、失眠、躁动、意识不清等症状。家人立即将她送往医院，经医生诊断，张大妈是患了抗抑郁药撤药综合征，立即给予西酞普兰并加用奥氮平治疗，服药5天后，症状得到缓解。

抑郁症患者需长期服用抗抑郁药来巩固治疗，但经常会因各种原因漏服药，部分患者甚至会自行减药或停药，从而出现各种不适症状，许多患者便开始担心是不是服药成瘾了。其实，抗抑郁药没有成瘾性，不会形成药物依赖，而患者在减药、停药过程中出现的各种不适实际上是"撤药综合征"。

（一）撤药综合征的症状表现

撤药综合征可能表现出与原来疾病相似的症状，也可能表现出新发症状。轻者主要表现为躯体症状和胃肠道症状，躯体症状为全身不适、头晕、头痛、肌痛、无力；胃肠道症状为恶心、呕吐、腹痛、腹泻等，重者则伴有较为明显的运动障碍及精神障碍。选择性5-羟色胺再摄取抑制剂类药物（SSRIs）如帕罗西汀或去甲肾上腺素和5-羟色胺双重摄取抑制剂类抗抑郁药（SNRIs）如文拉法辛，其撤药反应最常见的症状为流感样症状（如寒战、肌痛、多汗、恶心、

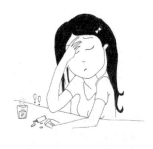

失眠）、运动性头晕、失眠、多梦、易激惹，偶发症状为运动障碍、注意力和记忆力问题；三环类抗抑郁药（TCAs）如阿米替林、丙咪嗪主要表现为流感样症状，偶见运动障碍、躁狂、心律失常等撤药反应；单胺氧化酶抑制剂类药物（MAOIs）常见症状则为烦躁、易激惹、运动障碍、失眠、嗜睡、认知障碍、言语迟缓等，偶见幻觉、偏执型妄想等。

（二）撤药综合征的发生时间

是否发生撤药反应与抗抑郁药的半衰期、活性代谢产物有关，不同的抗抑郁药、撤药反应程度也不一样，此外，个人体质不同，对药物的反应也是不同的。在诊断是否为撤药综合征前，先考虑是不是抑郁复发、双相障碍躁狂发作、其他躯体疾病或其他药物引发的不良反应。撤药反应通常发生在停用抗抑郁药几天内，发生于停药 1 周后者少见，有时见于减量时。一般来说，撤药反应会同时出现躯体症状和心理症状，单一出现者较少，病程较短，多在 1 天 ~3 周内可缓解。

（三）抗抑郁药到底能不能停？

大多数患者的症状轻微、短暂，仅少数患者反应较重，出现各种不适症状，而在继续服药后，这些症状便有所缓解，部分患者便感觉"这药是不能停了"。

其实，不是不能停药，而应在医生的指导下，采取逐步减量法缓慢撤停。一般情况下，抗抑郁药在连续使用 8 周或更长时间后，不应突然停药，应在之后的 4 周内逐渐减量。一旦出现撤药综合征，症状轻者可暂时不用药物对抗，加强观察即可，一般 2~7 天症状可自行消失。症状呈中至重度者，可对症

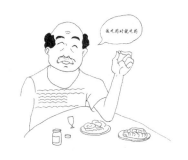

治疗，如失眠可短期使用苯二氮䓬类药物；需改善运动及精神障碍症状和体征的，可选用口服阿托品 0.3~0.6mg，每日 3 次，或苯甲托品 2~4mg，每晚睡前服。症状严重者，可恢复原用抗抑郁药，也可使用或替换半衰期较长的药物（如氟西汀），以降低撤药综合征发生的风险。

（林芝）

十三、妊娠期，抗抑郁药怎样吃？

案例：刘女士自小父母离异，与母亲二人相依为命。母亲忙于在外挣钱养家，从小疏于对刘女士的照顾和沟通，造成了刘女士内向自卑的性格，有时遇上不愉快的事，心情会抑郁但不明显。刘女士长大后恋爱结婚，夫妻俩多次因鸡毛蒜皮的小事争吵，此后，刘女士的抑郁症状越来越明显，不得不寻求医生帮助，医生为刘女士开具抗抑郁药治疗。两年后，刘女士见自己病情稳定，便擅自停药准备怀孕。现在怀孕 4 个月了，前两个月只觉得孕吐反应大，情绪低落，现在

不愉快的事，心情会抑郁但不明显。刘女士长大后恋爱结婚，夫妻俩多次因鸡毛蒜皮的小事争吵，此后，刘女士的抑郁症状越来越明显，不得不寻求医生帮助，医生为刘女士开具抗抑郁药治疗。两年后，刘女士见自己病情稳定，便擅自停药准备怀孕。现在怀孕4个月了，前两个月只觉得孕吐反应大，情绪低落，现在表现越来越严重，老是莫名哭泣，对任何事提不起兴趣，甚至有轻生的念头，去医院就诊后为抑郁症复发，但又担心服用抗抑郁药会影响胎儿健康……

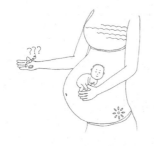

对大多数女性来说，怀孕期是人生中非常幸福的阶段，然而有部分女性却在此时承受着抑郁症的困扰，给家庭和生活带来了不小的伤害。面对抑郁症带来的痛苦和抗抑郁药可能对胎儿造成的不良影响，如何权衡利弊、合理用药是目前需要解决的关键问题。

（一）妊娠期可以服用抗抑郁药吗？

妊娠期可分为孕早期（1~3月）、孕中期（4~7月）及孕晚期（8~10月）。孕早期主要为器官形成的时期，期间用药可能导致流产、畸胎及器官发育异常；孕中期用药可能影响神经元的迁移，影响脑和脊髓的发育；孕晚期胎儿已长大，用药可能导致新生儿不良反应。随着激素水平的变化，妊娠3个月后，抑郁障碍危险开始升高。

在诊治过程中既要考虑抑郁症对母体的威胁，也要顾及胎儿的安全，减少畸形发生率。目前很多妊娠妇女不愿意接受药物治疗，但这会增加早产、出生重量不足和新生儿并发症的风险。因此，妊娠期抑郁患者应以实现并维持心境正常为治疗目标，选择适宜的药物进行治疗。

对于轻中度抑郁，应首选心理治疗，可以采用人际心理治疗或认知行为治疗；对于中重度抑郁，或既往对药物治疗产生应答者，抗抑郁药物治疗应作为主要手段。

（二）妊娠期抗抑郁药怎样吃？

妊娠期妇女使用抗抑郁药的原则是：① 选用曾有效的抗抑郁药；② 单药治疗：尽可能避免联合用药，如既抑郁又失眠，可选一种具有镇静作用的抗抑郁药，而不是联用苯二氮䓬类等针对失眠的药物；③ 尽量使用最低有效剂量，提高用药安全性；④ 优先选用新型抗抑郁药选择性 5-羟色胺再摄取抑制剂（SSRIs）及 5-羟色胺和去甲肾上腺素再摄取抑制剂类药物（SNRIs），其中舍曲林在妊娠和哺乳期有相当好的安全记录，可优先选用；三环类抗抑郁药（TCAs）虽很有效，但不良反应多，可以透过胎盘，有婴儿出现嗜睡、戒断反应及致命畸形的报告，应限用；研究发现，妊娠期服单胺氧化酶抑制剂类药物（MAOIs）限制胎儿生长，故只能临近分娩时使用。

（唐丽丹 刘广军）

抗抑郁药物妊娠期安全分级

安全分级	抗抑郁药物
B 类	安非他酮、马普替林

安全分级	抗抑郁药物
C 类	阿米替林、多塞平、西酞普兰、氯米帕明、地昔帕明、文拉法辛、度洛西汀、艾司西酞普兰、氟西汀、氟伏沙明、米氮平、舍曲林、曲唑酮
D 类	米帕明、去甲替林、帕罗西汀

注：安全级别 B 类 > C 类 > D 类

十四、产后抑郁莫轻视

　　案例：2017 年 1 月 6 日 20 点左右，在湖南湘潭某小区内，一位 31 岁的年轻母亲因为各种家庭问题，带着两个年幼的孩子从小区某栋 13 楼一跃而下……最终，三人均告不治身亡。这位母亲生前在朋友圈发出了遗书，让她走上绝路的是夫妻三观不合、产后抑郁、公婆不谅解……

（一）产后抑郁症就在我们身边

　　一直以来，产后抑郁症导致的悲剧实在太多了，家破人亡的案例比比皆是。产后抑郁症达到了疾病的诊断标准，是病，就得治；而产后抑郁是一种情绪，一种状态，需要预防其发展。据调查，我国产后抑郁的发生率为 13.1%~16.3%，平均 10 个产妇就有 2 个抑郁！那么，我们如何破解产后抑郁症，防止悲剧的发生？

（二）产后抑郁症有征兆

产后抑郁症是有征兆的，多发生在产后2周左右，4~6周症状明显。常表现为不愿见人或伤心，甚至焦虑、恐惧、易怒，每到夜间症状加重；或表现对身边的人充满敌意，与家人、丈夫关系不协调；也可表现为反应迟钝，注意力难以集中，工作效率下降；重者表现为觉得生活无意义，甚至绝望，出现自杀或杀婴的倾向，有时陷于错乱或昏睡状态。

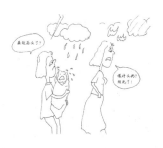

（三）狙击产后抑郁症，"药"您健康

一旦出现上述症状，应立即就医。在开展心理治疗的同时进行药物治疗。那么，产后抑郁要吃什么药呢？

选药的第一准则就是避开通过乳汁被婴儿吸收而对婴儿产生不利影响的药物。三环类抗抑郁药如多塞平、丙米嗪、马普替林等，可以通过乳汁并可能对婴儿引起严重的不良反应，不建议服用；去甲肾上腺素与多巴胺再摄取抑制药如安非他酮与其他抗抑郁药合用，可能会导致婴幼儿出现呕吐和类似癫痫的强直发作，因此，应当避免抗抑郁药的联合使用。目前，常用于治疗产后抑郁症的药物是选择性5-羟色胺再摄取抑制剂，但由于氟西汀容易在体内蓄积，可能对婴幼儿造成较大的影响，如容易出现兴奋、易怒，而帕罗西汀容易导致恶心等不良反应，故优先选择舍曲林、西酞普兰，这两种药物仅微量通过乳汁分泌，小剂量服用对婴儿的影响较小，耐受

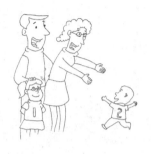

性较好。若产妇需要抗精神病药或情感稳定剂治疗，为避免对婴幼儿产生不利影响，不推荐此类孕妇进行母乳喂养。

其次，为减少不良反应的发生，应当尽量降低剂量。服药期间应注意婴幼儿的情况，包括睡眠、活动和情绪，如出现异常，应当及时停止母乳喂养，并及时就医。尽管上面提及的有些药物在哺乳期使用对婴幼儿相对安全，但仍要谨慎使用，并采取足够的措施减少婴幼儿的摄入，避免在药物吸收高峰期哺乳，尽量让婴幼儿吮吸前段奶而挤掉后段奶。

此外，应注意治疗的时间和病程。抗抑郁药的起效时间一般在1~2周，在4~6周可达到最佳效果，但要完全恢复病情，至少需要6个月的时间，病情稳定后还需服用6~12个月，否则可能出现反复。

（林芝）

十五、青少年得了抑郁症怎么办？

案例：小天以前是一个成绩中上、热爱电玩、喜欢打篮球的活泼小伙。今年进入高中后，考试成绩严重下滑，他自己总是担心书念不完，很努力却没有成效，因此很自责，还经常会出现头痛、紧张，以前喜欢的电玩、篮球也提不起兴趣。身边的人反映小天有时会不明原因独自流泪，在与家人、同学的相处中经常因为小事起冲突。大家开始都觉得小天可能是进入高中学习生活还不太适应，也可能是进入了青春叛逆期，过一阵就好了，老师和家长有时会给他加油打气，但有时也控制不住会有责备和训斥。直到有一天，小天将自己最心爱的电玩都送给了好友并向他们一一道别……

（一）多关注，早发现

处在青春敏感期的青少年，产生抑郁的原因很多，包括：升学的压力；理想、完美主义，自我要求高；缺乏应对挫折的能力和方法；不被同学接纳、人际关系受挫；家庭不和谐等。在这一过渡时期，孩子容易出现各种

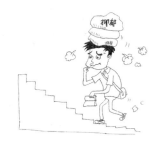

各样的问题。情绪方面主要表现为情绪低落、容易生气、自觉没有价值、有自杀倾向；生理方面表现为容易疲倦、浑身不舒服、失眠、易醒、饮食习惯发生变化；行为方面则表现为厌学、精神不集中、成绩退步、丧失原有的活力、对原本感兴趣的事物不再有兴趣，甚至出现自伤、自残、自杀行为。因此，较早发现青少年抑郁的症状，及时干预和治疗，对青少年的身心健康起着至关重要的作用。

（二）找到病因，对症下药

青少年心理还不成熟，面对自身问题还不能很好地处理和纠正，

家长、老师应加强与孩子的沟通，首先要找到他们不快乐的源头，才能有的放矢，对症下药。

1. 帮助缓解心理压力，消除精神紧张，必要时可以求助于专业的心理医生；

2. 当症状较重必须用药物时，应选择相对安全的药物；

3. 持续治疗，避免间断。

（三）药物选择是关键

轻度抑郁的青少年主要以心理治疗为主；中度抑郁者视情况决定是否辅以药物治疗，但如果心理治疗 4~6 周后病情没有改善，应当考虑药物治疗；重度抑郁的青少年患者主要采用药物治疗或药物联合心理治疗。

青少年正处于生长发育的特殊阶段，其神经递质系统尚未发育成熟，某些用于成人的抗抑郁药并不适用于青少年抑郁症的治疗。目前，临床常用于治疗青少年抑郁症的药物主要有：氟西汀、艾司西酞普兰、舍曲林、西酞普兰和米氮平。

舍曲林是青少年抗抑郁治疗的第一选择，艾司西酞普兰和西酞普兰等可作为同类药物中的第二选择，舍曲林治疗无效或无法耐受建议换用第二选择中的药物；如上述同类药物均治疗无效，则换用其他种类的抗抑郁药继续单药治疗，如米氮平；如仍无效，可选择不同类型的抗抑郁药联合治疗以提高疗效。

（四）用药注意事项

1. 抗抑郁药的使用从低剂量开始，逐渐增至治疗剂量。停药时也要逐渐减量，以免发生撤药反应；

2. 多数抗抑郁药无镇静作用，宜清晨饭后服，有镇静作用的应放在晚上睡前服用。服药期间不宜饮酒，忌饮可乐、雪碧及茶碱类饮料；

3. 青少年抑郁症容易反复发作，建议急性期症状缓解后，再继续 6~12 个月的巩固治疗，以防复发；

4. 巩固治疗结束后需考虑停药还是继续维持治疗。一般情况下，单次发作、2 次轻度或间隔 5 年以上的发作可不采用维持治疗，这种情况应将抗抑郁药逐渐减量并在 6 周内停用。3 次或更多次发作、特别是在短期内反复发作的，都应接受至少 1~3 年的维持治疗；

5. 青少年用药安全性的监测尤为重要。在开始治疗的两周内需特别注意，是否出现激越行为、攻击、抑郁症状恶化、焦虑、失眠或冲动等症状，严重时需停药并及时就医。

（唐丽丹 刘广军）

十六、更年期抑郁症，你怕不怕？

> 案例：李女士今年 53 岁，3 年前退休在家，突然间从忙碌的生活变得无所事事，于是花大把时间在洗碗、洗头等上面，做事情比较慢，太过于细致，有点吹毛求疵。此外，李女士还一直饱受各种慢性病如咽炎、痔疮等的困扰。儿子毕业多年，工作不是特别理想，

现在仍无房无车，李女士一直因为这件事很焦急。去年儿子找了个女朋友，因为房子彩礼等原因，婚期一直未确定下来，李女士越发着急。从上个月开始，李女士开始变得消极、自责，觉得自己没能帮助到儿子，总怀疑自己有病，本身的慢性病又治不好，人日益消瘦。

（一）莫名其妙，咋就得了更年期抑郁症？

1. 生理因素：更年期的妇女性腺功能下降，卵巢开始萎缩，出现经期紊乱、绝经，绝经后雌激素分泌锐减，导致精力衰退、潮热；中枢神经功能也开始减退，因此妇女的内在抑制能力大幅减退，极

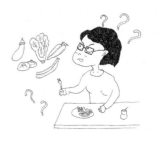

易受到外界刺激，引起激动和暴躁，若不及时调整心态，长此以往，易导致抑郁症的发生。

2. 生活因素：大多妇女会在更年期面临子女离家、父母离世等一系列重大生活变故，这会令很多人身心俱疲。且更年期妇女临近退休，可能会存在一定的顾虑和落差感，尤其是一些位居要职的妇女，担心退休后社会地位发生改变，由忙碌充实变得无所事事，也不会像年轻人一样主动参加社会活动，享受生活乐趣，久而久之产生精神抑郁。

（二）三宜三忌，远离更年期抑郁症享受生活

1. 饮食宜营养忌偏嗜：预防更年期抑郁症，首先可以从饮食着

手。步入中年，人的各项身体机能都在逐渐衰退，因此改善饮食结构就显得尤为重要。在饮食上，尽量少吃刺激性的食物，宜食富含营养、易于消化的食物，多吃高钙、高蛋白的食物，且应定时定量。可服用一些具有养血安神、健脾益气的食物，如动物肝脏、瘦肉、新鲜蔬菜、红枣、赤豆等。

2. 处事宜镇静忌暴躁：更年期预防抑郁症第二个要素是情绪控制和正确对待突发事件。更年期妇女情绪易激动，容易与他人发生冲突，一点点小事、一句不顺耳的话就会大动肝火，严重影响到家庭和睦和自身健康。这就要求更年期妇女处理好各种关系，遇事要冷静，多与他人交流自己的想法，不要闷在心里自寻烦恼。

3. 社交宜丰富忌封闭：更年期妇女宜适当增加业余爱好，将生活安排得井然有序，可以养花、听音乐、旅游、下棋等，以增加生活情趣，同时还可以保持良好的大脑功能。还可外出锻炼，运动可以促进新陈代谢，提高身体素质，还能结交一些同龄的朋友，拓宽社交圈子。

（三）齐心协力，摆脱更年期抑郁症安享晚年

1. 药物治疗：当更年期抑郁症稍严重时，药物治疗就是其主要治疗措施，目前临床上治疗的一线药物为帕罗西汀、西酞普兰、艾司西酞普兰和文拉法辛等。这些药物各有千秋，文拉法辛起效快，但副作用较大；帕罗西汀的疗效较好；艾司西酞普兰耐受性良好；从经济上看，帕罗西汀和西酞普兰对患者经济负担最小；从不良反应来看，艾司西酞普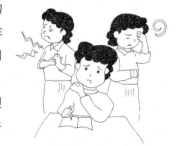

兰、西酞普兰、帕罗西汀较安全。医生会根据患者的实际情况，选用适宜的药物，实现个体化给药。对于轻中度抑郁患者，使用性激素或抗抑郁药物均可明显减轻抑郁症状，而对于重度患者，抗抑郁药物效果就大大优于性激素治疗，可采取抗抑郁药物治疗为主，性激素治疗为辅的治疗方案。

2. 治疗方法包括认知行为治疗、人际关系治疗、婚姻和家庭治疗、精神动力治疗等。家人也应多多体谅患上更年期抑郁症的妇女，多多陪伴，帮助其认识到更年期抑郁症的危害和严重性，做好预防措施，应对一切可能发生的意外情况，支持患者尽快恢复健康。

（巢楠）

十七、老年抑郁怎么办？用药安全是关键

平时身边的许多老年人，总是诉说睡不好，没胃口；总感觉胸闷、心慌、胃疼、头痛、颈部牵引不适、腹胀、四肢发麻等诸多身体不适；体重也莫名其妙下降，感叹退休后没上班时开心，觉得自己毫无用处，反复到医院检查，就是发现不了问题……这到底是怎么了？这可能就是"抑郁症"的表现。

（一）早识别，早防治，老年抑郁能控制

老年期是人生的一个特殊时期，由于生理的变化，老年人对生活的适应能力减弱，任何状态都容易引起抑郁等心理障碍。如果老年人出现了如对日常生活丧失兴趣、动作思维明显缓慢、焦虑不安、食欲不振、自我评价低等症状或"蛛丝马迹"，家人应及早识别，及早防治。老年抑郁症可单独发生，也可继发于各种躯体疾病，如

冠心病、高血压、糖尿病或癌症等，在家庭矛盾刺激下可诱发起病；此外，一些常用的药物如利血平、安定类药物、胰岛素等也会诱发抑郁；与控制情绪有关的神经系统功能失调，也会导致抑郁症；还有许多患者的发病没有明显病因。

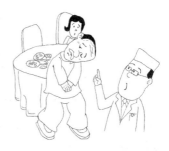

（二）用药安全是关键

老年患者的药物治疗是一个较复杂的问题，且由于常伴有躯体疾病而服用其他药物，老年人使用抗抑郁药物时，药物之间的相互作用应予以重视。因此，老年患者的药物治疗首先考虑的是安全性与不良反应，其次才是疗效。

1. 治疗药物选择

三环（TCAs）、四环类抗抑郁药如丙米嗪、米安色林及单胺氧化酶抑制剂类药物（MAOIs）如吗氯贝胺由于其可引起肝脏毒性、体位性低血压、导致记忆力下降、注意力减退，严重的还会引起肠梗阻、心力衰竭、心肌梗死等不良反应，故不建议用于老年抑郁症，三环类抗抑郁药对有严重心、肝、肾疾病，癫痫，青光眼及心脏传导阻滞患者禁用。

新一代抗抑郁药选择性5-羟色胺再摄取抑制剂类药物（SSRIs）作用稳定，不良反应小，依从性好，均可用于老年抑郁症患者，目前较常用的是西酞普兰、艾司西酞普兰、舍曲林。西酞普兰与其他药物相互作用小，适用于躯体疾病伴发抑郁且需多种药物合用者。艾司西酞普兰对慢性疼痛、糖尿病性疼痛以及原发性、继发性抑郁症的疼痛有明显疗效；舍曲林对老年抑郁有较好的疗效、安全性及耐受性。此外，也要注意此类药物引起的睡眠障碍、骨折风险、体位性低血压以及锥体外系等不良反应。

和 SSRIs 相比，去甲肾上腺素和 5–羟色胺双重摄取抑制剂类药物（SNRIs）如文拉法辛、度洛西汀抗抑郁效果较好，有缓解慢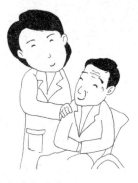性疼痛的作用，更适用于疼痛主诉突出的患者。但高血压、肝肾疾病、血液疾病患者慎用。

去甲肾上腺素和特异性 5–羟色胺抗抑郁类药物（NaSSAs），如米氮平。用于治疗重度抑郁和有睡眠障碍的老年患者，因其无明显的心血管反应及药物间相互作用，特别适宜伴有心血管疾病的老年患者。米氮平还有增进食欲、增加体重的作用。但在用药期间应注意观察是否出现体位性低血压和癫痫症状，对肝肾功能不良的老年患者应慎用。此外，已有米氮平导致中性粒细胞减少的事例，因此，对初次使用的老年人应监测血细胞计数。

非典型抗精神病药如利培酮、喹硫平、氨磺必利等，在抑郁症的治疗上此类药物主要起增效作用，如舍曲林联用小剂量喹硫平能较好、较快缓解难治性老年抑郁症患者的抑郁、焦虑症状，且副作用小、安全性高；小剂量氨磺必利联用艾司西酞普兰治疗老年抑郁症疗效显著，依从性好；也有单独使用取得较好疗效者。

2. 用药注意事项

① 要遵循个体化给药原则，从小剂量开始，逐渐加至有效剂量，停药时也要逐渐递减，以免引起撤药反应。

② 老年患者肝肾功能减退，代谢慢，所以用药剂量应相对较低。

③ 多数抗抑郁药无镇静作用，宜清晨饭后服，有镇静作用的应放在晚上睡前服用。

④ 注意老年人的并发疾病及饮食、体重情况，尽量选择不良反应小的药物，一旦发生不良反应，应及时停药或遵医嘱调整剂量。老年人常常因有高血压、糖尿病等疾病，常年服药治疗，使用抗抑郁药时应注意药物之间的相互作用。

⑤ 服药期间不要饮酒。

⑥ 一般来说老年期抑郁症发病期比青年要长，其再次复发的危险性较高，对第一次起病的抑郁患者，建议临床症状消失后至少应维持药物治疗一年，若出现复发，则应维持治疗二年或更长。

对于老年抑郁症患者，进行药物治疗的同时，也不能忽视心理治疗，通过心理护理干预帮助患者恢复正常生活，提高患者的生存质量。

（林芝）

十八、服药各种不舒服，怎么办？

案例1：医生为小秦开具了帕罗西汀治疗抑郁症，小秦本有失眠的症状，服药后反而出现了嗜睡的情况。

案例2：医生为小赵开具了米氮平治疗抑郁症，而小赵服药后同样也出现了嗜睡的情况。

案例3：医生为小胡也开具了米氮平治疗抑郁症，小胡却从一个苗条的少女进入了微胖界。

从上面的例子可以看出，不同的药物会导致同样的不良反应，

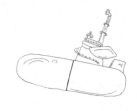

而同一个药物也会引发不同的不良反应。俗话说得好，"是药三分毒"，到目前为止还未研发出不会"放毒"的药物，抗抑郁药更是如此。今天，我们就来扒一扒抗抑郁药不良反应的那些事儿！

抗抑郁药常见不良反应及处理措施

常见不良反应	处理措施
便秘	可口服缓泻剂及时通便，如患者有腹胀、便秘，应用开塞露，辅以下腹部轻轻按摩；年老体弱者忌用烈性泄药如番泻叶，以免排便次数多引起虚脱。平时饮食要清淡，多喝水，忌食刺激性食物；多吃含粗纤维食物和蔬菜。早上起床后和餐后 1 小时活动可促进肠蠕动，防止便秘。
口干	可以多喝水、食酸梅，或用中药生地、麦冬、知母等泡茶饮。
视物模糊	多出现在初期治疗时，随着时间的推移症状会逐渐消失，严重时可用匹罗卡品滴眼液改善症状。
恶心、呕吐	嘱患者用餐时服药，可减少胃肠道不适，通常服药 2-4 周后此反应可自行缓解。对有些胃肠道反应较重者，可对症使用吗丁啉等胃肠动力药物治疗，通常可缓解。
肝毒性	如出现乏力、纳差、皮疹、恶心、呕吐等症状，需进一步入院检查，若肝功能实验室指标也出现异常，应减量或停用可疑药物，必要时予以保肝治疗。
高血压	定期监测血压，尽量使用最小剂量，若持续高血压需加用抗高血压药物治疗。
体位性低血压	用药后最好选择静卧，不要突然站起，一旦出现头晕现象及时卧床休息，平卧或头低脚高位。起床时动作宜缓，先在床边静坐一会，再慢慢起身，避免血压突然下降。日常生活中，负重、如厕时起立动作要慢。为防止夜间如厕时引起低血压，要适当控制睡前饮水量。

常见不良反应	处理措施
心率异常	心率增快最为常见，如果心率每分钟在 100 次以下，可不必给予特殊处理；当超过 100 次，可服用普萘洛尔，在服用期间应注意监测心率，根据心率减慢程度酌情减量或停服。
排尿困难	出现排尿困难者首先采用腹部热敷、按摩、听流水声等诱导排尿，如诱导排尿失败则肌注新斯的明对症治疗。
性功能障碍	主要表现为性欲减退、快感缺失、勃起障碍、射精延迟、女性性高潮抑制，出现症状应及时就医，遵医嘱以减量或换药。
震 颤	适当休息，2 周左右症状可自行缓解，如不能缓解可适当加用盐酸苯海索等药物对症治疗或者改用其他抗抑郁药。
失 眠	将导致嗜睡的抗抑郁药放在睡前服用，同时要养成良好的睡眠习惯，按时睡觉、起床；睡前不过饱或饥饿；晚饭后不喝咖啡、茶及含酒精的饮料；睡前不剧烈运动，也不要看惊悚刺激的小说、电影；不要随意服用安眠药（镇静催眠药）；睡前喝杯热牛奶，牛奶中的色氨酸有轻度催眠作用等。
镇 静	部分抗抑郁药具有较强的镇静作用，可将服药时间设在晚上睡前，此外还应严格作息时间，进行一些适量的健身锻炼，避免情绪波动，其次尽量避免有危险的体育活动，如登山、游泳、驾车及操作机械。
体重增加	因抗抑郁药有促进食欲的作用，因而部分患者服用后食量增加，而由于疾病的原因机体活动又不多，所以会出现体重增加的现象。减轻体重的根源即在于控制饮食及多参加体力活动，切不可盲目服用减肥药。
多 汗	需适当休息，2 周左右症状可自行缓解。如无法耐受及时就医，遵医嘱以减量或换药。

很多抗抑郁药产生的不良反应，会对患者的生活质量有一些影响，但对内脏器官造成的影响是非常小的，较安全；很多不良反应也并不是长期的，只是在服药初期比较多见，服药 2~3 周后适应了

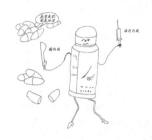

就会逐渐消失。药物治疗是目前对抗抑郁症不可替代的有效治疗手段，只要患者在用药过程中严格遵照医嘱，不随意减停药物，密切注意身体的变化，定期复诊，这些不良反应是可以避免或是及时对症处理的，大家切不可因噎废食。

（吴晓燕）

十九、肝肾功能有问题，抗抑郁药会"雪上加霜"吗？

案例：老张今年60岁了，近半年来意志消沉、失眠、不爱和家人说话，去医院就诊后被确诊为抑郁症，转氨酶也有点高，可能跟其平时爱喝酒有关，医生考虑其年龄偏高，且症状较轻，建议其先行心理治疗、适当锻炼，同时开具保肝药治疗并嘱其戒酒。但6周后由于心理治疗效果不佳，老张又找到了医生，复查其肝功能基本恢复，医生根据其状况开具了帕罗西汀，从低剂量开始用药，同时联合心理治疗，并且建议老张每3个月复查一次肝肾功能。

（一）如何判断肝肾功能出现问题？

1. 肝功能异常：主要判断指标是转氨酶、胆红素的升高、白蛋白的降低。部分患者可能持续无症状，而有些患者则可能表现为疲劳、食欲下降、恶心、呕吐、发热、右上腹压迫感、关节及肌肉疼痛、瘙痒、皮疹及黄疸等症状。绝大多数患者之间的症状是没有特异性的，其中黄疸是唯一一个直接并且明显提示肝脏病变的症状。对于既往患有肝脏疾病者，发生肝脏功能损害的风险会更高。

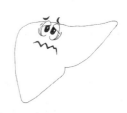

2. 肾功能异常：主要判断指标是尿素氮、肌酐、尿酸的升高。部分患者可能持续无症状，而有些患者则可能表现为没劲儿、胃口不好、恶心呕吐、小便有泡沫、排尿量不正常、尿蛋白、尿潜血、尿路感染、痛风等症状。对于既往患有肾脏疾病者，发生肾功能损害的风险会更高。

（二）抗抑郁药为什么会影响肝肾功能？

抗抑郁药物大多数都是经肝脏代谢后，再经肾脏排泄。当肝功能出现问题时，必然影响药物的代谢，使得体内药物浓度升高，不良反应发生的可能性也增加，对肝功能的损害也可能进一步加重；当肾功能出现问题时，会影响药物从体内清除的速度，由于药物通过肝脏代谢大多产生无活性或低活性的代谢产物，因此在肾功能异常时虽然代谢产物无法及时排出体外，但也不会对机体产生较大影响。所以抗抑郁药对肝功能的影响要比对肾功能的影响更为明显。当然在肝肾功能不全时，抗抑郁药均需谨慎服用。

（三）不同种类抗抑郁药影响肝肾功能程度的比较

不同种类的抗抑郁药对肝肾功能的影响程度是有区别的。单氨氧化酶抑制剂和三环类抗抑郁药物对肝肾的不良反应相对较大，其中三环类与四环类抗抑郁药物之间可能存在交叉毒性，而现在普遍使用的选择性 5-羟色胺再摄取抑制剂等新型抗抑郁药物不良反应相对较小。

据研究，肝肾副作用较多较严重的药物有：萘法唑酮、丙米嗪、阿米替林、度洛西汀、安非他酮、三唑酮、噻奈普汀、阿戈美拉汀。肝肾毒性较小的药物有：西酞普兰、艾司西酞普兰、帕罗西汀和氟伏沙明。

（四）如何避免肝肾损害？

1. 抑郁症状较轻者，优先采用非药物治疗措施，如心理治疗、锻炼、认知行为治疗等。

2. 单用非药物治疗效果不佳时，可以采取药物联合非药物治疗，相互补充，同时也有助于缩短药物的使用时间。

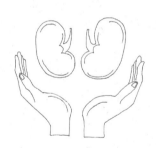

3. 在药物选择上，优先选用肝脏毒性小的抗抑郁药物，如西酞普兰、艾司西酞普兰、帕罗西汀、氟伏沙明等新型抗抑郁药物。

4. 应从小剂量开始，采用最低有效剂量维持治疗，尽量避免多药联用，用药期间避免饮酒，以避免加重肝脏负担。

5. 患者需定期监测肝肾功能，特别是老年患者。

6. 肝肾损害严重时应遵医嘱停止抗抑郁药的使用。

（唐丽丹 刘广军）

二十、吃了抗抑郁药，天天睡不醒

案例：小秦是个帅气阳光的小伙子，刚上大学不久，却因为无法适应大学生活逐渐出现了一些精神症状，经医生诊断其得了抑郁症，开具盐酸帕罗西汀进行治疗。通过医生的讲解，小秦对自己的病情有了正确的认识，积极配合治疗、按时服药。两周后，小秦感觉自己的情绪明显好转，但随之却发生了另一个问题，以前，小秦经常睡不着觉，睡着了也很容易醒来，服药后，睡眠也好了，但最近却"睡得太好"了，早上总是很难起床，勉强起床后也精神不济，上课时总是犯困思睡、注意力难以集中，感觉记忆力减退了，学习能力下降了，思考能力也变差了。这可怎么办呢？

（一）嗜睡是怎么回事？

抗抑郁药物治疗大多可改善睡眠及抑郁症状。然而部分患者表现为嗜睡，尤以双相情感障碍的抑郁期多见，也有部分患者可能罹患"心因性过度嗜睡"，多发于青年人。嗜睡是抗抑郁药常见的不良反应之一，多出现于治疗早期。此外肥胖、高血压、代谢综合征也是嗜睡的危险因素，若抑郁症患者存在这些危险因素，其发生嗜睡的风险会更高。

（二）抗抑郁药引起嗜睡的原因是什么？

目前，抑郁症的发病机制尚不明确，可能与大脑神经递质的不

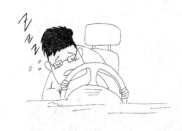

平衡存在密切关联，抗抑郁药就是通过调整这些递质来发挥疗效的。但脑内的神经递质众多，大脑分区复杂，哪怕同一受体在不同的脑区也会有不同的作用。而抗抑郁药的针对性还不强，无法单一受体、特定脑区的发挥作用，故而在产生疗效的同时，会对其他脑区的其他受体同时产生作用，这就是药物不良反应的发生机制，嗜睡正是其中的一种。

（三）哪些药物容易引起嗜睡？

目前国内常用的抗抑郁药物共 20 余种，其中较易引发嗜睡的有丙咪嗪、阿米替林、多塞平、米安色林、米氮平、曲唑酮和帕罗西汀等。但需注意的是这几种药物仅是引起嗜睡的概率较大，并不是其他药物就不会引起嗜睡，由于个体间的差异，同样的药也并不是所有患者都会发生嗜睡，有的患者用药初始没有嗜睡的情况发生，但随着用药时间延长或剂量增大也同样会出现嗜睡的症状。所以，在抗抑郁药的使用过程中还需密切注意自身的病情变化，如出现不适请即刻前往医院复诊。

（四）嗜睡的两面性

抗抑郁药引起嗜睡的利弊一直存在争议。当患者存在显著攻击性、激越或睡眠欠佳时，嗜睡有助于降低唤醒水平及躯体消耗，避免伤人伤己事件的发生，也有助于后续治疗的开展。但对于无法耐受及病情稳定的患者则是有害的，嗜睡本身不仅会降低学习和工作效率，还会导致注意力不集中、记忆力减退和情感障碍；严重嗜睡还可导致意外事故、失业、学业中断及人际问题。此外，在长期治疗中，嗜睡可显著扰乱昼夜节律，阻碍患者的躯体功能恢复。

（五）如何预防？

为预防嗜睡的发生，在诊断前还应排除甲状腺功能减退症，因甲减亦可引起嗜睡的症状。服药应从小剂量开始，缓慢加量。用药过程中密切监测，发现困倦、嗜睡应及时告知医生，调整用药方案。

（六）如何处理？

当出现嗜睡时，应缓慢减少现用抗抑郁药及其他具有镇静效应的药物剂量，如心境稳定剂（如丙戊酸盐）及苯二氮䓬类药物等，或换用其他不易引起嗜睡的药物，但须警惕病情波动的风险。若难以对药物组合及剂量进行调整，则可考虑在睡前服药。若嗜睡情况较严重，需加用中枢兴奋剂类药物进行治疗。

（七）生活干预

生活中需要注意以下几点：① 严格作息时间，养成比较有规律的生活习惯；② 进行一些适量的健身锻炼项目，可有效地改善生理机能；③ 要有积极的生活态度，避免情绪波动；④ 饮食应注意增

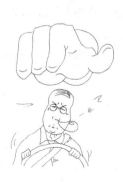

加蛋白质、维生素、含锌食物和碱性物质的摄入，三餐不要吃得太饱；⑤ 尽量避免危险的体育活动和事物，如登山、驾车及操作机械；⑥ 参加心理卫生教育活动。

（吴晓燕）

二十一、服用抗抑郁药，警惕血压有变化

案例：秦大爷患有抑郁症多年，一直服用文拉法辛治疗，病情较稳定。然而最近一个月，秦大爷有时会浑身无力，有天旋地转的感觉，心里有种说不出的难受。子女带他去看医生，经检查，秦大爷血压偏高，医生考虑可能是他长期服用的抗抑郁药——文拉法辛引发了高血压。

（一）抑郁症和高血压，谁惹了谁?

抑郁症被认为是高血压发病的独立危险因素，抑郁情绪障碍在高血压患者的发生、发展和治疗过程中，均扮演着非常重要的角色。抑郁症患者精神持续或阵发性紧张，情绪波动会使神经中枢功能发生紊乱，导致血压升高。

同时，高血压患者抑郁症的患病率也在急剧上升，高血压病程长、临床并发症多、预后不佳，这些都可能会导致患者情绪障碍。部分含利血平成分的降压药，如复方利血平片、复

方利血平氨苯蝶啶片等，若长期服用，会导致药源性抑郁的发生。

（二）抗抑郁药物和血压"相爱相杀"

一些临床常用抗抑郁药物可能会改变血压水平。如去甲肾上腺素和 5-羟色胺双重摄取抑制剂类药物（SNRIs）（如文拉法辛）、选择性 5-羟色胺再摄取抑制剂类药物（SSRIs）（如舍曲林）等，这些抗抑郁药物作用于 5-羟色胺和去甲肾上腺素两种受体，容易引起血压升高，且呈剂量依赖性。尤其是文拉法辛，高血压是其常见的不良反应，据报道，文拉法辛可引起舒张压较基线升高 15mmHg，当剂量 < 200mg/d 时风险相对较低。

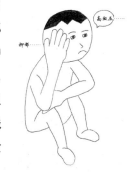

随着抗抑郁药物的治疗作用起效，抑郁症状的减轻，降低了抑郁对躯体血压状态的影响，改善心肌供氧供血，从而起到降压效果。同时服用抗抑郁药物和降压药时，应注意两者联用时起到双重降压作用，诱发低血压。

（三）"善始善终"，切勿乱停药

骤然停药时，患者自身调节机制尚不能完全恢复，则会造成血压持续下降，易引发体位性低血压，这一情况在老年患者中尤为常见。停药时应逐渐减量，避免骤然停药，一旦出现撤药反应，可以重新给药，症状缓解后再缓慢减量至停用，也可给予其他药物对症治疗。

（四）服药小窍门，减少不良反应发生

服用抗抑郁药物期间，定期监测血压，以便血压得到及时控制，防止出现更严重的不良反应。一旦发现异常应减量或停药，必要时给予抗高血压药降压处理。此外，某些高血压患者血压长期轻度超标，先给予小剂量的抗抑郁药物进行治疗或许是更佳选择。

（巢楠）

二十二、吃了抗抑郁药，我还能"性福"吗？

　　案例：小陈因患抑郁症入院治疗了一段时间，经过药物的治疗及心理辅导，精神症状明显好转，情感反应协调，无明显躯体不适。出院后继续坚持服药。近日，小陈来院找医生，但看到医生欲言又止，难道是病情有反复？在医生的追问下，小陈红着脸吞吞吐吐地说出了来院的原因：原来小陈回家后继续服用抗抑郁药，精神症状是很稳定，可是夫妻生活却受到了影响，勃起有障碍……

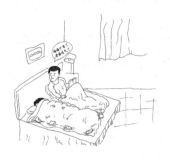

对于抗抑郁药，"副作用"是患者讨论的永恒话题。由于国人对"性"的羞耻心，很少有抑郁症患者会主动跟主治医生提到性功能障碍的问题。但在网络上，有关"抗抑郁药导致性功能障碍"的帖子很

多，有求助的、有抱怨的……不胜枚举，患者们大多反映在服用抗抑郁药后，男性出现了阴茎勃起障碍、性欲高潮缺失或阳痿的情况；女性则出现了性高潮抑制、性欲减退等问题。患者普遍比较关心的是"抗抑郁药治疗导致的性功能障碍会不会一直存在？""停药后，这种性功能障碍会不会恢复？""有什么办法可以解决这种由抗抑郁药治疗导致的性功能障碍？"

（一）非药源性性功能障碍，还是药源性性功能障碍？

性功能障碍在一般人群中较为常见，在抑郁症患者中发生率更高，抑郁症状可导致性功能及满意度的下降，而抗抑郁药也与性功能障碍的发生和发展相关，所以在分析抗抑郁药治疗导致的性功能障碍之前，首先应考虑一下是否因疾病本身导致的性功能障碍。如果是疾病本身导致的性功能障碍，经过合理的抗抑郁药治疗，当抑郁症的症状有所缓解时，这种由抑郁症导致的性功能障碍也会缓解。

（二）抗抑郁药所致性功能障碍的发生率

抗抑郁药可影响性功能障碍的各个方面，如性兴奋唤起困难、性欲下降、性快感缺失、射精延迟及勃起功能障碍等，可能的机制为药物对中脑边缘区的作用、躯体共病、心理因素、联用其他药物等。不同抗抑郁药导致性功能障碍的风险及性质是有所差异的：去甲肾上腺素和5-羟色胺双重摄取抑制剂类抗抑郁药（SNRIs）如文拉法辛、度洛西汀等，较其他抗抑郁药引起的性功能障碍概率更高，而接受选择性5-羟色胺再摄取抑制剂类药物（SSRIs）治疗的患者58%~73%会出现性功能障碍，其中帕罗西汀最多，其次为氟伏沙明、舍曲林、氟西汀和西酞普兰；去甲肾上腺素与多巴胺再摄取抑制药，如安非他酮风险显著低于 SSRIs 类药物；去甲肾上腺素和特异性 5-羟色胺能抗抑郁剂类药物（NaSSAs），如米氮平风险较一些药物更低。

（三）抗抑郁药所致性功能障碍是可逆的

抗抑郁药导致的性功能障碍是可逆性的，就是说一旦停用抗抑郁药，这种由抗抑郁药导致的性功能障碍是能自动缓解的，所以患者担心这种不良反应会不会持续存在是不必要的。抗抑郁药导致的性功能障碍有时间性特点，在服用抗抑郁药初期出现的性功能障碍，随着服药时间的延长，部分患者会自然缓解。所以当在抗抑郁药治疗过程中出现了性功能障碍时，不要急于更换或停用药物，给予适当的时间观察（大约 1~3 个月）是有必要的。

（四）预防及处理

1. 预防：在躯体方面，应规律饮食和适度锻炼，以保持精力充沛和愉悦感；在心理方面，应改善心态，保持幸福感，才能改善性欲。

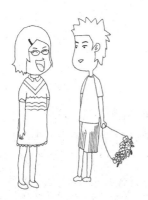

如果服药前就有性功能障碍，应选择对性功能影响较轻的抗抑郁药，并使用最低有效剂量。

2. 减小抗抑郁药剂量：部分抗抑郁药引发的性功能障碍具有剂量依赖性，逐步减少剂量可能有利于某些患者。然而，此举也可能导致症状的复发，故仅适用于抑郁症状完全缓解且维持治疗效果满意的患者。

3. 间隔用药：在治疗期间停药2~3天，以便进行预期的性活动，其后继续用药。此法可改善半数患者的性功能及对性生活的满意度，但主要适用于短半衰期的抗抑郁药（如舍曲林、帕罗西汀），长效的氟西汀停药48小时却并不能提高性功能。此外，须警惕间隔用药可能导致的药物戒断症状以及抑郁复发的风险。

4. 联合用药：如原来的抗抑郁药疗效良好，但出现了性功能障碍这一不良反应，患者仍不愿意放弃原来的抗抑郁药，可以考虑联合使用一些辅助用药，如西地那非、赛庚啶、利他林等。

5. 更换药物：可以换用对于性功能影响较小的抗抑郁药，如曲唑酮、米氮平、奈法唑酮、瑞波西汀等。更换药物时应严密观察，以保证新的药物能有效控制病情。此外，为防止抑郁症状的复发，尽可能换用作用机制类似的抗抑郁药。

（林芝）

二十三、碳酸锂虽好，可不要贪吃哦

"碳酸锂中毒一定需要到医院检查处理吗？"

"碳酸锂过量会死人吗？我现在急啊！"

"碳酸锂服用后头晕乏力严重咋办呢？"

"碳酸锂中毒停药会自己恢复吗？"

"吃碳酸锂导致白细胞增多怎么办？"

"碳酸锂对思维能力有影响吗？"

在用药过程中，时常听到服用碳酸锂的患者提出上述疑问。碳酸锂是精神科常用药物，作为治疗和预防双相情感障碍的一线药物，其疗效是肯定的，但由于锂盐治疗剂量和中毒剂量极其相近，所以在服药过程中，75%~95%的患者或多或少出现过锂中毒症状。因此，这就需要医护人员和患者都具备一些关于锂盐的基本常识，去识别和处理其带来的毒副作用。

（一）"咦，我是不是锂盐中毒了？"

服用锂盐的过程中，当出现以下症状时，应及时找医生进行治疗方案的调整或急救。

1.轻度中毒：腹痛、恶心、呕吐；手抖、吐词不清、头晕、嗜睡、震颤、腱反射亢进，肌无力或共济失调等。

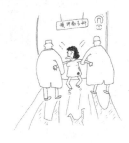

2.中度中毒：厌食、持续性恶心呕吐；木僵、肌张力亢进、晕厥、谵妄；低血压、心律失常等。

3.重度中毒：全身痉挛、昏迷、癫痫、蛋白尿、少尿或无尿、肾衰竭等。

锂盐中毒的临床表现与血锂水平有一定的关系，但高浓度的血锂浓度主要是引起急性锂中毒，常规剂量往往会导致锂慢性中毒。

（二）"我不能把哪些药和碳酸锂一起吃？"

1.抗精神病药：氯丙嗪、氟奋乃静、奋乃静、硫利哒嗪，这四种药物都可升高红细胞锂水平，氟哌啶醇可增加血浆的锂水平。

2.噻嗪类利尿剂：氯噻酮、美托拉宗可增加近端肾小管的重吸收能力，增加血清锂水平。

3. 血管紧张素转化酶抑制剂：可引起血锂浓度升高，导致中毒。

4. 抗癫痫药：服用锂盐的患者加用卡马西平、苯妥英等后迅速产生神经毒性，出现共济失调、震颤等症状。

5. 消炎痛：与锂盐合用时，会减少锂自尿排泄，使血药浓度增高，毒性加大。

6. 吡罗昔康：可导致血锂浓度过高而中毒。

7. 富马酸比索洛尔：可显著增加锂盐的血药浓度。

（三）"我该如何预防锂盐中毒呢？"

1. 给药剂量：患者对碳酸锂的耐受性在不同状态下有差异，急性躁狂发作期耐受性较高，该时段每日给药剂量为 0.9~1.5g，分 1~2 次服用；随着躁狂症状的好转，耐受性会逐渐下降，此时需要及时调整给药剂量，维持治疗期改为每日 0.6~0.9g。

2. 联合用药：除避免和会引起血锂浓度升高的药物联用外，可在治疗早期联用苯二氮䓬类和抗精神病药，以便尽快控制躁狂症状，缩短使用高剂量碳酸锂的疗程。

3. 血锂浓度监测：急性治疗的血锂浓度为 0.6~1.2mmol/L，维持治疗的血锂浓度为 0.4~0.8mmol/L，当血锂浓度超过 1.5mmol/L 时，患者可能会出现不同程度的中毒症状，2.0mmol/L 以上可能会危及生命。由于锂盐的治疗剂量和中毒剂量较相近，应对血锂浓度进行监测，考虑个体差异，帮助调节给药剂量，及时发现中毒。治疗期间应每1~2周测定血锂浓度一次，维持治疗期间每月测定一次，取血时间应在服药后的第二天早上，即距离上次服药应间隔12小时。

4. 其他：服药期间需保持正常食盐的摄入，这是由于钠盐能促进锂盐从肾脏排泄。同时需注意如大量出汗、腹泻、持续性呕吐等会引起体液大量丢失的情况，及时补液，以免引起血锂浓度过高。此外，不建议严重心血管疾病、肾脏疾病、12岁以下患者及老年人使用锂盐。

（四）"我锂盐中毒了，怎么办？"

一旦出现锂盐中毒的征兆和症状，应立即停药，保持患者的呼吸顺畅，及时就医，并测定血锂浓度和肾功能、心功能，每三小时进行一次血锂浓度监测，直到低于1mmol/L。轻微中毒时，可对患者进行催吐或小规模洗胃，并保持体液、电解质平衡；重度中毒的患者，需静脉滴注渗透性利尿药和（或）血液透析，若出现脑病综合征（震颤、意识模糊、癫痫发作、昏迷、休克等），第一时间补充生理盐水、甘露醇、利尿剂、碳酸氢钠，静注氨茶碱，促进锂盐的排泄，也可给予小剂量的多巴胺，并避免感染。

（巢楠）

二十四、得了抑郁症，不想服药怎么办？

案例：章大妈是社区里出了名的热心大妈，乐观开朗，人缘好，对小区里的住户都比较熟悉，大家有事都来找她帮忙，由于大妈的儿女不在身边，大妈闲

事都来找她帮忙，由于大妈的儿女不在身边，大妈闲来无事也乐意给大家解决困难。但最近一段时间大妈渐渐变了，不再爱笑，不愿参加集体活动，总是感觉浑身不舒服，后来经医生诊断其为轻度抑郁，需服药治疗，可大妈就是不愿意。原来章大妈患有高血压、糖尿病，血脂也有点高，每天已经吃着一堆的药了，不愿再吃药。医生说吃药好得快，可大妈怎么劝都不听。

出现抑郁症状，除了药物治疗，还有哪些方法呢？

（一）心理治疗

心理治疗是指通过沟通来处理精神疾患、行为适应不良和其他情绪问题的各种形式治疗，可单独用于轻至中度抑郁障碍和特殊患者（如孕产妇、药物不耐受者等）的治疗，也可与药物治疗合用，但不宜单独应用于重度抑郁症患者。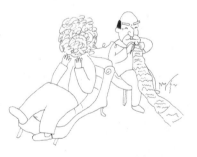

但心理治疗也有一定的"不良反应"，如治疗需要充裕的时间和足够的耐心，以及治疗费用较昂贵等，这些对部分患者而言是难以承受的；再者，心理治疗可能也会让患者产生焦虑或其他强烈的体验或反应，部分患者也难以应对和处理。

（二）物理治疗

物理治疗包括改良电抽搐治疗、经颅磁刺激、迷走神经刺激、深部脑刺激等，目前在我国获得许可的只有改良电抽搐治疗（MECT）。MECT 能有效缓解抑郁障碍的症状，改善患者的主动记忆、生活质量以及执行功能。与其他抗抑郁药治疗相比，MECT 疗效更显著，它能使病情迅速得到缓解，有效率高达 70%~90%，但其作用机制仍不明确。

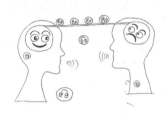

但在 MECT 治疗后可能出现意识模糊、顺行性遗忘和逆行性遗忘等认知功能障碍。大部分患者治疗后 6 个月内认知功能可基本恢复，但也有少数患者存在永久的记忆障碍，极少数患者存在广泛和持久的认知障碍。

（三）光照治疗

光照治疗无论对季节性还是非季节性抑郁障碍都是有效的，其治疗的效应量甚至与大多数抗抑郁药物相等。光照治疗的机制尚不清楚，有研究显示，可能与修正被扰乱的生物节律以及调整血清素和儿茶酚胺系统有关。

（四）运动治疗

体育锻炼可以改善抑郁症患者的抑郁状态，提升患者的自尊心，改善记忆和判断力，促进心理健康。若联合药物治疗效果更佳，每天运动，持续 7~10 天就能显著改善抑郁症状。但运动仅作为药物治疗轻中度抑郁障碍的一种辅助治疗方法，不能作为单一的治疗方法。

（五）针灸治疗

针灸是我国中医学治疗疾病的重要手段，虽然针灸治疗并没有被国外抑郁障碍治疗指南所推荐，但近年来针灸已经开始用于抑郁障碍的临床治疗，并且其疗效也得到了一些临床研究的支持。针灸治疗可作为药物治疗早期的辅助治疗，加快药物治疗的起效时间，阻止抑郁的进一步恶化，并且对抗抑郁的效果具有长期持续的促进作用。

（六）阅读治疗

阅读治疗是指阅读心理治疗的自助材料，相对其他的治疗方法，阅读治疗有许多优势。阅读疗法可以有效帮助中度抑郁患者降低心理痛苦程度，可以作为心理治疗或药物治疗的辅助治疗方法。

（七）音乐治疗

音乐是一种与语言及其他声音既相似又不同的特殊信息，对人体各系统均可产生良好的生理效应。音乐通过声波有规律的频率变化作用于大脑，提高神经的兴奋性，活跃和改善情绪状态，消除外界精神心理因素造成的"紧张状态"，从而改变人的情绪体验和身体机能状态。

药物治疗抑郁症的疗效是确切的，但并不能防止其不再复发。

虽然，抗抑郁药物不具成瘾性，但其不良反应会使患者的依从性降低，影响其工作能力和生活质量。而抑郁症的非药物治疗疗效确切，各有独特优势，故而对轻度抑郁患者可优先考虑非药物治疗，对于中至重度抑郁患者在使用药物治疗的同时也可加用非药物治疗从而减少抗抑郁药物的服用剂量，在确保疗效的同时又能降低不良反应的发生率，提高患者依从性，使获益与风险比最大化。

（吴晓燕）

二十五、合理膳食，调整心态，跟抑郁症说 byebye

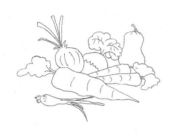

当代都市人生活节奏快，精神压力大，而同时也没有太多途径发泄情绪，很容易患上抑郁症，远离抑郁、焦虑等负面情绪，除了积极调整心态、适度进行药物和心理干预外，合理的膳食也能起到一定作用。远离抑郁，你需要补充哪些营养元素呢？

（一）镁：帮助调节情绪

菠菜、空心菜、红豆、豌豆这些食物都含有丰富的镁，镁对大脑中快乐神经传递素血清素起着重要的调节作用，有益于保持免疫系统的健康，帮助缓解情绪。此外，菠菜还富含叶酸，缺乏叶酸会导致脑中的血清素减少，导致忧郁情绪。

（二）Omega-3 脂肪酸：舒缓抑郁症状

每周吃两次深海鱼（如鲑鱼），深海鱼含有丰富的鱼油及脂肪酸，有研究表明，海鱼中的欧米伽3（Omega-3）脂肪酸与常用的心境稳定剂如碳酸锂有类似作用，通过阻断神经传导路径，增加血清素的分泌量，缓解紧张情绪，舒缓抑郁症状，包括焦虑、睡眠、沮丧等问题。

（三）维生素 B 族：减轻情绪波动

B 族维生素是维持神经系统健康，构成脑神经传导物质的必需物质，能减轻情绪波动，有效预防疲劳、食欲不振、抑郁等。缺乏维生素 B_1 与抑郁症密切相关，这在中老年人群中尤为明显。维生素 B_1 与神经系统的功能关系密切，缺乏时

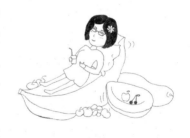

会令人情绪沮丧、思维迟钝。谷类、牛奶、鸡蛋、芝麻、深绿色蔬菜、肉类、南瓜子等，这些食物均富含 B 族维生素。

（四）锌：缓解抑郁情绪

与正常人群相比，抑郁症患者体内锌浓度偏低，而补锌能有助于缓解抑郁情绪。可以每天吃一小把坚果来补充锌元素。

（五）钾：能稳压、稳情绪

香蕉、番茄、坚果类、酪梨、瘦肉、绿色蔬菜等富含钾离子，钾离子有稳定血压、情绪等作用。此外，香蕉中含有一种生物碱的物质，可以振奋人的精神和提高信心。

（六）维生素C：既安神又抗压

维生素C具有消除紧张、安神、静心、抗压等作用，最重要的是，维生素C是制造多巴胺、肾上腺素重要的成分之一。葡萄柚、柑橘类、木瓜、香瓜等含有丰富的维生素C。葡萄柚里高量的维生素C不仅可以维持红细胞的浓度，还可以增加身体的抵抗力。

食物中所含的维生素和氨基酸对于人的精神健康具有重要影响，正确科学的膳食能有效调节情绪，让你跟抑郁说 byebye。

（林芝）

二十六、血药浓度测一测，文拉法辛提疗效

文拉法辛通过抑制 5-羟色胺、去甲肾上腺素的再摄取而发挥抗抑郁作用，其代谢产物 O-去甲基文拉法辛也具有药理活性，临床上用于各型抑郁症及广泛性焦虑。具有起效快、治疗抑郁伴发的焦虑及严重抑郁症疗效好等优点。

文拉法辛的半衰期约为 5h，O-去甲基文拉法辛的半衰期约为 11h，两者在 3 天内能达到稳态血药浓度。因此，临床上以文拉法辛与 O-去甲基文拉法辛的血药浓度之和作为参考依据，其治疗窗为 100~400ng/ml。

（一）文拉法辛的代谢

文拉法辛以 R 和 S 两种构型的外消旋形式存在， 两者均具有生理活性。文拉法辛在体内的主要代谢产物为 O-去甲基文拉法辛，其抗抑郁作用与原型药相似，参与的代谢酶有 CYP2D6、CYP2C19 和 CYP2C9，分别占 89%、10% 和 1%。次要代谢产物 N- 去甲基文拉法辛由 CYP3A4、CYP2C19 和 CYP2C9 代谢而成，以 CYP3A4 为主。

（二）文拉法辛的排泄

在服用文拉法辛 48 小时后，约有 87% 的药物随尿排出体外，其中包括 5% 的原型药、29% 非结合的 O- 去甲基文拉法辛、26% 结合的 O- 去甲基文拉法辛和 27% 无活性的代谢产物。

（三）影响文拉法辛血药浓度的因素

1. 基因多态性

文拉法辛主要代谢酶为 CYP2D6，CYP2D6 基因表现出明显的多样性和种族差异。CYP2D6 活性较低的患者与快代谢的患者相比，文拉法辛的血药浓度较高，但因为文拉法辛和 O- 去甲基文拉法辛的总血药浓度接近，因此没有必要在这两组患者中采用不同的剂量。

2. 合并用药

① 抗抑郁药物：三环类抗抑郁药主要是在肝脏经 CYP2D6 代谢，文拉法辛是该酶的弱抑制剂，同时它本身也通过该酶代谢。因此，两者合用会竞争性抑制对方的代谢，使文拉法辛血药浓度升高，

代谢产物 O−去甲基文拉法辛血药浓度下降。选择性 5−羟色胺再摄取抑制剂类抗抑郁药（SSRIs）如帕罗西汀、氟西汀、舍曲林是 CYP2D6 的强抑制剂，可使文拉法辛浓度增加，O−去甲基文拉法辛浓度降低。

②抗精神病药物：利培酮主要通过 CYP2D6 代谢，与文拉法辛合用可竞争性抑制文拉法辛的代谢，可使文拉法辛血药浓度升高，O−去甲基文拉法辛血药浓度下降，但总体活性部分无明显影响。氯丙嗪也可抑制 CYP2D6 活性，升高文拉法辛血药浓度，降低 O−去甲基文拉法辛浓度。

③其他药物：酮康唑为 CYP3A4 抑制剂，使用酮康唑后再给予文拉法辛，文拉法辛与 O−去甲基文拉法辛的血药浓度都升高，对于 CYP2D6 快代谢者，文拉法辛与 O−去甲基文拉法辛血药浓度分别升高 21% 和 23%，对于 CYP2D6 慢代谢者文拉法辛与 O−去甲基文拉法辛血药浓度分别升高 70% 和 141%。西咪替丁可显著降低文拉法辛的口服清除率，从而增加其血药浓度，但对 O−去甲基文拉法辛和活性成分影响较少。

3. 剂量

在 75~450mg/d 的剂量范围内，文拉法辛和 O−去甲基文拉法辛的血药浓度与剂量呈线性相关。同时文拉法辛和 O−去甲基文拉法辛在治疗浓度下与血浆蛋白结合率较小，分别为 27% 和 30%。

4. 肝肾功能

单次口服文拉法辛 25mg 后，肝硬化患者的文拉法辛和 O−去甲基文拉法辛的清除率较健康人降低 33%，消除半衰期增加约 2 倍，导致文拉法辛与 O−去甲基文拉法辛的血药浓度升高。因此，对肝功能损害者必须减少剂量。

文拉法辛及其代谢物主要通过肾脏排泄。肾功能不全者，其文拉法辛的消除半衰期延长 50%，清除率下降约 24%，O-去甲基文拉法辛的消除半衰期延长约 40%，清除率也有所下降，血药浓度升高。所以使用文拉法辛时应注意调整剂量。对中度肾功能不全者，剂量应减少 50%；轻、中度肾功能不全者，剂量应减少 25%。

（四）文拉法辛血药浓度与疗效的关系

文拉法辛血药浓度与其疗效存在良好的正相关关系，并提出当血药浓度超过 400ng/ml 时，治疗仍有效。但在国内研究中未发现文拉法辛血药浓度与疗效间存在线性相关关系，这考虑可能是种族差异等原因使国内外研究结果不一致。

（五）文拉法辛血药浓度与不良反应的关系

文拉法辛常见不良反应有疲惫、虚弱、高血压、食欲下降、恶心、便秘、口干、出汗等，也可能引起血清胆固醇增高、体重减轻、惊厥、癫痫、低钠血症等，但文拉法辛血药浓度与不良反应间不存在线性相关。

文拉法辛血药浓度受多种因素的影响，文拉法辛和 O-去甲基文拉法辛稳态血药浓度个体间差异也较大，因此临床使用文拉法辛时应注意监测血药浓度、调整剂量。

（金婷）

第四章 癫痫

癫痫是一种反复发作的神经系统疾病，其特征为脑神经元突发性异常高频放电，并向周围扩散，而出现大脑功能短暂失调。由于异常放电部位和扩散方式的不同，癫痫发作的临床表现复杂多样，可表现为发作性运动、感觉、自主神经、意识及精神障碍。

癫痫的发病主要与遗传易患性和脑损伤有关，前者是癫痫发病的基础和内因，后者是癫痫发病的条件和外因。据国内外的调查资料统计表明，癫痫发病率为 0.7%，任何年龄、性别均可发病。人们对癫痫患者的歧视、对癫痫疾病的误解

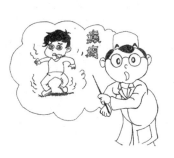

以及药物不规范的治疗，给癫痫患者及家属的身心健康带来了巨大的痛苦，使癫痫患者面临教育、就业、婚姻、生育等一系列问题，严重影响了患者和家庭的生活质量。

癫痫的治疗有手术、物理和心理疗法等，但药物治疗仍然是目前最常用、最重要和最有效的手段。抗癫痫药物主要分为传统和新型抗癫痫药物，传统抗癫痫药物主要有苯巴比妥、苯妥英钠、乙琥胺、卡马西平、氯硝西泮、丙戊酸钠等；新型抗癫痫药物主要有拉莫三嗪、加巴喷丁、托吡酯、奥卡西平、左乙拉西坦等。

本章结合临床及生活实例，简单阐述了对癫痫的认识，介绍了

治疗癫痫的常用药物、治疗原则、合理使用、注意事项、不良反应防治、急救措施等知识，有助于患者及家属了解癫痫、认识癫痫、并理性对待癫痫。

一、话说癫痫

案例：一对恋人乘飞机去海南旅游，在快要到达目的地时，女友突然两眼上翻、神志不清、口吐白沫，男友被吓得傻了眼。正好同航班有一位医生，叫乘务人员及时拿来一块毛巾，放入女友嘴里，经过简单处理，保持呼吸道畅通，几分钟过后，女友苏醒过来。男孩后来才知道女友患有癫痫，他表示很爱女孩，但家人开始反对……怎么办？

（一）癫痫是"鬼上身"吗？

经常会看到有人突然倒地、两眼上翻、口吐白沫、全身抽筋，有些还会发出一些异常的声音等症状，旁人都误以为是被"鬼上身"。其实，癫痫是人的大脑神经元突然异常放电，导致短暂的大脑功能障碍的一种慢性疾病，老百姓俗称"羊角风""羊癫风"。

（二）揭开癫痫发病的奥秘

引起癫痫的病因是多种多样的，包括遗传、脑部疾病（如颅脑肿瘤、颅内感染、颅脑外伤、脑血管病等）、煤气中毒以及全身系统性疾病（如低血糖、尿毒症等）。其中遗传因素是导致癫痫发病，尤其是特发性癫痫的重要原因。癫痫可见于各个年龄段，儿童癫痫的发病率要比成人高，随着年龄增长癫痫发病率会有所降低，但进入老年期（65 岁）以后，由于脑血管病、老年痴呆和神经系统退行性疾病的增多，癫痫发病率又会再次上升。

（三）大发作，小发作，发病症状不一样

癫痫的发作类型很多，最常见的有以下几种：

1. 大发作：癫痫发作时突然意识丧失、全身强直僵硬，紧接着会出现抽搐，持续时间一般就几分钟（小于 5 分钟），常伴有口吐白沫、手咬伤、尿失禁等，并且容易造成窒息等伤害。

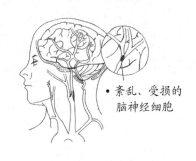

• 紊乱、受损的
  脑神经细胞

2. 小发作：主要见于儿童，典型表现为突然意识丧失、动作终止、眼睛凝视不动等症状，如患者在行走时突然呆立不动；在说话时突然停止或减慢速度；在进食时食物就停放在嘴边，整个过程持续几秒钟后会突然消失。

3. 强直发作：是指全身或双侧肌肉强烈持续收缩，肌肉僵直，肢体和躯体固定在一定的紧张姿势，通常维持几秒钟，一般不超过1 分钟。常见于弥漫性、器质性脑损害的癫痫患者。

4. 其他发作：包括痉挛（俗称抽筋）、猝倒、抖动等。

（四）癫痫发作，危害大吗？

癫痫虽然短期内对患者不会造成多大影响，但长期频繁地发作，可导致患者的身心智力严重损害。癫痫会在任何时间、任何地点、任何环境下不能自控地突然发作，导致患者出现摔伤、溺水、交通事故等状况，严重时甚至威胁生命安全；社会的歧视，就业、婚姻、家庭、生活等方面遇到各种困难，对癫痫患者精神上也会造成严重伤害；此外，长期发作还会导致患者记忆障碍、智力下降、性格改变，甚至丧失工作、生活能力。

（五）癫痫疾病并非不治之症

目前癫痫的治疗包括药物治疗、手术治疗、神经调控治疗等，药物治疗是最主要的治疗方式，癫痫患者经过规范的抗癫痫药物治疗，大约 70% 患者的病情可以得到很好地控制，其中约 50%~60% 患者，经 2~5 年的药物治疗可以痊愈，和正常人一样的工作、生活、旅游。

（六）癫痫患者照样成就伟业

千百年来，不少名人身患癫痫，却成就了非凡伟业，如军事家凯撒大帝、大画家梵高、科学家牛顿、化学家诺贝尔……特别是俄罗斯文学家陀思妥耶夫斯基，幼年时患有癫痫，针对世人对癫痫的偏见，他创作了以癫痫患者为主人公的世界名著《白痴》，既映照了作者自己，也告诉世人，癫痫患者同样蕴含巨大的创造力。在当今社会，各行各业的精英中，即使有人不幸患有癫痫，依然有机会可以通过自身努力获得成功，这需要患者及其家属共同坚强乐观地面对。

（董文燊）

二、儿童癫痫知多少？

> 案例：小明，男，11岁，上小学四年级，一天放学后妈妈因有事不能接回家照顾，特请同班同学小华的妈妈顺便帮忙照看。临睡前，小华妈去看小明时，发现小明口角抽搐、下巴及舌头抖动、左手及左腿抽动，这可吓坏了小华妈妈，不知道该怎么办。小明的异常举动持续约2分钟就停了，小华妈赶紧打电话给小明妈，小明妈这才支支吾吾地说，小明这个情况以前也发生过，医生说是癫痫，正在服药治疗。

（一）儿童癫痫的诊断方法有哪些？

如果怀疑儿童患有癫痫，可以进行以下检测：① 脑电图（EEG）——检测患儿脑内异常放电情况；② 磁共振成像（MRI）或者计算机断层扫描（CT）——检查脑组织结构情况。

（二）儿童癫痫如何治疗？

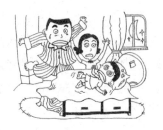

儿童癫痫一般选择药物治疗，抗癫痫药物的选择需要综合癫痫发作类型及其他因素。大多数情况下，抗癫

痫药物可有效控制癫痫发作，但对于药物治疗后癫痫仍控制不佳，可以选择其他一些治疗方法，包括：

1. 特殊饮食，如生酮饮食。

2. 脑部手术。

3. 通过在胸前埋植一种称作"迷走神经刺激器"的装置来控制癫痫发作。

（三）药物治疗注意事项

关于抗癫痫的药物治疗，患儿家属应了解以下几个方面：

1. 抗癫痫药物可能导致不良反应，使患儿感觉疲乏、头晕或引起其他不适。患儿服药后发生任何不良反应，都需要告知医生，及时调整药物及剂量。如果患儿出现皮疹，需要立即与医生联系，因为有的皮疹可能会很严重。

2. 抗癫痫药物可能影响患儿服用其他药物的疗效。当然，其他药物也可能影响抗癫痫药物的疗效。如果患儿因其他疾病如感冒、腹泻等需要服用药物时，需要告知医生。

3. 患儿在服用抗癫痫药物期间，可能需要定期监测体内药物浓度，以确保药物浓度在合适的范围内。浓度过低达不到控制发作效果，而浓度过高不良反应发生率相应增加。

（四）癫痫儿童需要一直服用抗癫痫药物吗？

不一定。有些类型的儿童癫痫随着年龄的增长，发作可能停止。但切不可自行停止服药，任何药物方案的调整都需要在医生的指导下进行。

（五）作为患儿家属，应当注意哪些方面？

1. 确保患儿按医嘱服用药物，不可随意漏服、停服、换药、增减药量等。

2. 保证患儿充足的睡眠，睡眠不足易诱发癫痫，尤其临考试前，避免熬夜。

3. 确保患儿合理饮食，全面均衡营养。多吃粗粮、蔬菜水果、鱼、虾、蛋、奶等；少吃油煎肥腻、辛辣食品；避免过饥过饱、勿暴饮暴食；尽量少喝兴奋性饮料，如咖啡、可乐、浓茶等，不可饮酒。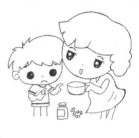

4. 给患儿随身佩戴医疗信息提示卡，如腕带等。

5. 告知学校患儿的疾病情况，以及癫痫发作时应当如何处理。患儿需要避免哪些活动也应当告知学校。

6. 如果患儿因患癫痫而有担心或沮丧情绪，可以帮助他通过心理咨询缓解。

7. 告知患儿日常生活中遇到一些紧急情况如何做，以保证安全。

8. 如果患儿发作持续时间大于 5 分钟或在数分钟内反复发作，则需要紧急处理，应当呼叫急救电话 120。

（龚金红　苏丹）

三、哪些药物会诱发癫痫？

案例：隔壁村老王 5 岁的儿子，从小患有羊癫风，

平时一直服药控制，与正常小儿无异。昨天在幼儿园里忽然四肢抽搐、口吐白沫，忙送医救治，医生询问得知，原来近日天气反复，小宝贝得了感冒，家人私自买了抗菌药物给其服用，结果诱发癫痫。

（一）抗菌药物

现今抗菌药物滥用现象较为严重，人们平时有个头疼、脑热、发炎等都喜欢服用抗菌药物。抗菌药物中诱发癫痫概率高的主要有青霉素类、头孢菌素类、碳青霉烯类和氟喹诺酮类。

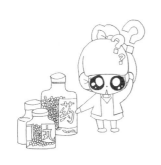

青霉素类如青霉素 G（俗称盘尼西林）、苯唑西林等，头孢菌素类如头孢唑啉（一代）、头孢他啶（三代）、头孢哌酮（三代）、头孢吡肟（四代）等，以上药物大剂量注入体内时，诱发癫痫概率升高。给予肾功能不全患者上述药物时，也易诱发癫痫，原因是此类药物主要经肾排泄，一旦肾出了问题，排泄减少，体内药物蓄积，则易通过血脑屏障诱发癫痫。因此，肾功能不全患者应慎用或者减量使用此类抗菌药物。

碳青霉烯类抗菌药物中临床评价最高的两种为亚胺培南和美罗培南，但亚胺培南/西司他丁诱发药源性癫痫的病例较多，其发生率高达 3%，平均发作时间为用药后第 7 天。若患者必须使用碳青霉烯类抗菌药物治疗疾病，建议用中枢神经毒性较小的美罗培南。

氟喹诺酮类如氧氟沙星、诺氟沙星、环丙沙星、左氧氟沙星诱发癫痫较为常见，作为药物不良反应常有报道。这4种药物属第三代氟喹诺酮类，主要用于泌尿生殖道感染、呼吸系统感染和肠道感染，因其能抑制 γ - 氨基丁酸（GABA），导致中枢神经兴奋，癫痫即由脑内神经递质 GABA 异常抑制而引起。患有癫痫、脑动脉硬化、脑梗死等中枢神经系统疾病及老年人、肾功能不全的患者应用氟喹诺酮类抗菌药物时更易发生严重不良反应，应减量使用或禁用。尽量选择口服而非静脉注射给药，剂量不宜过大，一旦静滴，确保处于临床监护中，病情好转后及时转为口服给药。同时在用药过程中尽量避免与解热镇痛抗炎药（如对乙酰氨基酚、布洛芬、保泰松等）及茶碱类药物（如氨茶碱）合用，以降低诱发癫痫的可能性。

（二）中枢神经系统药物

抗精神病药物如氯氮平、氯丙嗪、利培酮诱发癫痫的不良反应报道较为常见。这类药物经常是在减药、加药过程中诱发癫痫。对于长期服用抗精神病药物的患者来说，服用剂量都必须在医生指导下递增、递减，不宜骤停，否则易诱发癫痫。

镇静催眠药物（俗称安眠药）如地西泮、劳拉西泮、阿普唑仑，抗抑郁药物如氟西汀、西酞普兰、帕罗西汀，抗躁狂药物如碳酸锂等均可诱发癫痫，尤其过量使用或急剧减量时癫痫发作频率显著增加。

咖啡因属中枢兴奋药，很多药物或食物中都有，比如溴咖合剂、咖啡以及含咖啡饮品，过量服用或者饮用也易诱发癫痫，尤其服用抗癫痫药物期间应慎用。

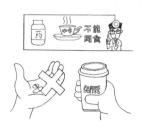

癫痫患者服用抗癫痫药物是不是

万无一失呢？当然不是。即使抗癫痫药物本身，应用不当也会诱发癫痫。比如苯巴比妥、苯妥英钠或卡马西平过量服用，可能加重癫痫发作。丙戊酸钠会抑制肝药酶，尤其抑制拉莫三嗪和苯巴比妥代谢，若联合应用时不注意调整剂量，则可能会加重癫痫发作。患者需牢记一个概念：服药控制癫痫不发作不等于治愈，要严格遵医嘱服药，不能擅自减药或停药。

（三）其他药物

还有些药物能直接或间接兴奋中枢神经系统某些部位，诱发癫痫发作，如：

1. 抗结核药：异烟肼

2. 造影剂：碘比醇

3. 糖皮质激素：地塞米松

4. 麻醉药：氯胺酮、利多卡因

5. 呼吸系统药：氨茶碱、喷托维林

6. 消化系统药：多潘立酮、米索前列醇、西咪替丁

7. 慢性肝炎药：干扰素

8. 抗过敏药：阿司咪唑、异丙嗪

9. 抗心律失常药：维拉帕米、美西律

10. 抗肿瘤药：甲氨蝶呤、长春新碱、紫杉醇

（邵留英）

四、癫痫发作，该怎么办？

案例： 一名 1 岁多的男童发高烧，突然倒地抽搐，

诊所医生怕他咬断舌头，紧急找来两把汤匙，撬他的嘴。不料，尖锐的匙柄捅破了孩子的嘴，鲜血直流，瘀血堵住了喉咙，男童窒息休克。当晚，男童被送到医院，六个科室联手抢救 4 小时，他才逃过一劫。

癫痫不仅易发于儿童，还可见于各个年龄段，而作为家属或者旁人，如果不能及时采取急救措施，很可能会造成严重后果。癫痫发作时容易出现误伤、摔伤、烫伤、溺水、交通事故等，如果在癫痫持续发作的情况下，救治不当，还会造成骨折、呼吸不畅或窒息，严重威胁患者的生命安全。那么癫痫发作，我们该怎么办？

（一）急救措施

一防：癫痫一旦发作，应立即上前扶住患者身体，尽量让其慢慢躺下，以免倒地摔伤或撞伤。

二保：可趁患者闭嘴之前，迅速将小毛巾、纱布等卷成团，放在患者上、下磨牙之间，防止牙关紧闭时咬伤舌部，注意不要堵住整个嘴，确保气道顺畅。

三移：及时移开患者周围可能造成伤害的物体，或取下患者身上尖锐物品（如义齿、眼镜等），尽量减少患者在发作过程中可能出现的危险。

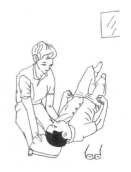

四畅：癫痫发作时呕吐物常常会导致呼吸道阻塞，最可能致命。将患者调整为侧躺姿势可维持呼吸道畅通，有助

于呼吸道内分泌物排出，避免呛到或者引起吸入性肺炎；如果身体姿势无法调整，可将患者的头部向两侧偏转，擦去分泌物，解开或脱掉患者的领带、紧身衣服，使患者呼吸顺畅。

五帮：守在患者旁边，请求他人帮助，可在患者头下放些软物体，避免头部受伤。同时记录患者抽搐时间，如果超过 5 分钟不见好转，仍反复抽搐，应立即拨打 120 急救电话，寻求医生救助。

（二）急救禁忌

1. 压住手脚：在癫痫患者抽搐时，不要用力按压以试图让患者的肢体恢复平直，以免造成患者韧带撕裂、关节脱臼、骨折等损伤。

2. 移动患者：癫痫患者突然发作倒地时，应先移开患者周围可能造成伤害的物体，但不能随意移动患者身体，除非患者处于危险之中。

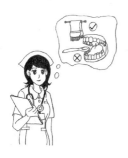

3. 硬塞物体：救治者常常怕患者癫痫发作时咬伤舌头，强行往口中塞入勺子、木筷等硬物，这样可能会导致患者牙齿松动、断裂，如果患者佩戴义齿，强行撬开患者紧闭的嘴，可能会导致义齿脱落而误入呼吸道。当强直期即全身骨骼肌呈持续性收缩，头后仰或转向一侧，眼球上窜或斜视，喉部痉挛，发出叫声过程中，可将小毛巾卷、纱布卷立即放入，但到阵挛期即口吐白沫不宜放入。

4. 发作喂药：癫痫发作时禁止给患者灌喂任何东西，因为发作时患者神志不清，如灌喂药物，会吸到肺里，造成患者窒息。

5. 按人中、泼凉水、用针刺：按人中不仅无法终止抽搐，还有可能带来额外的伤害，比如压伤等；凉水的刺激可能导致患者的症状更加严重；用针刺方法不当会使癫痫患者再次受到刺激而导致癫痫反复发作。

（董文燊）

五、癫痫药物这么多，怎么选？

案例：吴女士患有癫痫，医生给她开了抗癫痫药物。在服药1周后，吴女士的癫痫发作得到控制，但出现了头晕、头痛、恶心、呕吐等不良反应，遂要求医生给她换药。医生解释服药一段时间后，上述不良反应就会缓解，让其不用担心。但吴女士很是烦恼，看到广告就乱投医，找偏方、信秘方，还到其他医院找医生开药。现在，她同时服用好几种抗癫痫药物，不仅疗效不佳，反而不良反应变得更加严重。

癫痫是一种致残率高、病程长、反复发作为特点，严重威胁患者身心健康的疾病。治疗方法有药物、手术、迷走神经刺激及生酮饮食等，但药物治疗仍然为主要手段。从1857年溴化钾开始应用到如今，抗癫痫药物的发展史已有百余年，随着抗癫痫药物不断涌现，治疗药物的选择性也越发广泛。

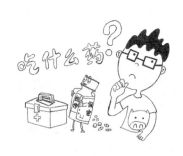

（一）常用药物

习惯上将临床常用的抗癫痫药物分为两大类：① 传统抗癫痫药物，主要有苯巴比妥、苯妥英钠、乙琥胺、卡马西平、氯硝西泮、丙戊酸钠等。② 新型抗癫痫药物，主要有拉莫三嗪、加巴喷丁、苯丙氨酯、托吡酯、奥卡西平、左乙拉西坦等。广告中的偏方、秘方大都掺杂一定量的抗癫痫药物，容易造成重复用药、多药联用，引起更加严重的不良反应。

（二）作用机制

目前，抗癫痫药物的作用机制尚未完全了解，有些是单一作用机制，但多数可能是多重作用机制。临床上常用的抗癫痫药物作用机制主要是阻断钠、钙通道和增强抑制性递质 γ – 氨基丁酸（ GABA ）及其受体。

（三）不良反应

所有的抗癫痫药物都可能产生不良反应，其严重程度因人而异。最常见的不良反应主要分为：

① 与剂量相关的不良反应：主要影响人的中枢神经系统，如苯巴比妥的镇静作用，卡马西平、奥卡西平、拉莫三嗪引起的头晕、复视、共济失调、恶心、呕吐。出现此类不良反应时不要紧张，应从小剂量开始缓慢增加剂量，这些不良症状可随着人体对药物的逐渐适应而减轻或消失。② 特异体质的不良反应：一般出现在服药初期的前几周，与剂量无关，如皮疹、再生障碍性贫血、史蒂文斯 –

约翰逊综合征、狼疮样综合征等。特异体质不良反应虽然罕见但有可能危及生命，严重者需要立即停药，并积极对症处理，以免病情加重。③ 长期的不良反应：主要是长期服用抗癫痫药物所导致的，如卡马西平、奥卡西平可能出现的低钠血症，托吡酯可能发生肾结石、体重下降。④ 致畸作用：造成癫痫孕妇后代畸形的原因是多方面的，包括遗传因素、癫痫发作、服用抗癫痫药物等。大多数研究者认为抗癫痫药物是造成后代畸形的主要原因。

（四）单药治疗

70%~80% 新诊断的癫痫患者可以通过服用单一抗癫痫药物使发作得以控制，所以初始治疗的药物选择非常重要，选药正确可以增加治疗的成功率：① 对于部分性发作的单药治疗可选择卡马西平、丙戊酸钠、奥卡西平、拉莫三嗪、托吡酯；② 对于各种类型的全面性发作的单药治疗可选择丙戊酸钠、托吡酯、拉莫三嗪、左乙拉西坦；③ 对于全面性强直阵挛发作的单药治疗可选择卡马西平、苯巴比妥、苯妥英钠、奥卡西平；④ 对于发作分类不确定时，可选择广谱抗癫痫药物如丙戊酸钠、拉莫三嗪、托吡酯、左乙拉西坦。

（五）多药联用

尽管单药治疗有着明显优势，但对于部分患者在两次单药治疗后仍然不能很好控制癫痫发作的情况下，此时应该考虑合理的多药联合治疗。但在多药联合治疗时最多不要超过三种，因为合用的药物种类越多，相互作用越复杂，对不良反应的判断越困难。在多药联用时可选择不同作用机制的药物，如作用于 GABA 的药物与钠通道阻滞剂合用，可能临床效果更好，应避免两种钠通道阻滞剂或两种具有 GABA 能样作用的药物合用。另外，避免有相同不良反应、

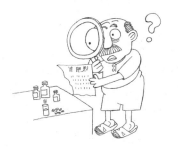

复杂相互作用和具有肝药酶诱导作用的药物合用。加巴喷丁、左乙拉西坦很少与其他药物产生相互作用，适合与其他药物联合应用。

由于癫痫病情复杂，故治疗药物的选择应根据发作类型和综合征分类选择药物，遵循医生或药师的专业指导，同时还需要考虑药物的禁忌证、可能的不良反应、达到治疗剂量的时间、服药次数及恰当的剂型、特殊治疗人群（如孕妇、儿童、老年人等）的需要、药物之间的相互作用等。

（董文燊）

六、随证加减，扶正祛"痫"

> 案例：老陈有一小儿，现年 4 岁，患有癫痫，因害怕服用抗癫痫西药而"变傻"，寻求中医治疗。中医诊断其为风痰闭阻型小儿癫痫，选用定痫汤以平肝息风止痉，按疗程煎服后，小儿癫痫发作渐缓直至不复发，最重要的是并不影响其智力发育，老陈对医生甚是感激。

癫痫是神经科最为常见的慢性疾病之一，临床上对癫痫的治疗以西药为主。抗癫痫类西药都为人工合成的化学药物，长期甚至终身服药不可避免会产生一些不良反应，对神经系统、消化系统及血

液系统产生不良影响，患者可能会出现头晕、乏力、恶心、呕吐、药疹、肝损伤等一系列症状。因此不断寻找新的抗癫痫药物非常有必要，尤其是从中药中开辟新的途径。早在公元前 3000 年，中药已被用于治疗癫痫。直至今日，中药防治癫痫仍然具有奇效，其作用时间长、副作用少等优点被大部分患者所接受。

中医治疗癫痫，重在辨证施治。癫痫的分型大致有风痰闭阻证、痰火内盛证、肝肾阴虚证、血瘀阻窍证和心脾两亏证。在辨证准确的基础上，恪守发作期治标为主，着重除痰熄风、开窍定痫；发作间期治本为主，重在扶正原则，选择疗效确切又无明显毒副作用的中药。

治疗癫痫的中药分单味中药、方药和中成药三种。

（一）单味中药作用强

胡椒中的胡椒碱具有理气止痛、消痰解痉作用，适用于食积痰涎所致的癫痫，不良反应较常用的抗癫痫西药小，安全范围广；石菖蒲中的 α‑细辛醚对多种类型的癫痫均有作用；姜黄中的姜黄素可保护神经、抗惊厥、抗癫痫形成而治疗癫痫；柴胡中的柴胡皂苷 A 对痫性发作和癫痫持续状态均有对抗作用；芍药中的提取物具有解痉、抗惊厥、镇静、镇痛功效，能抑制癫痫的棘波发放，保护损害的神经细胞，适用于血虚阴亏造成的癫痫；钩藤能清热

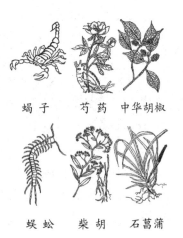

蝎子　　芍药　　中华胡椒

蜈蚣　　柴胡　　石菖蒲

平肝、熄风止痉，其成分钩藤碱能改变脑内单胺类递质及其代谢产物的含量，具有明显镇惊作用，可预防和控制癫痫发作；全蝎的蝎毒可显著抑制癫痫敏感性形成，适用于癫痫发作时的抽搐。

对癫痫有治疗作用的传统中药还有雷公藤、川芎、黄芩、天麻、丹参、朱砂、蜈蚣、僵蚕、蝉蜕等，这些中药中的有效成分若提取成单体治疗癫痫，将会具有高效低毒的作用，还可配伍成方剂用于辨证治疗。

（二）方药组合有讲究

中药配伍源远流长，五千年传承博大精深。治疗癫痫一般会根据患者的病症辨证论治，对证组方用药，"一人一方"，杜绝西药"千人一方"的缺点。通过中医望、闻、问、切，四诊参合，针对病源对证用药，不仅能缓解症状，更能从根本上解决问题，达到治愈癫

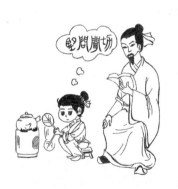

痫的目的。一般初期或病重的癫痫患者可考虑方药汤剂。自古流传治疗癫痫的经典方有很多，如定痫汤可治疗风痰闭阻证、柴桂温胆定志汤治疗痰火内盛证、柴胡疏肝汤治疗肝肾阴虚证、通窍活血汤治疗血瘀阻窍证、六君子汤合归脾汤治疗心脾两亏证，这些经典方剂可全面调节人体的气血运行、脏腑功能，调动人体本身正气而祛除病邪，临床效果显著，明显改善了患者的生活质量。

（三）中成药选择多

近年来中药抗癫痫治疗逐渐成为热点，某些中成药已在临床取得较好疗效。需长期服药的患者一般优先考虑服用口服溶液剂、散剂、冲剂、丸剂、片剂、胶囊剂等中成药。中成药价格相对低廉、服用方便、不良反应比西药少得多。上述很多单味中药及经典方药都以现代工艺制成了中成药，如伊来西胺片、定痫丸、熄风口服液、愈痫胶囊、茸菖胶囊、镇痫宁胶囊、灭痫灵片、灭痫宁冲剂等，品种丰富，各型癫痫均对症服用。

癫痫患者在治疗过程中正确选药和服药很重要，在药物治疗方面不可掉以轻心，要端正态度，认真对待。若方药中配伍朱砂、蜈蚣、全蝎等有毒之品，千万注意使用剂量，勿过量，勿久服。

（邵留英）

七、服药非小事，加减遵医嘱

案例：黄先生因车祸引起脑外伤而患上了癫痫，一直服用抗癫痫药物治疗。在治疗过程中，伴随着疲乏、头晕、嗜睡等不适，黄先生认为是药物引起的不良反应，但又觉得到医院咨询医生麻烦，便自行减少服用剂量，结果癫痫发作总是控制不好，还越来越频繁。黄先生只好到医院咨询医生，医生将黄先生减掉的药物重新逐渐增加，经过半个月的调整，黄先生的癫痫症状控制良好，并且没有明显的不适。

癫痫患者常常因服用药物剂量不足、过量服药及频繁换药等不规范用药，使药物疗效不佳，拖延了病程，甚至导致患者苦恼而丧失治疗信心。"久治不愈"其根本原因是抗癫痫药物（AEDs）在人体中的个体差异较大，而患者服用抗癫痫药物过程中，没有规范调整药物剂量，致使没有达到有效血药浓度，发挥不了药物的治疗作用。那么患者应该如何调整药物剂量，才能让治疗更加科学有效呢？

（一）如何加量调整？

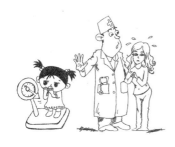

单一药物治疗是抗癫痫药物治疗应遵守的基本原则。不同患者对同一种药物的相同剂量，不仅存在疗效敏感性的差异，也存在耐受性的差异。如果在规范服药情况下，癫痫发作时间在某次服药前，可适当调整前一次服药剂量，但应该从较小的剂量开始，逐渐增加剂量以达到控制癫痫发作的目的。

多数癫痫儿童刚开始服用药物某个剂量时效果很好，但因为体重的增加，经过半年或1年后，癫痫又开始发作，此时家长要随着儿童身体的变化，按体重计算服药剂量，但最大剂量不应超过成人剂量。

（二）如何减量调整？

减量速度越慢，则复发率越低。减量是一个漫长的过程，它需要逐渐减少药物剂量。如全身强直阵挛发作患者需减量停药，一般以每月减少原服药剂量的 1/12，通过 12 个月减完为宜；失神发作患者则采用每月减少原服药剂量的 1/6，6 个月逐步减完；而对于服用多种 AEDs 治疗的患者减药调整，每次只能减掉一种药物，减掉一种药物之后，至少间隔 1 个月，如果仍无癫痫发作，再减掉第二种药物。如果在减药过程中出现癫痫复发，应停止减药，并将减掉的药物重新服用至发作前的剂量。

（三）如何减少不良反应？

往往癫痫患者在服药后出现剂量相关的不良反应（如头晕、嗜睡、疲劳、共济失调等），可暂时停止增加剂量或酌情减少当前剂量，等不良反应减轻或消退后再继续增加剂量至目标用药量。对于癫痫发作或药物的不良反应表现为昼夜变化，患者可更换长效抗癫痫药物的剂型（如缓释制剂）、调整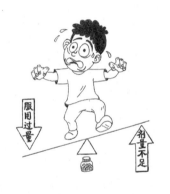服药时间或服药次数，以减少人体内血药浓度处于最大时引起的不良反应加重，和处于最小时引起的癫痫发作次数增加。如果出现的不良反应不可以耐受，应进行换药调整。

（四）如何换药调整？

患者在治疗过程中因疗效不佳、不良反应大等而需要进行换药。应在医师的指导下，或借助血药浓度监测的前提下，将更换新用药物从小剂量开始逐渐在 1~2 周或更长一段时间内加剂量至目标用药量，然后再将原来服用药物逐步减量至停药，这样可以避免替换药物过程中诱发癫痫，同时减少药物不良反应发生。

癫痫的药物治疗是一个长期过程。因此，千万不要求于快速根治而自行加大或减少药物剂量，应尽量单一使用，小剂量开始，谨遵医嘱，长期服药，定期复查。

（董文燊）

八、癫痫停药勿任性

案例：小张在 17 岁时头部外伤后继发癫痫，在医生指导下服用卡马西平抗癫痫治疗，病情逐渐得到控制。小张最近谈了个女朋友，两人相处不错，但癫痫一直是他的一块心病，跟女朋友约会时服药也不方便，怕被女朋友发现。因此，小张寻思最近症状控制得不错，于是半个月前私自把药停了。昨天女朋友生日，小张陪着女朋友逛街、看电影累了一天，晚上洗澡上床时突发右侧肢体抽搐，持续了十几秒。

（一）癫痫药物可以停么？

一般情况下，癫痫患者如果持续 2~4 年以上未发作，即存在减停药的可能性，一部分患者最终可以停用药物。是否停药应当综合考虑癫痫复发风险和撤药可能获益的基础上决定。

（二）患者存在的停药需求

1. 停药让患者感觉疾病已"治愈"，而长期服药让患者感觉一直是带病状态。

2. 药物都有不良反应，长期服用抗癫痫药物使一些远期不良反应突显出来。

3. 抗癫痫药物认知和行为方面不良反应有时难以察觉，直到停药时才发现。

4. 新型抗癫痫药物价格较高，给大多数患者造成较大的经济负担。

5. 患者处于特殊的时期，如怀孕或严重的其他疾病，如果停用抗癫痫药物，可能对处理患者的特殊病情有利。

（三）停药的潜在风险

停药最主要的风险是癫痫复发。癫痫复发会干扰患者的生活方式，尤其是上班族、驾驶员等，使其社会心理受到显著影响。

（四）停药前评估

1. 是否减停、如何减停，需要在个体化评估基础上作出决策。

2. 综合考虑患者的癫痫类型（病因、发作类型、综合征分类）、以往治疗反应、患者个人情况（如职业等），详细评估停药复发风险。

3. 与患者或者其监护人充分沟通减停药与继续服药的风险／效

益比。

4.在停药复发风险较低且患者或监护人知情同意后可考虑开始逐渐减停药物。

（五）撤停药物原则

目前没有证据表明存在绝对理想的撤药方案，但以下一些考虑可能会有帮助：

1.脑电图对减停药物有参考价值，减药前须复查脑电图，停药前最好再次复查脑电图。多数癫痫综合征需在脑电图完全无癫痫样放电再考虑减停药物，减药过程中也需要定期（每3~6个月）复查脑电图，如果撤停药过程中再次出现癫痫样放电，需要停止减量。

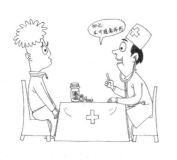

2.一般减停药时间为6个月，有时2~3个月。

3.撤停苯二氮䓬类和巴比妥类药物应当更加缓慢，撤停时间应当不低于6个月，避免发生撤药性癫痫。

4.采用多种药物治疗者，每次只撤停一种药，不可同时减停。

5.减药速度快可能诱发癫痫发作（尤其卡马西平和奥卡西平），单药治疗时减药过程应当不少于6个月，多药治疗时每种抗癫痫药物减停时间不少于3个月。

6.停药后短期内出现癫痫复发，应恢复既往药物治疗并复诊。

7.停药1年后出现有诱因的发作可以观察，注意避免诱发因素，可以暂不应用抗癫痫药物；如有每年2次以上的发作，应再次评估确定治疗方案。

（六）停药复发的危险因素

1. 存在脑部疾病，如颅内肿瘤、先天性畸形、脑软化灶。

2. 智能障碍。

3. 接受非常规神经系统检查操作。

4. 合并多种发作类型。

5. 初始治疗反应不佳的患者。

6. 长病程患者（发病到最近一次发作时间较长者）。

7. 减停药时采用多种药物治疗者。

8. 特定的癫痫综合征，尤其是青少年肌阵挛。

9. 脑电图上有癫痫样放电。

10. 癫痫家族史。

11. 海马萎缩或核磁共振（MRI）显示海马异常信号。

即使患者无癫痫发作达数年，且无上述复发危险因素，仍有20%~25% 减停药后会复发。停药复发对于每位患者的风险是未知的，复发时间也不可预测，很多患者为了避免复发选择继续药物治疗。但需要注意的是，继续药物治疗也并非绝对不复发，研究表明继续服药的复发风险是停药者的一半。

（龚金红 苏丹）

九、癫痫患者可以正常怀孕么？

案例：患者，女，26 岁。都市白领，诊断癫痫 3 年有余，目前服用左乙拉西坦抗癫痫治疗，癫痫控制良好，发作频率明显减少。患者有个交往已久的男朋友，两人感情一直不错，男方也知道女方的病情，近期两人打算结婚。喜事来临，但有件心事困扰着两个年轻人：患有癫痫能不能怀孕生宝宝？怀孕后是否要停药？停药了癫痫又会复发？……

（一）癫痫会不会遗传？

癫痫具有一定的遗传倾向，如父母都患癫痫，本人也是癫痫患者，生育前一定要让医生做遗传评估。

（二）是否可以正常怀孕？

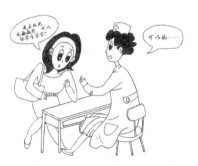

女性癫痫患者与正常女性一样有权利做母亲。但在受孕、怀孕期间会遇到如怀孕对病情的影响，癫痫发作及抗癫痫药物对胎儿的影响等诸多问题，这就需要癫痫患者在医生的指导下，有计划地怀孕，并在怀孕过程中尽量控制癫痫发作。而意外怀孕的癫痫患者要进行规范的产检，一旦发现严重问题，应及时终止妊娠；如果没有问题，需告知医生药物使用情况以及癫痫发作时的状况，让医生进行综合的评估。

（三）妊娠期存在的风险

癫痫患者在妊娠期会存在多方面风险，但主要为两方面：一方面癫痫患者在孕期及分娩过程中诱发癫痫，尤其是全面性强直-阵挛性发作，会导致孕妇缺氧，从而造成胎儿窒息；另一方面抗癫痫药物也会对胎儿造成畸形的影响，FDA（美国食品与药物管理局）根据药物对妊娠的影响程度，将不同种类药物进行分级，包括: A（对胎儿无不良影响）、B（对胎儿无危害证据，相对安全）、C（权衡利弊后慎用）、D（对胎儿有危害）、X（妊娠期禁用）级（详见下表），抗癫痫药多属于 C 级或 D 级。

常见抗癫痫药物妊娠安全分级

药品	FDA 妊娠安全分级
苯妥英钠	D 级
苯巴比妥	D 级
丙戊酸钠	D 级
卡马西平	D 级
奥卡西平	C 级
拉莫三嗪	C 级
左乙拉西坦	C 级

（四）怀孕期药物的选择及调整

怀孕期间抗癫痫药物的使用要权衡利弊，选择对胎儿影响小、又能尽可能控制癫痫发作的药物，规范治疗。

1. 传统抗癫痫药物，如丙戊酸盐、苯妥英钠、卡马西平、苯巴比妥属于 D 级，对胎儿有一些影响，不推荐使用；新型抗癫痫药物大多是 C 级，虽与传统药物在疗效上无本质区别，但在对胎儿的影响上，优于传统抗癫痫药物。

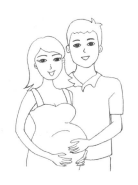

2. 如同时使用了三、四种以上的抗癫痫药物，或一些致畸风险比较高的抗癫痫药物，要逐渐调整为单一药物治疗，或者换用致畸风险相对较低的抗癫痫药物。

3. 此外，服用一些保护性的药物，如叶酸，连续 24 周。普通女性备孕时叶酸的服用剂量是 0.4mg，但是对于癫痫患者，尤其是还在服用抗癫痫药物的患者，叶酸的服用量建议每天 5mg。当然，大剂量的叶酸也会增加癫痫发作的概率，因此，通常建议把每天 5mg 的叶酸分成 3 次服用，降低诱发癫痫的风险。

4. 补充维生素 K_1（10~20mg/d），以防止新生儿因缺乏维生素 K_1 引起严重出血，尤其是服用苯巴比妥、苯妥英钠和卡马西平的患者。

（五）癫痫患者可以母乳喂养么？

癫痫孕妇分娩后，其体内血容量随之下降至普通人水平，这时需要及时调整药量，否则会出现暂时性的血药浓度增高，导致进入到乳汁中的药物含量也会相应增高。因此，若分娩后需母乳喂养，要及时寻求医生进行服药剂量调整，在医生的指导下哺乳。如孕期是单一服药，那么药物在乳汁中的含量相对较少，可以谨慎哺乳。如服用苯巴比妥、扑米酮或地西泮等镇静催眠药物（俗称安眠药）的患者，容易导致婴幼儿发生不良反应（如烦躁、入睡过快或精神萎靡等），应停止母乳喂养。

（六）注意事项

癫痫患者应保证充足的休息和睡眠，遵从医嘱服用药物，尽量避免跟婴儿单独相处。因为婴儿没有防护能力，患者癫痫发作时，可能会导致婴儿受伤或坠床。因此，可将婴儿放到比较安全的位置如婴儿床，与患者隔离开。还应将患者周围的危险品移开，如剪子、刀、绳子等。即使在婴儿喂奶、沐浴时，都应有第三人在场，以确保患者和婴儿的安全。

（林芝 龚金红）

十、儿童癫痫，用药莫随意

案例：小华出生时因产程过长引起脑损伤，而患上了小儿癫痫，不得不服用抗癫痫药物进行治疗。小华妈妈一想到"是药三分毒"，就担心药物会影响小孩的身体和智力发育，所以只有在发作时才让小华服药，以致于老师经常来电反映，小华有时会突然出现意识丧失，活动中断，两眼凝视或上翻等不正常表现……

（一）儿童癫痫易复发

儿童期是癫痫发病的高发期，有调查资料显示：大约50%~60% 癫痫患者在 16 岁以前发病，随着年龄的增加发病率有所下降。由于家长过分担心抗癫痫药物（AEDs）的不良反应，给儿童生长发育带来的危害，只有在癫痫发作时才让其服用药物，加以儿童服药依从性差，不能坚持按医嘱服药，从而容易导致癫痫复发。

（二）引起复发的主要原因

1. 患儿家长对抗癫痫药物治疗认识不够，过分担心抗癫痫药物的不良反应而随意减量或停药，从而导致癫痫复发。

2. 儿童生长发育较快，药物剂量需调整，患儿家长嫌麻烦没有按时复查，从而造成癫痫复发。

3. 不恰当的药物联用，造成不良反应发生，降低了患儿服药的依从性。

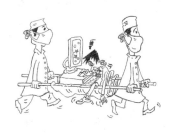

4. 儿童易患呼吸道感染疾病，可诱发癫痫。

5. 家长未重视儿童的日常护理，如患儿疲劳、睡眠不足、精神紧张、饮酒或受电脑、电视、游戏机等光刺激过多、惊吓等从而诱发癫痫发作。

（三）药物治疗原则

1. 早诊断早治疗，发现儿童异常应尽早全面检查，诊断明确后尽早给予药物治疗，但对于首次发作，如果症状不重、查体及影像学检查无异常者，可暂时不用药物治疗，但需要密切观察。

2. 根据发作类型选药，一般全身性发作多选丙戊酸钠、拉莫三嗪、托吡酯等药物，局灶性发作则多选奥卡西平和卡马西平等药物。

3. 尽量采用单药治疗，以避免或减少多药联用产生的不良反应，

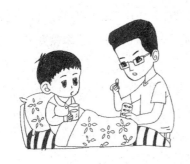

70%~80% 初诊断为癫痫的患者可以通过服用单一抗癫痫药物使发作得以控制，对于难治性癫痫患儿，联合用药时应了解作用机制和相互作用，可以达到增加疗效、减少不良反应的目的。

4. 服药剂量要个体化，应先从小剂量开始，逐渐增加剂量，直到达到疗效为止。

5. 服药疗程要规律，每日给药次数应根据药物的半衰期而定，确保患儿规律服药。

6. 停药过程要慢，因突然停药容易引起患儿癫痫持续状态，所以在停止发作后还应继续服药 2~4 年，并且在停药前要有一个缓慢减量的过程，一般要 6 个月 ~1 年。

（四）临床常用的抗癫痫药物

目前，在国内市场上，治疗癫痫的西药有十多种。治疗儿童部分性发作、全身强直—阵挛发作的一线药物有丙戊酸钠、卡马西平、托吡酯、拉莫三嗪、奥卡西平；治疗儿童失神发作的一线药物有丙戊酸钠、拉莫三嗪；治疗儿童良性癫痫伴中央颞区棘波的一线药物有丙戊酸钠、卡马西平、拉莫三嗪、奥卡西平。

儿童正处于身心发育的关键时期，合理应用抗癫痫药物是治疗儿童癫痫的主要手段，但传统的抗癫痫药物会影响青少年智力和身体的发育。因此，尽量使用奥卡西平、拉莫三嗪等对认知影响较小的药物。此外，还可以增加服用维生素 D 等促进儿童骨骼发育，保证良好的睡眠，加强心理疏导，使其获得完全控制，让癫痫儿童也能享受正常的生活和学习。

（董文燊）

十一、老年人癫痫，选药需谨慎

案例：小陈的爷爷，今年八十高寿，身体康健，前几天在小区散步途中突然全身抽搐，口吐白沫，无法平躺，无主动意识，幸得路过的居民救助，并打120急救电话，与家属一起将老年人送至医院。医生通过全面检查，诊断其为老年人癫痫，开具拉莫三嗪治疗，嘱其按时服药，按时复诊。

老年人是继儿童组后第二大易发癫痫年龄组，临床表现有其特异性。老年人癫痫分为两种：一种是人到老年（65岁以后）新诊断的癫痫，另一种是持续发作到老年的癫痫。近年来患有老年人癫痫的人数也在逐年增加。

（一）易患癫痫的缘由

老年人癫痫约有一半病因明确，在病因明确的患者中，最常见原因是脑血管疾病、脑肿瘤、脑外伤、颅内感染、代谢紊乱、慢性酒精中毒等。此外，老年人对各种身体、精神及环境刺激的反应要比其

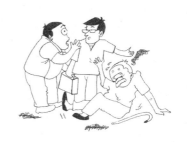

他年龄组更敏感，更易诱发癫痫。

（二）药物治疗原则

老年人癫痫的患者身体状况差，所患疾病多，手术风险大。因此，服用抗癫痫药物（AEDs）需要慎重。

1. 药物选择　无其他系统疾病的老年人癫痫患者，首选药物为拉莫三嗪或奥卡西平，伴有其他系统疾病者则为拉莫三嗪或左乙拉西坦。老年人对某些抗癫痫药物的敏感性增加，耐受性普遍下降，故不良反应发生率更高，应慎用或避免使用，如：卡马西平（易加重共济失调）、丙戊酸钠（易导致骨质疏松症）、苯巴比妥（易引起兴奋躁动、精神错乱或抑郁）等。

2. 剂量调整　老年人身体机能退化，体内蛋白合成减少、肝脏代谢减慢、酶活性减弱，使苯妥英钠、丙戊酸钠、加巴喷丁等抗癫痫药物在体内时间更长、血药浓度增高、毒性反应增加，所以必须考虑减量应用。

3. 个体化治疗　老年人癫痫可以考虑个体化治疗，根据老年人的身体状况、药物间相互作用、药物来源和治疗费用等进行综合考虑，争取最大治疗效果和最小不良反应。

4. 合并用药　老年人癫痫患者经常患有其他多种疾病，常需合并用药。且老年人记忆力差、视力和听力下降，因此应减少不必要的药物品种，抓主要病症，尽量减少辅助用药。

5. 长期用药　老年人癫痫患者必须在医生的指导下选择用药，并长期服用，不能轻易停药、减药、增药。

（三）日常调理

1. 尽量避免一个人生活，家属宜时常陪伴在老年人左右，对老年人悉心照顾，发病时能及时处理。

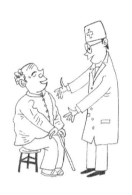

2. 癫痫持续到老年期的患者需要找医生重新评估治疗方案，因为其选用药物及服用剂量均有别于其他年龄组患者。

3. 老年人是癫痫的高发人群，平时应注意预防，任何可能导致老年人患癫痫的外因都应尽量避免，如暴饮暴食、喝酒抽烟、剧烈运动、睡眠不足、精神压抑、有害的声光刺激等。

4. 经常锻炼，保持良好的作息习惯，可以减少老年人癫痫发作的次数，开阔心胸。不过不宜选择对身体有损伤的剧烈运动，宜根据个人体质和兴趣爱好选择如散步、慢跑、钓鱼、太极拳等运动。

（邵留英）

十二、癫痫患者诱发抑郁怎么治？

案例：秦某，男，30岁，3年前上班时因癫痫发作，秦某开始服用拉莫三嗪进行治疗。虽然癫痫得到控制，但同事们看到他像看到怪物似的，都不愿接近他，甚至连上司分派给他的工作也无足轻重。原本开朗、乐观的秦某变得越来越孤僻，整晚失眠，人也越来越消瘦，家人无意间听到他喃喃自语"还不如死了算了"，非常惊慌，强制送秦某去某院精神科看病，经医生诊断秦某是患上抑郁症了……

据统计，由癫痫诱发的情绪障碍发病率为 30%~70%，在情绪障碍中，又以抑郁最为常见。在临床治疗中，医生、患者的注意力往往都放在控制癫痫发作和缓解癫痫症状上，而忽视了癫痫诱发的抑郁。因此，若想提高癫痫患者的生活质量，需得重视诱发的抑郁等情绪障碍。

（一）癫痫诱发抑郁的影响因素

1. 癫痫病程：癫痫患者表现的抑郁程度各有不同，轻者入睡困难、无愉快感、兴趣减退，重者悲观绝望、生不如死。抑郁的发病率随癫痫病程延长而增加，癫痫病程越长，抑郁程度越重。

2. 癫痫发作频率：大脑是人类情感的调节中枢，癫痫的反复发作会导致前额叶功能紊乱。癫痫发作频率无法控制的患者抑郁发生率最高，控制不完全的次之，得到良好控制的发生率最低，但均比普通人群的抑郁发病率高。

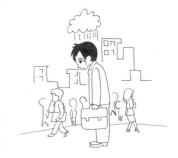

3. 癫痫类型：人脑颞叶中的杏仁核与情感、觉醒等有关，海马与情绪反应、注意力等有关。因此，颞叶癫痫患者的抑郁发生率被

认为是癫痫类型中最高的。另外，额叶癫痫、复杂部分性发作也比其他癫痫的抑郁发生率高一些。

4. 神经递质减少：神经递质如 5-羟色胺（5-HT）、去甲肾上腺素（NE）、多巴胺（DA）的减少，是抑郁发病的重要因素。苯巴比妥、左乙拉西坦、托吡酯、氨己烯酸、扑米酮等抗癫痫药物可减少神经递质，从而诱发抑郁或者增加患者自杀的风险。

5. 联合用药：多药联合治疗癫痫是增加抑郁的重要因素之一，因为多药联合应用会增加药物的不良反应，尤其联合使用可能诱发抑郁的药物。

6. 心理社会因素：癫痫患者更易受负面心理社会因素影响，如自主能力受限、就业受限、社会耻辱感、家庭关系紧张等均可增加抑郁患病率。

（二）癫痫诱发抑郁的抗癫痫药物选择

卡马西平、丙戊酸钠、拉莫三嗪、加巴喷丁能增加突触间隙 5-HT 和 NE 含量，具有抗抑郁作用，可作为治疗癫痫诱发抑郁的一线用

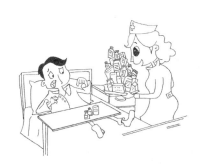

药，但应注意不能突然停用，否则反而会导致抑郁心境。许多抗癫痫药物间有药物相互作用，如苯巴比妥、苯妥英钠和卡马西平均为肝药酶诱导剂，会影响抗抑郁药的代谢。因此，癫痫伴抑郁时建议使用对肝药酶作用影响较小的抗癫痫药物，如左乙拉西坦、加巴喷丁、拉莫三嗪等。一些抗癫痫药物如氨己烯酸、噻加宾、托吡酯等会随着剂量

的增大而产生抑郁心境，一般不推荐使用或控制剂量使用。

（三）癫痫诱发抑郁的抗抑郁药物选择

三环类抗抑郁药物丙咪嗪、氯丙咪嗪、多塞平、阿米替林和四环类抗抑郁药物马普替林、米安色林会降低癫痫发作阈值，可能诱发癫痫发作，不建议使用。对癫痫患者的抗抑郁治疗，临床医生一般推荐选择性 5-HT 再摄取抑制剂类药物（SSRIs），如氟西汀可提高苯妥英钠和卡马西平的抗癫痫作用，舍曲林不会降低癫痫发作阈值，西酞普兰能降低癫痫发作频率。5-HT 和 NE 再摄取抑制剂类药物（SNRIs）如文拉法辛具有抗抑郁的同时还有抗焦虑作用，作用更广，也可以作为一线药物使用。所有抗抑郁药物均推荐从小剂量开始，可将导致或加重癫痫的危险降到最低。

癫痫患者诱发抑郁时严重影响了患者的生活质量并增加费用支出。因此，在控制癫痫发作、缓解癫痫症状的同时，更应重视癫痫诱发患者的抑郁情绪，采取针对性干预措施，服用有效的抗抑郁药物，改善癫痫患者生活质量、促进患者全面康复。

（邵留英）

十三、排除"肝扰"，服药无忧

案例：李某某，女，既往有癫痫病史，一直服用丙戊酸钠，最近因病情需要转而服用卡马西平一个月，但逐渐出现食欲下降、乏力、小便色黄，查生化指标：谷丙转氨酶（ALT）、谷草转氨酶（AST）、总胆红素（TBil）、直接胆红素（DBil）均升高明显，诊断为卡马西平所致的重症肝损害。

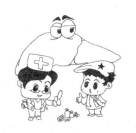

药物性肝损害（DILI），是指药物或其代谢产物对肝脏的直接毒性，或肝脏对药物或其代谢产物发生过敏或特异质反应而导致的肝脏损伤。DILI 是肝损害的常见类型。

DILI 在临床上有三种常见类型：① 肝细胞损害型：ALT ≥ 3ULN 且 R ≥ 5；② 胆汁淤积型：ALP ≥ 2ULN 且 R ≤ 2；③ 混合型：ALT ≥ 3ULN，ALP ≥ 2ULN，且 R<5。ALT：谷丙转氨酶，ALP：碱性磷酸酶，ULN：正常值上限，R=（ALT 实测值 /ALT 正常值上限）/（ALP 实测值 /ALP 正常值上限）。

（一）造成肝损害的抗癫痫药物有哪些呢？

丙戊酸蓝引起的肝损害主要表现为 ALT 和 AST 升高，与用药剂量有关，偶尔引起的暴发性肝坏死则与用药剂量无关，死亡率极高，多发于 2 岁以下儿童。苯妥英钠、苯巴比妥、卡马西平均为肝药酶诱导剂，引起的肝损害主要有急性肝损害、肝功能障碍、肝衰竭、肝昏迷等，少数患者受机体的致敏状态、个体遗传差异等方面影响会引起肝毒性。新型抗癫痫药物如拉莫三嗪易引发肝损害、肝衰竭，而肝衰竭、肝炎是托吡酯常见不良反应……

（二）怎么"保肝"？

1. **减量或停药** 与剂量相关的肝损害，可考虑减量使用；与剂量无关的肝损害，可考虑停用相关药物，改用其他主要经肾脏代谢的抗癫痫药物如左乙拉西坦、托吡酯等。

2. **对症治疗** 引起黄疸者可静滴高渗葡萄糖，维持电解质平衡；引起淤胆者可使用糖皮质激素治疗；引起出血者可给予维生素 K_1；急性重型肝炎可采用血液透析或全肝灌流；重症患者如肝衰竭、慢性肝炎合并肝硬化等可考虑进行肝移植手术。

3. **减轻负担** 肝脏是人体中重要的代谢、解毒器官，因此要减负得从两方面入手：首先，饮食要清淡，多吃富含纤维素的食物如绿色蔬菜和水果，少吃油腻、辛辣、高蛋白或高脂肪食物；其次，服用解毒类保肝药物如谷胱甘肽、葡醛内酯、硫普罗宁、青霉胺等，可以增强肝脏的解毒功能，减少有害物质对肝脏的损害。

4. **修复肝细胞** 肝脏由肝细胞组成，一旦肝细胞损害或坏死，疾病就会接踵而至。那么如何修复肝细胞呢？可以服用促肝细胞再生药物如多烯磷脂酰胆碱、促肝细胞生长素等，恢复损害的肝细胞和酶活力，促使细胞再生，改善肝脏枯萎细胞的吞噬功能；或者服用改善肝脏微循环药物如前列腺素 E_1、中药丹参等，改善肝脏微循环，增加肝细胞供血和营养,促使细胞再生。

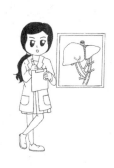

5. **促进能量代谢** 促进肝细胞的能量代谢，保持代谢所需各种酶的活性。如维生素类，主要是水溶性维生素类，维生素 C 是水溶性抗氧化剂，抑制脂质过氧化反应，使肝细胞脂肪变性程度减轻，促进肝细胞再生和肝糖原合成，而复合维生素 B 则与糖、脂肪、蛋白质的代谢息息相关；再如辅酶类，辅酶 Q_{10} 可增强肝脏组织对自由基的清除力从而保护肝脏。

6. **其 他** 保肝药物种类繁多，作用各异，常见的还有：① 抗炎类：苦参素、苦参碱、水飞蓟宾、甘草提取制剂等；② 利胆退黄类：

茵陈提取制剂、熊去氧胆酸、腺苷蛋氨酸等；③降酶类：联苯双酯、五酯胶囊、齐墩果酸、山豆根提取制剂、垂盆草提取制剂等。

（三）预防肝损害应注意哪些？

1. 定期测定肝功能、胆红素、血象，并注意监测各种不良反应如恶心、疲乏、皮疹、黄疸、右上腹疼痛等，一旦出现黄疸或肝功能异常时应立即减药或停药；

2. 对特殊人群如新生儿、幼儿、孕妇、哺乳期妇女、老年人、肝肾功能不良患者等，抗癫痫药物使用的品种和剂量均应慎重；

3. 过敏体质或以往有药物过敏史的患者，用药时更需注意；

4. 在联合用药时应特别重视药物间的相互作用。慎用对肝药酶有诱导作用的药物，尽量避免同时使用多种抗癫痫药物，需要联合用药时尤其避免使用化学结构相似、作用机理相同的药物。

（邵留英）

十四、拒绝药驾，珍爱生命

案例：王某，男，25岁，癫痫病史6年，仍处于治疗期，3年前隐瞒病情申领了机动车驾驶证，近日服用抗癫痫药物后，驾驶机动车出门办事，半路上突然感觉头晕眼花，四肢不可抑制地抽搐，等完全清醒后才知道自己驾驶的车辆连续撞击机动车数辆，伤及行人若干，具体伤亡未知。王某欲哭无泪……

车已成为现代人生活出行中必不可少的交通工具。那么癫痫患者或者治愈后的癫痫患者能开车吗？得分情况说明。

（一）癫痫患者能不能驾车？

《道路交通安全法》和《机动车驾驶证申领和使用规定》均明确指出，有癫痫病的患者，不得申请机动车驾驶证。因癫痫发作会出现大脑功能失调，表现为突发性的短暂运动、感觉、意识和自主神经功能紊乱。以下四类分型的癫痫患者尤其需要谨守此规定。

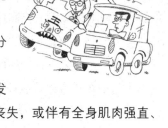

大发作（强直阵挛性发作）、小发作和失神发作：发作时意识都会突然丧失，或伴有全身肌肉强直、抽搐等症状，这会使患者在驾驶机动车时因四肢痉挛抽搐或意识丧失而导致机动车完全失控。精神运动型发作时表现为意识模糊，伴有明显的精神症状，如急躁、愤怒、好斗，这可能会导致患者在交通拥堵等情况下，人为形成争斗而诱发癫痫，导致车辆碰撞。

（二）服用抗癫痫药物后能不能驾车？

世界卫生组织列出的 7 大类在服用后可能影响安全驾驶的药物中就有抗癫痫药物，并提出在服用此类药物后应禁止驾车。服用抗癫痫药物后驾驶机动车即为药驾，药驾的危害堪比酒驾，甚至更具有隐蔽性，可看作为"马路隐形杀手"。抗癫痫药物中苯巴比妥、苯妥英钠、卡马西平、托吡酯、拉莫三嗪、奥卡西平等常会引起中枢系统的不良反应，如嗜睡、疲劳、眩晕、头痛、视力模糊等；丙戊酸钠、乙琥胺等引起上述不良反应较少见，但仍无法避免。

（三）服用抗癫痫药物还有哪些工作不能做？

大部分抗癫痫药物具有中枢抑制作用，能干扰用药者的认知或操作行为，使患者不能从事需要保持头脑清醒的工作，患者服药后除了不能驾驶机动车外，还有很多工作也需要禁止，如机械操作、高空作业、水上作业、高压炉作业、灯光操作、音响操作等。

（四）癫痫患者若非要开车怎么办？

由于癫痫患者不发作时与正常人无异，只要考试合格便可以领取驾驶证。而我国法律对药驾监管不严，也无有效手段可以检测药驾，导致癫痫患者都有侥幸心理，觉得自己不会出事，隐瞒病情而获取驾照。殊不知，"不怕一万，就怕万一"，出了事对自己、家人以及无辜路人都是种巨大的伤害。因此，若癫痫患者真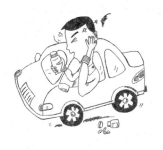的想要开车，需经临床治愈后 1 年以上才能慎重考虑，且有对驾车突发状况处理的能力还需保持平和心情，远离癫痫发作的诱因。

（邵留英）

十五、长期服用抗癫痫药物会"变傻"吗？

案例：佳佳的妈妈近日来忧心忡忡，5 岁的佳佳经医生确诊患有癫痫，需长期口服抗癫痫药物进行治疗。但最近一段时间，佳佳的情况却越来越严重了，变得沉默寡言、目光呆滞、注意力不集中。佳佳妈妈不得不带着佳佳再次来找医生，经过医生的详细询问：原来，佳佳妈妈担心抗癫痫药物长期服用会影响佳佳的身体和智力发育，只有在发作的时候才让佳佳服药，不发作的时候擅自减药或者停药，这种吃吃停停的服药方法导致佳佳的病情和认知都出现了恶化。

对于儿童和青少年癫痫患者来说，长期规律的服用药物是治疗癫痫的主要方式。但古人云"是药三分毒"，家长都会担心长期服用抗癫痫药物所带来的不良反应，会给小孩带来不可挽回的伤害，甚至认为长期服用抗癫痫药物会导致癫痫患儿变傻。那是不是停用抗癫痫药物，任由患儿癫痫发作，患儿的智力就会恢复正常呢？

（一）傻傻分不清

癫痫患儿在日常生活中大都表现为智力低下，对某些事物"傻傻分不清"，这在医学上称为认知功能障碍，是癫痫患儿常见的伴随症状。表现为感知速度减慢，注意力下降，思维能力、记忆力、言语能力、交往能力减退等症状；这些症状是因脑局部组织病变或受损而产生的对知觉、记忆、思维等认知功能的损害，大量的研究证实超过三分之一患者存在不同的认知损害。认知功能障碍不仅使儿童期学习能力下降，而且干扰成年后的工作等日常生活。

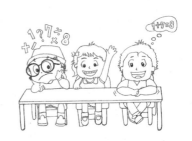

（二）导致的原因

导致癫痫儿童认知功能障碍与许多因素有关：① 儿童患癫痫的类型，一些继发于遗传代谢性或神经变性病的癫痫患儿通常被认为伴有严重的认知功能损害，而一些特发性癫痫综合征，如青少年肌阵挛癫痫患者的认知损害则不明显。② 癫痫灶的部位，颞叶癫痫对认知的影响以语言、记忆障碍和发作后精神异常为主；枕叶癫痫主要表现为注意力、记忆力的下降；额叶癫痫则为计划与执行功能的减退，记忆功能通常不受影响。③ 其他如起病年龄越小、发作频率越高、发作持续时间越长、病程越长等原因均能加重癫痫患者的认知功能损害。

（三）吃药会"变傻"？

所有的药物都有不良反应，抗癫痫药物也不例外，但正确规律服用药物，不但可以控制癫痫发作，还会减缓癫痫发作对认知功能的损害。

传统抗癫痫药物对认知功能的影响较大，以苯妥英钠最为显著，会降低患儿的正常操作技能、损害学习能力、致使记忆力下降、运

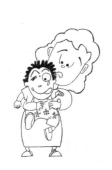

动速度减慢等；苯巴比妥次之，表现为患儿精神迟缓、注意力缺陷和记忆力下降；卡马西平的影响较小，主要为使患者注意力下降；而丙戊酸钠对认知功能的损害最小。

新型抗癫痫药物则对认知功能影响较小，临床上常用的药物有左乙拉西坦、托吡酯、奥卡西平、拉莫三嗪等。研究表明，新型抗癫痫

药物中托吡酯对认知损害最为明显，表现为词语记忆力、注意力的下降，思维速度减慢；拉莫三嗪效果好且对认知功能的损害较轻；奥卡西平能改善癫痫患者的注意力和提高书写速度，减轻警觉感，对长时记忆无影响。

（四）如何选择药物？

抗癫痫药物具有"双刃剑"作用，一方面能控制癫痫发作，减少对大脑的继发损害；另一方面也有造成认知功能损害的不良反应，但与癫痫发作相比较，药物对认知功能的损害是次要的，也是可选择的。在控制癫痫发作的前提下，可选择不良反应小，对认知损害小的药物，尽量选用单药治疗，以适当的起始剂量，采取缓慢加量的方法，避免突然停药、换药，防止癫痫发作加重。此外，需加强患儿学习能力、日常生活能力和社交能力的训练，社会和家庭的理解和支持，从而减缓患儿的认知功能损害进程，提高患儿的生活质量。

（董文燊）

十六、当心抗癫痫药物诱发的"药疹"

案例：患者，女，69岁，3年前诊断为癫痫，未予药物治疗，近期症状发作频繁，且脑电图明显异常。予抗癫痫药物治疗，开始服用拉莫三嗪每次25mg，每天一次，医生嘱两周后若无不良反应加量至每次50mg，每天一次。患者服药后一周自行加量至每次50mg，每天2次，调整用药约2周后，患者出现牙龈红肿，未引起重视，后舌头及咽喉部出现白点，疼痛不能进食，并出现面部水肿，手背手心开始出现皮疹，伴瘙痒，唇部红肿、溃疡，呈进行性加重，就诊，医生考虑拉莫三嗪引起的严重皮疹，立即停用拉莫三嗪，予甲泼尼龙注射液静滴，同时予抑酸护胃等对症支持处理后，病情好转。

（一）什么是药疹？

药疹又称药物性皮炎，是患者使用药物后出现的皮疹，是药物过敏反应的最常见皮肤病变。表现形式从单纯的颜色改变到表面隆起、红斑、水疱多样。药疹是一种过敏反应，几乎所有的药物都有可能引发药疹，含有芳香环基团的抗癫痫药物为最常见药物之一。

（二）引发药疹的抗癫痫药物

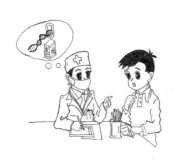

传统抗癫痫药物中苯巴比妥、苯妥英钠、卡马西平；新型抗癫痫药物中拉莫三嗪、奥卡西平，同属含芳香环抗癫痫药物，容易引发药疹。在所有抗癫痫药物中，以卡马西平、拉莫三嗪发生率较高，而丙戊酸钠、托吡酯、左乙拉西坦较低。

（三）药疹的临床表现

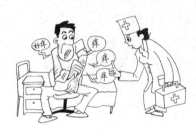

一般来说，药疹多在抗癫痫药物治疗开始后 7~10 天出现，表现为红色斑、斑丘疹、风团、麻子、水疱等，主要包括斑疹、丘疹、荨麻疹、湿疹、痤疮等，属轻型药疹。常常由于对一般的药疹患者未及时停止使用药物或适当处理，致使病情发展，皮疹融合而成为剥脱性皮炎，发展成重度药疹；表现为斑上出现大小不等的松弛性水疱、表皮松解，可以用手指推动，稍用力表皮即可擦掉，如烫伤样表现等；特征为发病急、皮损黏膜损害广泛而严重，并伴有发高热，主要包括史蒂文斯－约翰逊综合症（SJS）和中毒性表皮坏死溶解症（TEN）。

（四）正确判断药疹

1. 明确的服药史；

2. 有一定的潜伏期；

3. 瘙痒明显；

4. 排除与皮损相似的其他皮肤病及发疹性传染病；

5. 如患者服用两种以上的药物，准确判断致敏药物将更为困难。应根据患者过去服药史，有无药疹史，此次用药与发病的关系，以及引发药疹的类型等加以分析。

（五）药疹后怎么办？

1.轻型药疹

① 停用可疑药物，停药后药疹一般可以自行消退；

② 为了避免癫痫发作，还需要更换另外一种抗癫痫药物，尽可能避免使用含芳香环基团的抗癫痫药物。

2.重症药疹

① 必需立刻停用致敏的抗癫痫药物；

② 积极进行正规和系统的对症治疗，可以使用皮质类固醇激素、组胺类抗过敏药物，同时给予预防感染、保肝、纠正水电解质紊乱等治疗。

（龚金红　苏丹）

十七、预防药疹，基因检测来帮忙

案例：癫痫患者小王，因服用丙戊酸钠效果不佳，换用卡马西平后，癫痫发作得到很好控制。可十几天过后，小王突然出现眼红、身体发热、喉咙疼痛，以为是感冒，没引起重视。病情突然加重，小王的脸、颈、胸部出现多形红斑，很快融合成片。小王马上到医院就诊，经 HLA-B*1502 基因检测，被确诊为"卡马西平引起的重度皮肤药疹"，及时停用卡马西平，对症抗过敏及支持治疗，还好没造成更为严重的后果。

卡马西平主要用于治疗癫痫、三叉神经痛及双相情感障碍等疾病，疗效显著，因在临床上的应用越来越广泛，而导致的皮肤药疹也在逐年上升，其中严重皮肤药物不良反应主要包括史蒂文斯－约翰逊综合症（SJS）和中毒性表皮坏死溶解症（TEN），主要表现为发热、大泡形成和坏死，皮肤脱落，甚至导致多器官功能紊乱。

（一）药疹容易误诊

卡马西平引起药疹为常见不良反应，当出现或继发为 SJS/TEN 时，患者大都伴有发高热、怕冷、疼痛等，患者通常误以为是上呼吸道感染，不够重视，未及时停药就医，就会导致严重的 SJS/TEN，甚至危及生命，致死率高达 30%~50%。

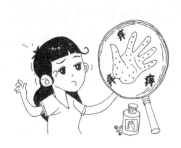

（二）如何预防药疹？

由于卡马西平引发严重皮肤毒性反应（SJS/TEN）的患者都会面临发病急、病情重、发展快、病程长，处理不当会危及生命。因此，癫痫患者在进行药物治疗过程中，需要警惕药疹的发生：

1. 服用抗癫痫药物时，应了解过敏史，避免使用已知过敏或结构相似的药物。

2. 尽量选用致敏性较低的药物。

3. 患者及家属，应注意药疹的早期症状,如突然出现瘙痒、红斑、发热等反应，应高度怀疑药疹，立即停药并及时就医。

4. 对于可能引起药疹的抗癫痫药物，在刚刚开始服用时，应从小剂量开始，逐渐增加剂量。

5.已确诊发生药疹的患者，应牢记过敏药物并记录在病历中，每次复诊时告诉医生。

6.加强基因检测，提前预知风险。

（三）药疹与基因检测

近年来，越来越多的证据表明，卡马西平导致 SJS/TEN 与人体内变异的 HLA-B*1502 基因有密切关系。由于个体差异的不同，卡马西平导致 SJS/TEN 也存在着个体差异，国家食品药品监督管理局对卡马西平说明书增加了警告，建议服药前进 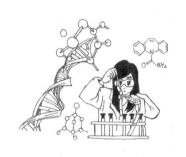 行基因检测。基因检测是通过血液、其他体液或细胞对 DNA 进行检测的技术，理论上检测准确率可达到 99%；基因检测作为一种常规检测及诊断手段，可有效预测卡马西平等芳香族抗癫痫药物引起药疹的可能性。

（四）基因检测提前预知风险

研究结果表明，芳香族抗癫痫药物引起 SJS/TEN 与芳香族分子结构相关。卡马西平作为芳香族抗癫痫病的常用药物，同类药物还包括奥卡西平、苯巴比妥、苯妥英钠、扑米酮、拉莫三嗪等。对卡马西平存在皮肤过敏反应的患者，服用奥卡西平后大约 25%~30% 的患者会出现过敏反应，卡马西平和苯妥英钠可能发生交叉过敏反应。因此，在服用芳香族抗癫痫药物之前，应进行相关基因检测

（HLA-B*1502、HLA-A*24:02），对检测结果呈阳性患者，则不宜使用该类药物，可降低甚至避免 SJS/TEN 的发生。

（董文燊）

十八、癫痫患者吃什么好？

案例：某日凌晨5时许，有群众报警称，有一名老汉晕倒在地，四肢抽搐，口吐白沫，疑为癫痫发作，情况十分严重。民警迅速出警，见老汉倒在地上，神志不清，当即拨打120急救电话，并实施简单的救援。120救护车到场后，民警同医护人员一起将老汉送至医院，经过及时抢救，老汉终于脱离了生命危险。经了解，这名老汉有癫痫病史，昨晚因饮酒过多，导致病情突发，幸好民警及时救助。

"喝酒也会引发癫痫？""是的，癫痫患者在饮食上有严格的要求，不能想吃就吃，想喝就喝。"癫痫患者也有"红绿灯"饮食哟！

（一）"绿灯"饮食：嗨皮吃

这些食物有助于减少癫痫发作次数和恢复脑功能：

1. 高蛋白食物 瘦肉、鱼类、蛋类、牛奶、豆类及豆制品等。

2. 含微量金属元素食物 牛奶和乳制品等可补钙；玉米、肉类、鱼类等可补镁；豆类和谷类等可补锰。

3. 富含维生素食物 鱼类、糙米、麦麸等富含维生素 B_6；鱼类、虾、蛋类、牛奶、木耳、香菇等富含维生素 D；花生油、香油、蛋类、

麦胚、谷胚等富含维生素 E；绿叶蔬菜富
含维生素 K。

4. 高热量易消化食物 肉类、蛋类、
大米、小麦、土豆等。

5. 润肠通便食物 多吃菠菜、胡桃、
杏仁、香蕉等能保持大便通畅。

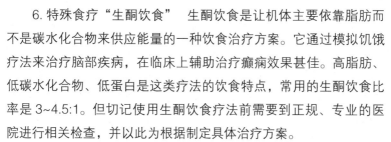

6. 特殊食疗"生酮饮食" 生酮饮食是让机体主要依靠脂肪而不是碳水化合物来供应能量的一种饮食治疗方案。它通过模拟饥饿疗法来治疗脑部疾病，在临床上辅助治疗癫痫效果甚佳。高脂肪、低碳水化合物、低蛋白是这类疗法的饮食特点，常用的生酮饮食比率是 3~4.5:1。但切记使用生酮饮食疗法前需要到正规、专业的医院进行相关检查，并以此为根据制定具体治疗方案。

（二）"黄灯"饮食：适量吃

这些食物有可能诱发癫痫，但也不是完全不能吃，要把握好"度"：

1. 少喝水和各种饮料 因为癫痫发作是从间脑开始的，间脑是人体水液调节中枢，大量液体进入体内，会增加间脑的负担，从而诱发癫痫。也可因为过量饮水后造成膀胱过度充盈膨胀，从而产生较强的神经冲动，诱发神经元异常放电，导致癫痫发作。

2. 少吃盐 大量盐分进入体内，也会增加间脑负担，从而诱发癫痫。尽量少吃咸菜、咸鱼、咸肉等。

3. 少吃"发物" 尽量少吃羊肉、狗肉、雄鸡、海鲜、韭菜、香椿、香菜等。若确实嘴馋，可搭配些凉性食物如冬瓜、丝瓜等一起吃。

4. 少吃辛辣刺激性调味品 酌量吃辣椒、胡椒、芥末、葱、蒜等。

5.少吃甜食　甜食吃太多易诱发癫痫。酌量吃蛋糕、巧克力等。

6.尽量避免咖啡和浓茶　浓茶中含茶碱，咖啡中含咖啡因，食用过量可诱发癫痫发作。

7.少吃含锌高食物　经长期抗癫痫药物治疗的患者血锌浓度比用药前明显下降，有的甚至出现某些缺锌症状，这表明癫痫的发生与体内锌含量增高有密切关系。故酌量吃家畜内脏、坚果和小扁豆等。

8.限制钾摄入量　癫痫患者易出现白细胞减少、脱水、贫血、营养不良等症状，钾摄入过多会出现电解质代谢紊乱（高血钾症）。酌量吃调制乳奶、小麦胚芽、腰果、罐头类腌制品、香蕉等。

9.限制碳水化合物摄入量　酌量吃糯米、麻薯、芋头、饼干、核桃等。

（三）"红灯"饮食：禁止吃

这些食物或者饮食习惯可直接诱发癫痫，应注意：

1.禁止吸烟饮酒　香烟中含有大量尼古丁，会影响大脑血管收缩；酒中含有大量酒精，长期过量饮酒可导致酒精中毒，且酒精又能抑制神经的活动，故长期吸烟、过量饮酒均能直接诱发癫痫。

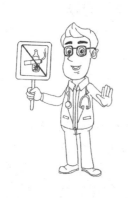

2.禁止暴饮暴食　暴饮暴食后体内会出现大量胰岛素，降低体内血糖浓度，脑能量供应不足，促使癫痫发作。

3.杜绝过度饥饿　过度饥饿会造成体内血糖降低，从而诱发癫痫。

民以食为天，良好的饮食习惯和生活规律，是日常控制癫痫的不二选择。吃对了食物，不但能从旁协助治疗癫痫，而且

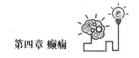

能使患者身心愉悦，早日康复。

（邵留英）

十九、生酮饮食，你了解吗？

案例：小华，男，9岁。7个月大的时候诊断为婴儿痉挛症，表现为突然、短暂的躯干肌和双侧肢体伸展性收缩。给予抗癫痫药物治疗，治疗初期发作控制较好，但随着小华年龄的增长，发作次数又开始逐渐增多。尝试多种抗癫痫药物方案，开始效果还可以，但后期总是控制不住，发作次数明显增加……医生与小华爸妈商量采用生酮饮食疗法，小华爸妈十分纳闷：药物都控制不了的癫痫，吃吃东西能治好？

（一）什么是生酮饮食？

生酮饮食是一种高脂肪、足蛋白（1g/kg）以及低碳水化合物的饮食疗法。早在20世纪20年代，就有研究发现生酮饮食是治疗癫痫的一种有效办法。

通常情况下，人们身体的能量供应主要来源于碳水化合物（例如米饭、面食和糖等），但在生酮饮食中，碳水化

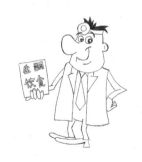

合物含量很小而脂肪成分较多，所以身体主要由脂肪来供应能量，这就可以产生较多的酮体，从而达到减少癫痫发作的目的。

（二）生酮饮食真的有效么?

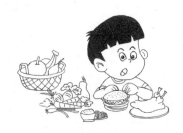

生酮饮食是一种主要用于治疗儿童难治性癫痫的有效、安全的非药物疗法，可使 38%~60% 癫痫患者发作次数减少 50% 以上，30% 患者发作次数可减少 90% 以上。

（三）生酮饮食适用于哪些人群?

1. 生酮饮食通常被认为适用于儿童癫痫患者，但越来越多的研究证据表明成人癫痫也可从该疗法获益。

2. 经过至少 2 种抗癫痫药物正规治疗失败的患者可考虑生酮饮食疗法。

3. 有手术指征的难治性局灶性癫痫仍建议手术治疗。

（四）哪些患者不适合生酮饮食疗法?

1. 原发性肉碱缺乏症患者;

2. 肉碱棕榈酰转移酶 I 或 II 缺乏症患者;

3. 肉碱转位酶缺乏症患者;

4. 卟啉症患者;

5. 脂肪酸氧化缺陷患者;

6. 丙酮酸羧化酶缺乏症患者。

（五）生酮饮食怎么吃？

生酮饮食的实施需要在经过培训的医生或营养师监督下进行。具体实施步骤包括：入院——禁食 24~28 小时（此步骤根据患者情况可调整）——逐渐增加生酮饮食比例直至达到目标要求（通常住院时间为 3~4 天）——出院，按医嘱饮食方案执行。治疗同时，建议儿童预防性补充不含碳水化合物的多种维生素、钙等。

（六）随访事项

1. 随访频次：第一年每 3 个月一次，婴幼儿或存在营养风险的患儿随访更频繁，有时每月一次。

2. 基本指标：热量摄入、身高、体重、癫痫发作情况。

3. 血液检查：全血细胞计数、肝肾功能、血脂、代谢相关指标、肉碱水平等。

4. 尿液检查：尿常规、尿钙、尿肌酐、尿酮。

5. 特殊情况下还需要测定血中硒、锌、β-羟丁酸水平，肾 B 超、双能量 X 线骨密度检查（DEXA）等。

（七）生酮饮食疗程多长？

1. 生酮饮食一般最短疗程 3 个月，最长 2 年，若发作控制良好且无严重不良反应，也可长期进行。

2. 通常生酮饮食开始 1~3 个月后，发作次数减少。

3. 生酮饮食至少进行 3 个月后仍不能有效控制发作，认定该疗法失败而终止。

4.如同抗癫痫药物不能突然停用一样，停止生酮饮食时也需要逐渐进行，通常需要至少数月的时间，突然停止生酮饮食可能会导致发作加重。

（八）生酮饮食后，抗癫痫药物何去何从？

1.刚开始生酮饮食治疗时，仍应继续服用抗癫痫药物治疗。

2.癫痫发作得到控制后，可以考虑将抗癫痫药物逐渐减量甚至停药。

3.苯巴比妥类或苯二氮䓬类药物撤药需要更为缓慢，太快容易导致癫痫发作增加。

4.生酮饮食联合碳酸酐酶抑制剂类抗癫痫药物（如托吡酯、唑尼沙胺），肾结石、代谢性酸中毒风险可能增加，在第一周或第一个月内应尤其注意。

5.生酮饮食联合丙戊酸类抗癫痫药物，继发性肉碱缺乏、肝损害、胰腺炎风险可能增加。

6.停止生酮饮食后，患者通常需要继续服用至少一种抗癫痫药物。

（九）生酮饮食有哪些不良反应？

大多数不良反应较轻微，且可预测、预防，很少会导致饮食疗法终止。常见的不良反应包括：便秘、酸中毒、身高增长缓慢、血脂异常、肾结石、骨折等。

（龚金红 苏丹）

二十、服药过量，如何解救？

> 案例：金老伯，50岁，20多年前因患"脑血管畸形"做了手术，手术还算成功，解决了血管可能破裂出血的问题，但因为手术部位的特殊性，因此患上癫痫，一直服苯妥英钠抗癫痫治疗，每天2次，每次2片（0.2g），目前已服药21年，癫痫症状控制得还可以，但金老伯4天前开始出现头晕、走路不稳、看东西有旋转感，有时还有重影，到医院就诊，查苯妥英钠药物浓度高达49mg/L，医生诊断为苯妥英钠过量中毒。

多数抗癫痫药物（AEDs）治疗窗窄、毒性强、服药周期长，且个体差异大。当服用剂量不足时，癫痫发作控制不佳；而剂量过大时，药物不良反应增加，有时甚至达中毒症状。

（一）如何识别药物过量？

1. 临床症状

患者服用AEDs期间出现剂量相关不良反应表现，应考虑药物过量。常用的抗癫痫药物剂量相关不良反应如下：

① 卡马西平：头晕、视物模糊、恶心、困倦、中性粒细胞减少、低钠血症等。

② 苯巴比妥：疲劳、嗜睡、抑郁、注意力涣散、多动、易激惹（儿童）、攻击行为、记忆力下降等。

③ 苯妥英钠：眼球震颤、共济失调、厌食、恶心、呕吐、攻击行为、

巨幼红细胞贫血等。

④ 扑米酮：同苯巴比妥。

⑤ 丙戊酸钠：震颤、厌食、恶心、呕吐、困倦等。

⑥ 奥卡西平：疲劳、困倦、复视、头晕、共济失调、恶心等。

⑦ 拉莫三嗪：复视、头晕、头痛、恶心、呕吐、困倦、共济失调、嗜睡等。

⑧ 托吡酯：厌食、记忆力障碍、感觉异常、无汗等。

⑨ 左乙拉西坦：头痛、困倦、易激惹、感染、类流感综合征等。

2. 血药浓度监测（TDM）

患者出现药物过量临床表现，怀疑药物过量时应监测患者血药浓度，若血药浓度超过有效浓度范围，则可进一步确认为药物过量。

（二）药物过量怎么办？

1. 如果在服药过程中发生药物剂量相关不良反应或其他不适，请及时就诊。

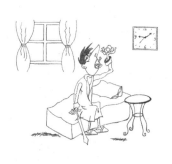

2. 为进一步确认药物过量程度，监测患者体内药物浓度。

3. 根据患者的症状，采取一些急救措施如清除毒物（催吐、洗胃等）、维持呼吸、循环功能（如心电监护、辅助呼吸等），以及对症支持治疗（如补液维持水电解质平衡、保肝、营养神经等）。

4. 根据此次药物过量的原因、严重程度、药物浓度监测结果，并结合患者的治疗意愿，医生会制定后续抗癫痫药物方案，决定是否停药或者减少药物剂量，也可能调整为其他抗癫痫药物。

5.应遵医嘱进行后续抗癫痫药物的治疗，切不可因此次中毒而停用任何抗癫痫药物。

（三）如何避免药物过量？

1.严格遵医嘱服用药物。

2.癫痫症状控制不佳时，请咨询医师，在医师指导下调整药物，切勿自行增加药物剂量或加用其他种类抗癫痫药物。

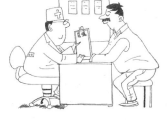

3.如果患者身体情况最近有明显变化，如体重明显减轻，请咨询医师是否需要调整药物剂量。

4.并发其他疾病需要服用药物时，请告知医生当前服用的抗癫痫药物情况，医生会尽量选择相互作用小的药物。

5.长期服药，患者需要定期随访，并监测药物浓度，请在医生指导下调整药物剂量，不可自行增减药物剂量或停药。

（龚金红 苏丹）

二十一、血药浓度监测，助力癫痫治疗

案例：周大爷因患急性代谢性疾病颞叶癫痫，一直服用卡马西平进行治疗，服用一段时间后因疗效不佳，自行增大服药剂量。近日家人发现周大爷说话含糊不清、双眼球震颤、走路不稳、身体抽风，以为又是癫痫发作了，将其送往医院进行住院治疗。医生通过发作症状分析，怀疑是体内卡马西平浓度偏高，导致的中毒症状，随即采集周大爷血液，测得血液中卡马西平浓度高达20mg/L，医生及时调整服药剂量，避免了更为严重的后果。

癫痫为一种病因复杂的常见神经疾病，一直以来主要依靠药物治疗进行预防和控制发作，但因药物的毒副作用、特殊的药动学特征、人体的肝药酶作用等因素，致使癫痫患者药物治疗的效果个体差异很大。因此，提高药物疗效，避免或减少毒副反应成为抗癫痫治疗的准则和追求。治疗药物监测(TDM)作为精准用药的技术手段，对癫痫的药物治疗有科学指导意义。

（一）什么是 TDM

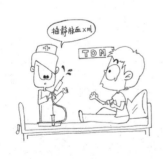

治疗药物监测是利用现代先进的体内药物分析技术与方法，定量测定患者血液或其他体液中药物或其代谢物的浓度，结合临床指标，制订或调整最佳给药方案，使给药方案个体化，以提高药物的疗效，避免或减少毒副反应，同时也为药物过量中毒的诊断和处理提供有价值的依据。

（二）为什么要监测

大部分抗癫痫药物按照常规经验服药时，由于药物特征（药动学性质差异大，且不同厂家、不同剂型的药物吸收率及生物利用度也有显著差异）、个体差异及联合用药等原因，一些患者药到病除，癫痫发作控制良好；而另一些患者可能效果很弱或无效，甚至会出现毒性反应或产生中毒症状（如抽搐），这容易与癫痫发作症状（如惊厥）混淆。为了提高药物疗效，避免或降低毒副反应的发生，应对一些抗癫痫药物及联合用药定时进行血药浓度监测，根据血药浓度选择恰当的药物剂型、给药剂量、给药时间和联合用药方案，实现个体化给药，以保证患者用药安全有效。

（三）哪些情况要监测

在抗癫痫药物治疗过程中，影响患者体内药物浓度的因素较多，下列情况需要进行监测：

1. 治疗窗狭窄、毒性大的药物，如苯巴比妥；

2. 中毒症状容易与癫痫发作症状混淆的药物，如苯妥英钠、卡马西平；

3. 药动学个体差异大的药物，如乙琥胺、丙戊酸、苯妥英钠、卡马西平；

4. 肾功能有损害的患者，如左乙拉西坦，托吡酯；

5. 肝功能异常的患者，如拉莫三嗪、奥卡西平受肝药酶影响较大；

6. 联合用药，同时使用两种或两种以上的抗癫痫药物时，除增加药物毒性外，抗癫痫药物之间也会产生相互作用。如卡马西平通常可降低拉莫三嗪、奥卡西平、托吡酯、丙戊酸钠的血药浓度；

7.特殊人群，包括新生儿、妊娠妇女、老年人等，如妊娠期可以改变药物在体内浓度，特别是妊娠后期。

（四）血药浓度范围

临床常用抗癫痫药物有效血药浓度范围

药物名称	有效血药浓度范围（mg/L）
卡马西平	4～12
托吡酯	2～8
拉莫三嗪	3～14
左乙拉西坦	10～40
苯妥英钠	10～20
苯巴比妥	10～40
乙琥胺	40～100
丙戊酸	50～100
奥卡西平＋ 单羟基卡马西平	10～35

（五）血样采集要求

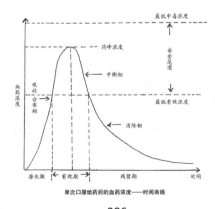

单次口服给药后的血药浓度——时间曲线

血药浓度测定时间为人体内抗癫痫药物达到稳态时，一般在患者服药 5~7 个药物半衰期后。对于怀疑用量不足或疗效不佳，需测定偏谷浓度，一般在早上服药前采血；对于超量使用或怀疑出现不良反应的患者，应根据医生诊断需要随时采血；对于调整剂量或联合用药，采血次数需相应增加。

（六）临床监测意义

根据血药浓度及临床症状调整给药剂量，可缩短经验摸索用药剂量的时间，提高单一用药控制癫痫发作的有效率，避免或减少药物过量所致的中毒反应及不合理的联合用药。同时，医生还可以了解患者服药的依从性。

综上所述，TDM 可以为癫痫患者提供有效、安全的个体化给药方案，减少因经验用药及个体差异导致的用药盲从性，提高治疗效果，减少不良反应，确保用药安全。

（董文燊）

二十二、 拉莫三嗪怎么用，血药浓度来把关

拉莫三嗪（LTG）是一种临床常用的广谱抗癫痫药物，适用于 12 岁以上儿童及成人的部分性发作、全身强直－阵挛的单药治疗以及 2 岁以上儿童及成人添加治疗，也可用于治疗合并 Lennox-Gastant 综合征的癫痫发作。其有效血药浓度范围为 3~14μg/ml。

（一）拉莫三嗪的吸收情况

LTG 胃肠道吸收完全迅速，食物不影响其吸收过程。没有明显的首过代谢，生物利用度约98%，口服后约2.5h达峰浓度，且剂量不会影响达峰时间，剂量与峰浓度呈线性吸收关系。其血浆蛋白结合率约为55%。

（二）拉莫三嗪的代谢途径

LTG 主要经肝脏的尿苷二磷酸葡萄糖醛酸转移酶（UGTs）代谢，与葡萄糖醛酸结合，形成无药理活性的代谢产物，然后经尿排泄。尿中排出的原形药不足10%，而粪便中排出的与药物相关的物质仅约为2%。

（三）影响拉莫三嗪血药浓度的因素

1. 药物相互作用：

①丙戊酸与 LTG 合用，会竞争性作用于肝脏葡萄糖醛酸转移酶，影响 LTG 清除率，从而增加其血药浓度。

②苯妥英、卡马西平和苯巴比妥作为酶诱导剂，均能不同程度的降低 LTG 血药浓度，其中苯妥英作用更强，同时还发现苯妥英会抵消丙戊酸对 LTG 代谢的抑制作用。

③口服避孕药可降低 LTG 血药浓度，因其含有乙炔雌二醇。乙炔雌二醇为 UGT 酶的诱导剂。

④有报道舍曲林能增加 LTG 血药浓度，增加 LTG 毒性反应的发生率，这可能和舍曲林抑制 LTG 与葡萄糖醛酸结合有关。

2. 基因多态性：UGT1A4 是 LTG 的主要代谢酶，现阶段研究表明 LTG 血药浓度及临床疗效的个体差异与其代谢酶基因多态性有关。

3. 剂量：LTG 服药剂量与血药浓度具有明显的正相关性；LTG 与丙戊酸合用时，LTG 的服药剂量与血药浓度相关性明显小于其单药服用；LTG 合用卡马西平时，其服药剂量与血药浓度相关性更小；LTG 合用其他与 LTG 无明显作用的药物时，LTG 服药剂量与血药浓度相关性好于与卡马西平联用，但是相关性仍然比较小。

4. 肝肾功能：肝功能受损者 LTG 清除率低于健康人群，导致 LTG 血药浓度升高，通常肝功能受损者服药应减量。

肾功能受损对 LTG 血药浓度影响不大，但由于肾消除率的下降，血浆中 LTG 的代谢物浓度几乎增加 8 倍，临床用药也需酌情减药。

5. 妊娠期及哺乳期：性别对 LTG 血药浓度的影响不大，但是妊娠期间 LTG 清除率与妊娠前期相比，平均提高 65%。LTG 血药浓度的降低会诱发癫痫发作，故在妊娠期间需定期监测其血药浓度。

LTG 乳汁浓度与血药浓度比值约为 0.4。婴儿血药浓度是母亲体内血药浓度的 18.3%。因此服药妇女哺乳期哺乳应权衡风险与效益。

（四）拉莫三嗪血药浓度与疗效的相关性

LTG 的抗癫痫疗效肯定，对各种发作类型的治疗均有良好效果。其中对全面性发作治疗效果优于对部分发作。

绝大多数疗效好的患者，血药浓度均在参考浓度范围之内，就整体趋势来说，血药浓度高的，疗效相对好一点，但是因为个体差异，患者个体对药物的反应不同，低浓度下控制良好的现象也存在。

（五）拉莫三嗪血药浓度与不良反应的相关性

LTG 常见的不良反应有皮疹、头痛、疲倦、恶心、头晕等，LTG 的皮疹发生率为 5%~12% 左右。除皮疹外，大部分不良反应发生在用药早期，也无需停药。

LTG 血药浓度 > 8μg/ml 时不良反应发生率会明显增加。一般情况下，LTG 血药浓度在参考浓度范围之内，抗癫痫效果较好，越接近于上限，不良反应发生率越大，越接近下限，效果相对不明显。

（六）小结

LTG 稳态血药浓度可受患者的年龄、使用剂量、联合用药等因素影响，故临床上使用 LTG 治疗癫痫，特别是联合使用多种药物治疗小儿癫痫时，仅凭给药剂量很难推测 LTG 真实的血药浓度。

在治疗过程中，患者个体化治疗很重要，血药浓度是一个重要的参考依据。因此要密切关注药物血药浓度变化，根据血药浓度与临床疗效对药物剂量做出调整，严密观察药物不良反应，能更加有效地控制癫痫的发作。

（金婷）

二十三、奥卡西平怎么用，血药浓度来把关

奥卡西平（OXC）为卡马西平的 10–酮基衍生物。与传统抗癫痫药物相比，OXC 具有酶诱导作用小，药物相互作用少，耐受性好等优点。OXC 在体内迅速降解为活性代谢产物单羟基卡马西平（MHD）。奥卡西平的半衰期为 5h，因此根据相关指南，以奥卡

西平与单羟基卡马西平的血药浓度之和作为临床指导参数，其有效浓度范围为 10~35μg/ml。

（一）奥卡西平的药代动力学

OXC 经口服吸收，每天分两次给药，生物利用度约 99%。OXC 口服吸收后在体内经肝脏芳香酮还原酶迅速还原为主要抗癫痫活性产物 MHD。在血液中，MHD 蛋白结合率约为 40%，且相对稳定，不随其血清浓度的改变而发生显著变化。95% 以上的 OXC 代谢物随尿液排出，其中包括 27% 的 MHD、49% 的 MHD 的葡萄糖醛酸苷、约 4% 的无药理活性的 DHD，还有约 13% 的 OXC 的结合产物，以原形药物排出比例不到 1%。此外，约 4% 的药物通过大便排出。

（二）奥卡西平血药浓度与疗效的关系

使用 OXC 单药治疗癫痫时，其他条件不变的情况下，相对而言 MHD 血药浓度每增加 1%，临床疗效可提高 0.194%。MHD 的血药浓度控制在大于 8μg/ml 的浓度范围时对于大多数癫痫患者能够起效，若小于 8μg/ml 则无效的可能性更大。

（三）奥卡西平血药浓度与不良反应的关系

OXC 服用后常见的不良反应有嗜睡、头痛、头晕、恶心、呕吐等，这些不良反应为轻到中度，并且都是一过性的，主要发生在用药早期或加药速度过快时。

OXC 及其代谢物 MHD 的血药浓度与不良反应间无显著相关性，

但也有学者研究表明浓度 > 20μg/ml 时发生不良反应的风险更高。

（四）影响奥卡西平血药浓度的因素

1. 剂量：每天服用奥卡西平 300~2400mg 之间时，其代谢产物 MHD 的血药浓度与剂量呈线性关系。

2. 年龄：OXC 及其代谢物 MHD 的血药浓度在 2~5 岁的儿童中比 6~12 岁儿童低约 30%。随着患者年龄的增长，OXC 及 MHD 血药浓度明显增高，药物血药浓度与年龄呈显著正相关。这可能与随着年龄的增长肌酐清除率降低，药物半衰期及血药浓度会随着年龄的增加而延长或增加有关。

3. 妊娠期及哺乳期：由于妊娠期的生理变化，MHD 的血药浓度可能逐渐下降。故在妊娠期使用 OXC 时应严密观察患者临床反应，对 OXC 及 MHD 血药浓度进行监测。OXC 及其代谢物 MHD 可通过乳汁分泌，两者的乳汁浓度与血清浓度之比为 0.5。因此，临床建议给予母乳喂养的母亲不得使用 OXC。

4. 肝肾功能受损：经临床试验研究可见轻至中度的肝功能损害对 OXC 及 MHD 的药代动力学无影响。因肌酐清除率和 MHD 的肾脏清除率间存在线性关系，所以肾功能受损者 OXC 及 MHD 血药浓度会相应升高。

5. 合并用药：OXC 与其他药物间的相互作用比卡马西平少，不诱导还原酶的自身代谢，故血药浓度稳定。但 OXC 是 CYP3A4 和 CYP3A5 的诱导剂，从而易与其他药物发生相互作用。

① 抗癫痫药物：具有肝药酶诱导作用的药物如卡马西平、苯巴比妥、苯妥英钠均能降低 OXC 及 MHD 的血药浓度。

② 钙离子拮抗剂：维拉帕米能使 MHD 的血药浓度降低 20%。

③ 其他药物：乙氧苯氧甲吗啉能够造成 MHD 血清浓度的轻微变化（长期同时服用大约升高 10%）。OXC 与抗精神病药、三环类抗抑郁药、苯二氮䓬类、红霉素、右丙氧芬或华法林无显著相互作用。

抗癫痫药物治疗窗窄、服药周期长、服药后个体差异大等特点，都要求进行治疗药物监测（TDM）。有报道指出，通过开展 TDM，癫痫发作的控制率从 47% 提高到 74%。

OXC 是一种新型抗癫痫药物，主要通过它的活性代谢产物 MHD 发挥药理作用。OXC 及 MHD 受多因素影响其在体内的代谢过程，故在观察临床症状的同时，需结合 TDM，制定出符合患者自身特点的给药方案，从而更加安全、有效、合理地使用 OXC 治疗癫痫。

（金婷）

第五章 老年性痴呆、帕金森病、多动症、癔症

生活中，你是否会遇到以下几种情形：家中的老年人出现了认知功能减退、精神行为异常、生活能力下降以至于不能适应社会发展；邻居家的老伯静止时手、头或嘴不自主地震颤，肌肉僵直、运动缓慢导致生活不能自理；隔壁家的孩子注意力不易集中，常常活动过度、情绪易冲动以致影响学习成绩；多年的好友遇到外界刺激哭笑无常，出现短暂的幻觉、妄想等症状，其实他们分别遭遇了老年性痴呆、帕金森病、小儿多动症以及癔症。

本章节针对以上四种疾病，首先对它们作出了简要介绍，包括其认识、病因、症状、发病人群、遗传情况等；接着介绍了如何进行治疗，包括药物治疗、心理治疗、行为治疗等；还从患者家庭如何进行护理以及饮食注意事项等方面逐一进行了讲解。

一、人老必痴呆？

案例：小明对着爷爷说："傻……"，还没等那个"子"落音，爷爷就乐呵呵地重复了小明的话："傻子！"，他的眼泪忽然就落了下来。多么似曾相识的

情景，隔了这么些年的光景，也是做计算题，那个时候小明做错了，爷爷骂他傻，他哭了，这次他说爷爷傻，却也是他哭了。

奶奶看着小明说："别费心了，你爷爷患了老年性痴呆就老糊涂咯，不比从前了。"奶奶拿着药，哄着爷爷，让他吃了药就赶紧睡觉，就像是哄小孩子那般。小明看着爷爷还是在执意地一次次地念着计算题，可是总是算不正确。最后，爷爷只能垂头丧气，摇着头，走进了卧室。

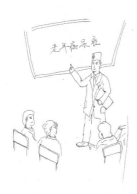

诚然，中国正在逐步进入"老年社会"，目前，老年痴呆是排在肿瘤疾病和心脑血管疾病之后，困扰老年人的第三大常见疾病。目前全球约有 3650 万人患有老年痴呆症，每 7 秒就有一个人患上此病，中国作为世界上老年痴呆症患者最多的国家，预计 2040 年将达到 2200 万，是所有发达国家老年痴呆症患者数的总和。

（一）你真的知道老年痴呆症吗？

在临床上，老年痴呆按照病因分类，可分为变性病所致痴呆、血管性疾病所致痴呆、代谢障碍性痴呆、感染相关性疾病所致痴呆、物质中毒所致痴呆、混合型痴呆等。

而我们常听人挂在嘴边的老年痴呆一般指的就是阿尔茨海默病

（AD），即老年性痴呆。该病的危害人群一般是年龄高于65岁的老年人，一旦患有这种疾病，就会出现记忆力丧失、情绪摇摆不定、性格转变很大、周期性的抑郁、无法集中注意力办事、时空认知出现混淆以及正常沟通出现问题等症状，若不及时进行治疗，患者的健康状况将逐渐恶化，且生活自理能力将随着疾病的发展而显著降低。

（二）如何判断老年性痴呆？

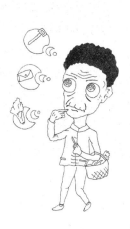

1. 记忆障碍：常常忘记和别人的约会；东西经常放错位置；前脚刚吃药后脚就忘记吃过了，再吃一次；购物时忘记给钱或者多次给钱等。

2. 视空间障碍：在家门口熟悉的路途中找不到回家的路；在家中会走错房间或者找不到厕所等。

3. 抽象思维障碍：计算能力下降，简单的加减乘除也不会做；看电影时理解不了主人公的台词等。

4. 语言障碍：说话时常常用词不当；有时候答非所问或发出他人不能明白的声音；有时自言自语，甚至干脆沉默不语等。

5. 失认症：患者常常认不出自己的亲朋好友等。

6. 人格改变：兴趣改变或减少、对人冷漠、对事不负责任、常常粗言秽语等。

7. 生活能力下降：日常起居需要家人照顾，过度依赖别人，最后甚至严重到不能自理等。

8. 精神与行为改变：出现抑郁、躁狂、幻觉、攻击、失眠等症状。

一旦你发现家人或朋友出现上述症状，有可能就是患了老年性痴呆，记得及时送医早日治疗哟！

（三）不能错判老年性痴呆！

老年性痴呆虽然是老年人常见的疾病，但现在仍有很多患者及家属对其的认知还不够全面，没有及时就诊而使患者错过了最佳治疗期。

以下就是我们常常会遇到的情况：

1. 抑郁症：病发的时候，同样会出现类似于睡眠障碍、兴趣变少、工作能力下降等症状，与阿尔茨海默症早期的病症非常类似。但只要仔细观察患者，就会发现患者短时间内是可以表现出很好的记忆，再者可以通过汉密顿抑郁量表测验来排查是否患了老年性痴呆。

2. 谵妄状态：通常出现在患者躯体性疾病损伤手术后，表现出定向障碍和记忆力障碍，这种病症酷似痴呆。但我们只要仔细比较，就会发现谵妄与痴呆的不同，谵妄通常是突发病状，症状表现为波动大，夜间相对较重，对环境刺激反应会更强烈和快速。

3. 其他：假性痴呆、童样痴呆、失语症、良性老年性遗忘症或生理性脑老化等，这些都是容易混淆和错判的疾病，需要医生更加仔细核对病状，避免误诊的出现。

（四）谁是老年性痴呆幕后的凶手呢？

老年性痴呆不仅降低了患者的生活质量，还影响着照料患者的家属，更让整个家庭担负着沉重的经济压力。那到底是什么原因造成的老年性痴呆呢？其实，真正的病因至今尚不明确。普遍认为其是一种复杂的异质性疾病，众多因素都有可能导致疾病的发生。

1. 遗传因素：有文献报道，老年性痴呆患者的后代更易患上该病，且基因的突变对痴呆症的发生起到关键性作用。

2. 疾病因素：高血压、动脉硬化、糖尿病、中风、甲状腺疾病、头部外伤、免疫系统疾病、癫痫等疾病也是诱发该病的因素。

3. 饮食因素：摄入铝含量过高，胆固醇过多的食物，嗜酒如命等都是诱发老年性痴呆的因素。

4. 衰老因素：衰老是老年性痴呆的首要诱发因素。

5. 教育水平因素：文化教育程度越低，患病率就越高。

6. 其他：机体解毒功能削弱、病毒感染、丧偶、独居、经济困难、生活颠簸等因素均可成为发病诱因。

虽然，老年性痴呆症是一种进行性发展的疾病，其病程是不可逆的，就目前的医疗水平来看，老年性痴呆症尚无法完全治愈，但只要精心护理，同样可以很大程度上延长患者的生命，并且在一定程度上改善患者生活质量。

作为痴呆症患者的子女，最难过的不是老年人离世的那一刻，而是当他们转过头来已然认不出你的时候，那一秒钟，两辈之间的关联就此清零。我们知道最后的那天终究会到来，在那之前，请让我们尽最大的孝心，给予他们更多的关爱，让他们更好地走完这一生！

（倪玉佳）

二、你会成为流放的老国王吗？

案例：每到暑假，一些经典剧目就会陪伴我们度过无聊的假期，像琼瑶阿姨的《还珠格格》、《情深深雨濛濛》就必然少不了。"你还记得大明湖畔的夏雨荷吗？"这句经典的台词无人不晓。可万万没想到的是，琼瑶阿姨近日因丈夫患上失智症，与其子女上演了一部活生生的琼瑶剧！琼瑶说，当她每天问丈夫"爱不爱我"时，他总是大声地回答"爱"，有次她改问："有一个人，名字叫琼瑶，你知道她吗？"平鑫涛竟看着她，困惑地回答："不知道"。琼瑶阿姨这下愣住了："刹那间，四周所有的声音都消失了，天地万物全化为乌有"。平鑫涛先生常常健忘、迷惘，就如同一位流放的老国王。之后平先生的情况越来越糟，意识不清且不断呻吟。琼瑶阿姨说：自此以后，我便跌入了最深的地狱！

失智症，又称痴呆症，或脑退化症，是一种因脑部伤害或疾病所致的渐进性认知功能退化性表现，又被称为"老年性痴呆"。老年性痴呆现已成为当今社会常见的疾病，科学家多年研究以来，发现痴呆症患者中约有 5% 的人群为遗传性老年痴呆，而且往往在 40 岁至 50 岁间就表现出痴呆的症状，比非遗传性的老年性痴呆要提前。研究发现，基因是决定人们健康、长寿、美丽等的神秘调控者，通过对个体血液、体液等检测，可以更科学地了解自身。很多能从基因方面找到病因，如遗传基因缺陷、正常基因与环境的相互作用、基因的突变等。那老年性痴呆和基因之间有着怎样的关系呢？下面让我们来看看到底是哪个基因在作祟。

（一）APOE 基因

"apolipoprotein E"，简称 APOE，就是大家所说的载脂蛋白

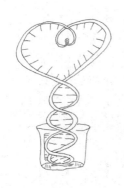

E，其参与乳糜微粒和中间密度脂蛋白代谢。APOE 基因主要有 APOE2、APOE3、APOE4 三个等位基因。有研究表明，携带 APOE4 这个等位基因的人，患老年性痴呆的比例会高于没有携带的人，该基因是患老年性痴呆的高风险基因。相较而言，携带 APOE3 的人患病比例处于平均水平，而携带 APOE2 的人患病比例明显低于他人。

（二）APP 基因

"myloid beta（A4）precursor protein"，简称 APP，神经细胞的 APP 由于变异，导致了 β – 淀粉蛋白的增加或产生一些粘性更大、更长的多肽，这些变异的蛋白会在大脑中形成淀粉样蛋白沉淀。目前研究发现，约有 10%~15% 的早发型老年性痴呆和 APP 基因的变异脱不了关系，且研究人员已发现了 25 种与早发型老年性痴呆有关的 APP 基因。

（三）PSEN1 和 PSEN2 基因

"presenilin protein1" "presenilin protein2"，简称 PSEN1 和 PSEN2，即"早老蛋白 1"与"早老蛋白 2"。PSEN1 与大脑和脊髓的神经细胞的生长和成熟有关。如果 PSEN1 基因突变，会导致 APP 蛋白的分解出现异常，从而产生过多的淀粉样蛋白。目前研究发现，与早发型老年性痴呆有关的 PSEN1 基因突变位点已超过 150 个。

而与早发型老年性痴呆有关的 PSEN2 基因也已发现了 11 种突

变。最常见的是：141 位的天门冬氨酸突变为异亮氨酸和 239 位的甲硫氨酸突变为缬氨酸。该突变会干扰前淀粉样蛋白的代谢，从而在大脑中形成斑块，造成细胞毒性。

（四）其他基因

目前研究报道，除上述基因与老年性痴呆有关外，还有其他基因，如肥胖基因（FTQ）易使人发胖，而肥胖和糖尿病易引发老年性痴呆；研究还发现其他四个新基因（CD2AP、EPHA1、CD33、MS4A4／MS4A6E）与迟发型老年性痴呆有关。

（五）如何及早发现？

老年性痴呆虽是一种常见疾病，但若能及早发现，提高警惕，必然可及时减轻患者所受的病痛折磨。目前，临床及实验研究已确定 APP、PSEN1 和 PSEN2 基因为家族性早发型老年性痴呆的致病基因，若您的家人被检测出携带上述基因，则患老年性痴呆的风险将会增加。而 APOE4 则被认为是风险基因，是老年性痴呆发病的危险因素，携带该基因的人不一定会患有老年性痴呆，但也应该引起重视。

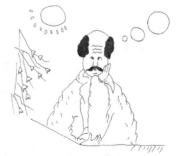

我们通过基因检测技术，能够更好地指导临床医师更早发现并诊断老年性痴呆，在疾病的早期阶段进行治疗，以延缓老年性痴呆的进展，提高患者的生活质量，

减轻个人、社会的经济负担，对未来社会而言也是一笔不可多得的财富。

（倪玉佳）

三、老年性痴呆治疗药物有哪些？

案例：家境并不富裕的张大爷，晚年患了老年性痴呆，常常丢三落四，对自己的亲人也记不太清，有时候脾气大变，对旁人破口大骂。家里人听说有好多药能够改善张大爷的情况，就去药店买来，都给他试试，可谁知道情况反而越来越差。后来咨询了医生才知道，老年性痴呆用药很有讲究，要对症下药，才能真正起到治疗效果。

诚然，目前老年性痴呆尚无治愈的方法，但患者可以通过一些科学的手段，防止和延缓疾病的进展，通过一些药物帮助，保持相

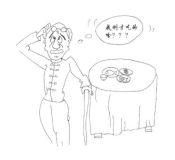

对完好的大脑功能，提高日常生活能力，减轻患者和家人的痛苦以及家庭的经济负担。千万不可病急乱投医，胡乱用药，否则可能有反效果哦！

那我们该如何治疗老年性痴呆呢？目前已有多种药物在临床治疗方面发挥了作用，最为常见的药物主要分为两类：胆碱酯酶抑制剂和谷氨酸受体调控剂。

（一）胆碱酯酶抑制剂

老年性痴呆患者，脑内的胆碱能神经细胞大量受损，使得与记忆息息相关的乙酰胆碱水平变得较低。而胆碱酯酶抑制剂这类药物，能通过抑制脑中胆碱酯酶的活性，减慢胆碱酯酶降解乙酰胆碱的速度，从而变相提高了脑内乙酰胆碱的水平，增加了神经细胞之间的交流，在一定程度上改善患者的记忆能力。常见的胆碱酯酶抑制剂介绍如下：

1. 多奈哌齐

该药物是一种治疗轻中度老年性痴呆的可逆性胆碱酯酶抑制剂，它对乙酰胆碱酯酶的选择性高、亲和力强，能够可逆地抑制乙酰胆碱酯酶对乙酰胆碱的水解，从而提高乙酰胆碱的浓度。

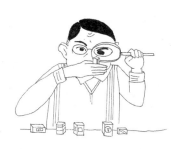

2. 重酒石酸卡巴拉汀

该药物是一种治疗老年性痴呆的一种假性不可逆性乙酰胆碱酯酶抑制剂，其结构与乙酰胆碱类似，从而成为乙酰胆碱酯酶的底物，形成复合物后使得该酶处于抑制状态。

3. 加兰他敏

该药物是治疗老年性痴呆的另一种选择性高的竞争性乙酰胆碱酯酶抑制剂，是石蒜科中提取的一种生物碱，且没有肝毒性。其在胆碱能高度不足的脑区发挥着巨大作用，凭借竞争性抑制的作用机制更多地结合乙酰胆碱酯酶，从而改善胆碱能功能缺陷严重的部位，同时不明显影响胆碱能正常的大脑区域。

4. 石杉碱甲

该药物是一种高选择性的胆碱酯酶竞争性和非竞争性的混合型抑制剂，是从蛇足石杉中提取的一种生物碱，具有分子小、脂溶性高、易透过血脑屏障等特点，能够有效增加神经突触间隙的乙酰胆碱浓度。

胆碱酯酶抑制剂常见副作用有头晕、恶心、腹泻、肌肉痉挛、呕吐、失眠、疲劳、低血压、食欲丧失、跌倒等，服药时间越久，有些副作用会慢慢减少。但若患者有胃溃疡、肝肾疾病、哮喘或极低心率等病史，用药需格外注意，建议在医师指导下使用。

（二）谷氨酸受体调控剂

老年性痴呆患者的体内，谷氨酸水平非常高，大量的谷氨酸会与受体粘连，造成过多的钙进入脑细胞，从而引起损伤。故有效的利用谷氨酸受体调控剂有望治疗老年性痴呆。常见的谷氨酸受体调控剂是美金刚。

美金刚，是一种非竞争性的 N– 甲基 –D– 天冬氨酸（NMDA）受体拮抗剂，与受体的亲和力中等。一方面，当谷氨酸病理性释放时，其可减少谷氨酸对神经的毒性作用；另一方面，当谷氨酸释放过少时，美金刚还可以改善记忆过程所需谷氨酸的传递。

美金刚的主要副作用有头晕、幻觉、头疼、意识模糊、疲劳等，但若患者有心脏病、肝病、癫痫或高血压等病史，用药需格外注意，尤其不建议重度肾病患者使用此药。

（三）其他类药物

除了上述药物之外，诸如：抗氧化剂（维生素 E、银杏叶制剂、司来吉兰）、抗炎药、神经细胞营养因子、钙拮抗剂、脑代谢赋活剂（麦角碱类、吡咯烷酮衍生物）等，对治疗老年性痴呆亦有一定的帮助。

虽然老年性痴呆是一种长期性、慢性、进展性的疾病，到目前为止还没有一种可以彻底根治的方法，但若能选择合适的药物，亦能改善症状，延缓病情发展，提高患者的生活质量。

（倪玉佳）

四、治疗痴呆路漫漫，合理用药来指导

案例：王奶奶，3年前因记忆力减退，做事丢三落四，被诊断为老年性痴呆。当时病情尚不严重，在医生建议下，一直服用胆碱酯酶抑制剂控制病情。岂料想，王奶奶在了解到此病尚且无法治愈后，又因服药期间常常忍受不住肠胃不适，就擅自停药。自此之后，王奶奶病情每况愈下，生活不能自理，给家人带来严重的照料负担，大家都为她感到惋惜。

（一）吃药，还是不吃药？

目前社会上有很多人会有这样的观点："老年性痴呆是不治之症，花了钱也治不好，不如不治"。的确，痴呆不能治愈，但并不意味着治疗就没有意义。虽然目前并没有治疗的特效药，且治疗过程中总体趋势上患者还在走下坡路，但对大多数患者而言，在一些药物的帮助下，还是有一定程度的认知功能改善、生活质量提高，甚至能延长患者的生存期。虽然这看起来作用有限，但早期治疗、坚持用药还是能使患者和照料者获益良多。

（二）看不到疗效，是否停药？

我们常常会听到患者家属这样抱怨："我家老人已经吃药很长时间了，为啥看不到病情有所好转呢？"。所以不少患者也就因"没有效果"而擅自停药。尽管有很多案例表明药物对老年性痴呆的治疗是有帮助的，但患者常因病情改善较轻且不易被人察觉，以及大家对疗效期望值太高等原因而失去治疗的信心。

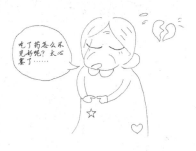

那我们如何判断药物的疗效呢？通常大家认为吃了药后病情好转就为有效，症状不改善就说明无效。这个观点虽没错，但对于老年性痴呆的治疗却不完全适用。即使是有效的药物，也要在使用一定时间后才能见效。一般而言，使用药物后需观察 2~3 个月才能确定是否有效；如有效则坚持长期服用，无效才可以考虑换药，不能因一时看不到疗效就停止治疗。因此，对治疗效果切忌抱有奢望，期望患者治疗后能变得"聪明"也是不切实际的，要对疗效的判断持有科学和理性的态度。

（三）掌握合理用药原则

1. 剂量

老年患者肝脏代谢缓慢，肾脏排泄能力减退，用药时应该从小剂量开始，且小剂量增加，剂量增加的间隔时间相对要长。

2. 联合治疗

联合用药有相互增效的作用，如乙酰胆碱酯酶抑制剂（多奈哌齐、卡巴拉汀和加兰他敏）与谷氨酸受体拮抗剂（美金刚）联合治疗比单独应用乙酰胆碱酯酶抑制剂让患者获益更多。

3. 药物相互作用

老年人常患各种躯体疾病，可能服用多种药物，故应注意躯体病和药物的相互作用，可能影响药物的吸收、代谢和排泄。

4. 药物不良反应

抗胆碱能药物可能造成痴呆患者认知功能损害加重，导致意识模糊甚至谵妄；老年性痴呆患者服用某些抗精神病药会引起体位性低血压，容易导致跌倒和外伤；某些镇静催眠药也会加重认知功能损害，使跌倒的几率增加，且导致呼吸抑制，使睡眠呼吸暂停综合征的危险增加。

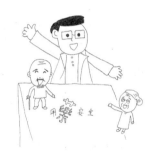

5. 坚持长期治疗

虽然药物只能延缓病情进展，不能完全根治疾病，但不能在用药 2~3 个月后因感觉不到明显治疗效果而擅自停药，这样反而会加快疾病发展的速度。

6. 辅助治疗

根据患者自身病情需要，考虑其家庭经济承受能力，也可选择一些辅助药物进行治疗，譬如：可保护神经元免受 β - 淀粉样蛋白诱导的神经毒性作用的抗氧化剂（如司来吉兰）；可减少继发性脑缺血导致的神经细胞功能损害的改善脑循环药物（如银杏叶制剂）；具有激活、保护、修复大脑神经细胞作用的脑代谢活化剂（如尼麦角林）；可改善认知功能障碍的神经营养性因子；可降低老年性痴呆发病率的非甾体类抗炎药（如氟比洛芬）。同时需注意，这些药物只能作为辅助用药，不能单独使用，更不能忽视主要治疗药物。

7. 定期随访

一般 3~6 个月至少随访一次，对患者治疗效果进行评估，适时调整药物剂量及治疗方案。

（四）家人护理也重要

老年性痴呆患者记忆力减退，要自觉地做到按时定量服药常有困难，作为家人应该多加关心呵护，协助服药，并要有一定的耐心和信心与他们一起来对抗疾病。

1. 当患者服药时，家人陪伴左右，帮助他将药全部服下，以免遗忘或错服。

2. 当患者伴有其他精神行为障碍时，每次只给其一次的药量，而不是把整包药给患者，并将药品放在患者拿不到的地方。

3. 当患者不愿意承认患病，或因神志不清误认为是毒药拒绝吃药时，要耐心劝服，并监督确认患者已将药品服下。

4. 当卧床、吞咽困难的患者不宜吞服药片时，最好采取研碎后溶于水中的方法使其服用。昏迷的患者要下鼻饲管，由胃管注入药物。

5. 当患者服药后不能诉说其不适时，家属要细心观察患者有何不良反应，及时咨询医生调整给药方案。

（倪玉佳）

五、老年性痴呆患者，出现精神行为异常怎么办？

案例：小文的爷爷最近老年痴呆病情又加重了，不但不认识妻子、儿女，最近还损坏他人物品、与人争执大打出手，被送回家好好看管。家里人着急得不得了，经咨询医生，发现老年痴呆的爷爷已经开始出现一些精神症状了，急需调整治疗方案，加强照顾和护理。

大多痴呆患者家庭，会过多地关注患者认知功能的情况变化，从而忽略了一些其他精神和行为症状（简称 BPSD）。大多数的老年性痴呆患者或多或少都会逐渐出现抑郁、焦虑、激越、淡漠、幻觉、妄想、睡眠障碍、行为异常等精神行为症状中的一种或几种。这些症状的出现，给患者家属增加了许多护理、经济负担。

（一）为什么会出现 BPSD 呢？

BPSD 常见于痴呆的中晚期，主要是由体内神经递质的紊乱和神经内分泌失调引起的。如：胆碱能系统的紊乱造成记忆缺损、谵妄等症状；5-羟色胺数量下降，影响脑功能，出现焦虑抑郁、狂躁、激越等症状；多巴胺的缺乏使得患者认知功能变差；兴奋性递质谷氨酸的缺少，打破了其与体内的多巴胺系统的平衡；白质病变以及脑室扩大又会导致抑郁、幻觉等症状。

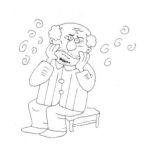

一般来说，当病情发展到比较严重的地步，出现大小便失禁、基本生活不能完全自理时，很多精神行为症状也会慢慢消退。

（二）如何治疗？

痴呆患者 BPSD 发生比率较高，不仅对患者自身是一种煎熬，对照料者也增加了负担，降低了整个家庭的生活质量。经过大量的研究，发现有几类药物可以改善 BPSD 的症状：

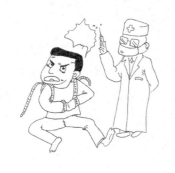

1. 促智类药：促智类药有许多种，其中胆碱酯酶抑制剂、谷氨酸受体调控剂可有效改善患者认知功能。有些精神行为症状与认知功能损害有关，认知功能若能得到改善，精神行为症状也会相对减轻。服药期间可能会出现头晕、恶心、幻觉、头疼、意识模糊等不良反应，曾有过胃溃疡、肝肾疾病、哮喘、极低心率、心脏病、癫痫、高血压的患者尤其需要注意，在医师指导下使用。

2. 抗精神病药：治疗精神病性症状如妄想、幻觉、冲动攻击行为等，可选用抗精神病药物。常见的典型抗精神病药物有氯丙嗪、奋乃近、氟哌啶醇、舒必利等，它们能够有效控制症状，但不良反应较多，例如：锥体外系反应、过度镇静、抗胆碱能不良反应、体位性低血压等，目前已不推荐使用。非典型抗精神病药有奥氮平、利培酮、喹硫平等，上述不良反应相对较少，比较适合老年性痴呆患者的治疗，但此类药物价格相对较贵。

3. 抗抑郁药：部分痴呆患者随着病情的发展，会出现严重及持续的抑郁心境，可以选择抗抑郁药进行治疗。三环和四环类抗抑郁药应慎用，会出现口干、心悸、麻痹性肠梗阻、加重或诱发老年人的闭角性青光眼、心脏传导阻滞、体位性低血压等明显的抗胆碱能和心血管系统不良反应。选择性 5-羟色胺再摄取抑制剂可作为治疗的一线药物，其不良反应相对较少，药物过量也比较安全，比较适合老年患者，常见的有艾司西酞普兰、西酞普兰、氟西汀、舍曲林等。对药物治疗不理想的抑郁症状，可尝试改良电痉挛治疗，但 80 岁以上的患者应谨慎考虑。

4. 抗焦虑药：苯二氮䓬类药物，可用于焦虑、激惹和睡眠障碍的治疗。但有头晕、嗜睡、共济失调、呼吸抑制、记忆障碍、成瘾、耐药、撤药综合征等不良反应，必须按需给药、短期使用。根据患者除睡眠障碍外是否还存在其他症状而选择治疗药物。排除患者精神疾病、抑郁症状后，如果患者只有睡眠障碍或焦虑激越，才考虑使用苯二氮䓬类药物。目前，还有一些新型抗焦虑药，如丁螺环酮、坦度螺酮，不良反应较少、无成瘾性，对焦虑、抑郁、攻击行为有改善作用，但对失眠患者应避免使用丁螺环酮。

5. 心境稳定剂：对于有明显的攻击或激越现象的患者，可选用碳酸锂、拉莫三嗪、卡马西平、丙戊酸盐等药物减轻或减少攻击行为。同时应通过监测血药浓度、观察疗效及时调整剂量，以防过量或中毒。常见的主要不良反应有肝功能损害、白细胞特别是粒细胞减少或缺乏、过量可能引起的共济失调等，甚至个别患者有可能发生皮疹甚至是剥脱性皮炎。

老年性痴呆的精神行为障碍的治疗较为复杂，要考虑多种因素，治疗一定要针对"靶症状"，切忌盲目用药；同时应根据病情变化动态调整药物剂量；时刻警惕药物的不良反应以及药物之间的相互作用；充分考虑患者的个体差异以便及时调整治疗方案，改善患者的不良症状。

（倪玉佳）

六、得了老年性痴呆，睡不着怎么办？

> 案例：年过七旬的邻居马大爷，5 年前被诊断患有老年性痴呆，药物治疗控制病情相对较好，但随着时间的推移，最近老是出现白天精神不振，半夜常常觉醒，甚至有时候夜里到客厅到处走动、乱翻东西，严重影响了家人及邻居的休息。经医生诊断，原来患有痴呆的马大爷最近还出现了睡眠障碍。

（一）什么是睡眠障碍？

睡眠量不正常以及睡眠中出现异常行为的表现，也是睡眠和觉醒正常节律性交替紊乱的表现，包括睡眠失调以及异态睡眠。马大爷出现这种睡不着的情况，按医学专业术语来讲，就属于睡眠障碍的范畴。

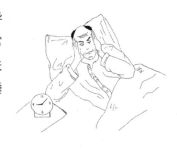

（二）痴呆 VS 睡眠障碍

科学家研究发现，人们大脑中的 β-淀粉样蛋白形成的斑块与阿尔茨海默病有关。当患者清醒（睡眠障碍）的状态下，这种形成有害斑块的蛋白水平相当高，从而易增加斑块的形成。与此同时，当这种蛋白在大脑中逐渐沉积后也会容易引发睡眠障碍，两者存在着一种恶性循环。

（三）痴呆患者常常伴有哪些睡眠障碍？

阿尔茨海默病患者的睡眠障碍会随着病情的恶化而加重，主要是由睡眠结构和昼夜节律紊乱引起。

1. 轻度阿尔茨海默病

患者常常出现夜间觉醒时间延长且次数增加；睡眠出现片段化，总睡眠时间减少，白天易困倦。

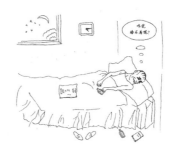

2. 中度阿尔茨海默病

上述症状进一步加重，睡眠的百分比下降明显，睡眠持续的时间缩短，白天出现过度嗜睡的情况。

3. 重度阿尔茨海默病

白天大部分时间处在睡眠状态，嗜睡情况进一步加重；傍晚出现"落日征"，同时有时会出现精神行为异常；晚上睡眠延迟，昼夜节律颠倒。

四、采用何种药物治疗呢？

1. 乙酰胆碱酯酶抑制剂

痴呆患者大脑内乙酰胆碱酯酶、胆碱乙酰基转移酶相较于正常人明显减少，而乙酰胆碱在睡眠调节中有着重要的作用，缺乏这些酶会引起患者睡眠障碍。常见的此类改善药物有：多奈哌齐、加兰他敏等。

2. 褪黑素

褪黑素在傍晚从松果体中释放，能够调节昼夜节律和睡眠，且与阿尔茨海默病病理过程有关。有研究发现，褪黑素不仅能抑制大脑中 $A\beta$ 的生成，还可利用与 $A\beta$ 产生结构特异性作用以阻碍淀粉样蛋白纤维的生成。同时，外源性褪黑素具有与光相反的昼夜相移作用，具有轻度催眠功能，促进患者正相睡眠，从而改善患者的睡眠—觉醒模式。

3. 镇静催眠药

镇静催眠药能有效改善痴呆患者睡眠障碍，主要分为苯二氮䓬类和非苯二氮䓬类。苯二氮䓬类治疗睡眠障碍非常常见，但对于患者，该类药物引起的停药反应、过度镇静、认知障碍和跌倒的风险更大，故选择治疗药物时需谨慎考虑。而另一方面，非苯二氮䓬类药物，如扎来普隆、佐匹克隆和右佐匹克隆等，具有半衰期短、耐受性更好、药物依赖或滥用风险较小等特点，能有效改善患者的睡眠质量，通常作为首选药，但长期使用也会导致依赖及失眠、焦虑等停药反应。

4. 其他

部分研究表明，低剂量的非典型抗精神病药物能有效改善痴呆患者的睡眠障碍；而此外，选择性 5-羟色胺再摄取抑制剂常常作为首选药物治疗患者抑郁相关的睡眠障碍。

（五）非药物治疗亦能助您一臂之力

1. 心理治疗：给予患者更多的关爱，普及睡眠知识，稳定情绪，为进一步治疗做好铺垫。

2.行为治疗：加强白天日光的照射，特别是日出和日落时分；限制白天过度嗜睡，让患者积极参与社交活动及体能运动。

3.建立健康生活方式：注意合理饮食，改正不良睡前习惯（如喝浓茶、吸烟酗酒、饮咖啡、过饱过饥等）；改善睡眠环境，提高睡眠质量等。

（倪玉佳）

七、学会吃，才不会"痴"

案例：邻居家的八旬李老太原以为自己身体比小伙子都棒，直到最近，她感觉食欲不振，皮肤泛黄，时常情绪低落，记忆力还大不如前，到医院就诊后发现身体缺乏维生素 B_{12}，一问缘故，原来李老太害怕"三高"，不沾荤腥，只吃主食、蔬菜水果及少量的豆制品。医生提醒老太，长期食素会缺乏维生素 B_{12}，产生各种的不适，严重起来还会得老年性痴呆呢！

老年性痴呆是一种以认知功能减退为主要临床表现的神经系统退行性疾病，是世界范围内危害人类健康最严重的疾病之一。随着大家生活水平的提高，人们的饮食结构和生活方式也慢慢发生了改变，高脂、高热、高糖的饮食习惯及以车代步造成缺乏运动，导致体内的能量过多；而另一方面，体内的矿物质、维生素等营养物质却很缺乏。不良的饮食习惯通常也是造成老年性痴呆的原因之一。

（一）长期食素易患痴呆

长期食素，体内就会缺乏维生素 B_{12}（又称钴胺素），它广泛地分布在动物性食品里，譬如常吃的牛奶、鸡蛋、鱼、肉类及动物肝脏等，相反植物性食物中基本没有这种维生素。我国对维生素 B_{12} 的建议摄入值是每天 2.4μg，对大多数人来说，只要饮食规律，一般不会缺乏这种维生素。

如果缺乏维生素 B_{12}，不仅会影响人们的食欲，还会破坏身体的循环系统。它是人体内细胞核酸合成、蛋白质代谢不可或缺的微量元素，在维护人体健康方面起着重要的作用。有研究表明，维生素 B_{12} 能促进红细胞的发育和成熟，防止恶性贫血，且参

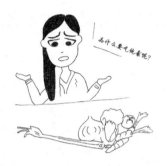

与神经组织中一种脂蛋白的形成，防止大脑神经受到破坏。所以，如果机体一旦缺乏它，会使得红细胞易碎，释放胆红素造成皮肤泛黄，还会导致贫血。如果再恶性发展下去，会破坏神经细胞的正常形态和功能，引起情绪抑郁、感觉异常、记忆力减退等症状，对神经细胞的损害非常大，最终还会导致痴呆。

（二）吃的对，可以改善痴呆

目前，老年性痴呆症尚无确切治疗方法，但合理的膳食营养可预防和延缓该病的发生。只吃素那可不行，要注意营养均衡哟！

1.补充叶酸和维生素 B_{12}

有研究表明，补充叶酸及维生素 B_{12} 能降低同型半胱氨酸的含

量，有助于防止老年性痴呆症的发生。除动物性食物含有较多维生素 B_{12} 外，发酵后的豆制品也可产生大量维生素 B_{12}，尤其是臭豆腐含量更高。且绿叶蔬菜中的叶酸、维生素也可促进同型半胱氨酸重新合成蛋氨酸或使其分解通过尿液排出，从而减少其对机体的损害作用。

2. 多吃鱼

很多海洋鱼能为大脑提供丰富的蛋白质、不饱和脂肪酸和钙、铁、锌、硒、磷、镁以及维生素等，它们的脂肪中含有对神经系统具备保护作用的 Omega-3 脂肪酸。多吃鱼，尤其是高油脂的鱼，如鲑鱼、鳟鱼和鱿鱼等，可有效地预防痴呆症和心脏病。

3. 动物内脏及其血液制品

铁离子是红细胞中血红蛋白的重要组成成分，动物肝肾、血制品及瘦肉中的铁最容易被人体吸收利用，经常食用可以补充血红蛋白，保障红细胞为大脑运送充足氧气，能有效地提高大脑的工作效率。

4. 增加卵磷脂的摄入

有研究表明，乙酰胆碱的缺乏是老年性痴呆症的主要原因，卵磷脂是脑内转化为乙酰胆碱的原料，而乙酰胆碱是脑神经细胞之间相互联系的神经递质，是我们大脑进行神经活动所必需的。我们常吃的豆制品、蘑菇、鱼脑、蛋黄、山药、芝麻、猪肝等都是富含卵磷脂的天然食品，能为大脑提供有益的营养，提高智力，延缓大脑衰退。

5. 粗粮

粗粮除含有丰富的蛋白质，钙、铁、磷、钾等矿物质外，还含有丰富的B族维生素。有些杂粮含有丰富的5-羟色胺，能调节情绪、增加精力、改善睡眠，还能增强记忆力并能保护神经元免受"兴奋神经毒素"的损害。

6. 坚果

它们除含有丰富的不饱和脂肪酸外，还有大量的蛋白质、磷脂、矿物质和维生素。可为大脑提供充足的亚油酸、亚麻酸等人体必需的脂肪酸，有助于排除血管中的杂质，提高大脑功能。

7. 减少铝的摄入

有研究表明，痴呆患者脑神经细胞突触及基底核中铝含量是正常人的 4 倍，因此，应尽量避免铝的摄入。在我们的食物中并不含有过多的铝，但一些食品添加剂中常含有铝，如家用酵母粉、盐汁食品固定剂、干酪和苏打饼干等。虽然它们的量不大，但不可长期或过多食用。另外，现代烹饪炊具有不少为铝制品。如果经常将过酸过咸的食物在其中存放过久，也会导致人体铝摄入增加。所以，人们在日常生活中必须注意避免这些造成铝摄入过多的不利因素。

人们常会建议老年人要注意清淡饮食，但清淡饮食不等于只吃素。如果老年人一味走入这个误区，就要小心物极必反，招来老年性痴呆的风险。所以，特别提醒老年人，饮食得讲究营养均衡搭配，每天都适当补充身体所需的营养素，才能保证机体的正常运转，远离痴呆哟！

（倪玉佳）

八、老了走不动？怕是得了帕金森病

老了不中用啦，最近总觉得手抖拿不了东西，而且都走不动路了，身体好像生锈了！

爷爷，您这可能是得了帕金森病了！

帕金森病（PD）又称震颤麻痹，是一种常见的影响中老年健康的神经退行性疾病，在老年人群中较为普遍。最早系统描述该病的是英国内科医生詹姆斯·帕金森。根据国际统计数据，直至 2015 年中国帕金森病患者人数已有 200 余万人，约占全球的 50%，也就是说，全球有一半帕金森病患者生活在中国。75 岁以上的老年人患病率高达 10%，但患者中约有 48% 的人并没有意识到自己患病，早期帕金森病的治疗延误率高达 60%。同时，目前帕金森病发病呈现年轻化趋势，临床治疗中不乏低于 40 岁发病的青年帕金森病患者。

（一）如何判断帕金森病？

　　帕金森病的典型症状为静止性震颤、肌肉僵直、运动迟缓、步态困难、体位不稳等。

　　1. 静止性震颤

　　震颤往往是发病最早期的表现，患者的手或臂会不受控制地发抖，在休息时出现或在情绪紧张时加重，表现为手指像在搓丸子或数钞票一样的运动，俗称"震颤手"。在发病早期，当变换一下姿势时震颤即消失，所以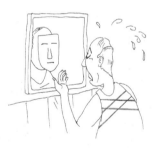患者并不会在意。随着时间的推移，在看电视时或和别人谈话时，患者肢体会突然出现不自主的颤抖，变换位置或运动时颤抖减轻或停止，所以称为静止性震颤，这是帕金森病震颤最主要的特征。

　　2. 肌肉僵直

　　帕金森病患者的肢体和躯体通常都失去了柔软性，变得很僵硬。如果拿起患者的胳膊或腿，帮助他活动关节，你会明显感到他的肢体僵硬，活动其关节很困难，像在来回折一根铅管一样。

3.运动迟缓

帕金森患者写字会逐渐困难，越写越小，这在医学上称为"小写症"。面部肌肉运动减少，患者很少眨眼睛，双眼转动也减少，表情呆板，好像戴了一副面具，医学上称为"面具脸"。因口、舌、鄂及咽部肌肉的运动障碍，患者不能自然咽下唾液，会导致大量流涎。

4.步态困难

帕金森病患者行走时起步困难，一旦开步，身体前倾，重心前移，步伐小且越走越快，不能及时停步，即"慌张步态"。

5.体位不稳

病情晚期，患者坐下后不能自行站立，卧床后不能自行翻身，日常生活不能自理。

6.其他

一旦患上帕金森病，患者的唾液会增多，汗液也会增多或者减少，大、小便排泄困难，突然站立时血压会急剧下降。少数帕金森病患者会出现痴呆或抑郁等精神症状。

（二）是什么引起了帕金森病？

迄今为止，帕金森病的发病机制仍不完全清楚，一般认为主要与以下几个因素有关：

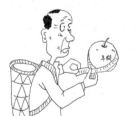

1.年龄因素

帕金森病患者常发病于40~70岁，60岁后的发病率逐渐增高。

2.遗传因素

有帕金森病患者的家族发病率较

正常人群高一些，遗传因素约占 10%，可以做基因检测。

3. 环境因素

20 世纪 80 年代，美国发现吸食毒品者误用一种毒物，即 1-甲基-4-苯基-1，2，3，6-四氢吡啶（MPTP），出现了类似帕金森病的表现，流行病学调查显示除草剂、杀虫剂等也是帕金森病的危险因素。

4. 精神因素

有研究表明，脑力劳动者帕金森病的患病率高于非脑力劳动者，从而推测帕金森病的发病与长期精神紧张、体力活动少及高脂饮食有关。

（三）你真的懂帕金森病吗？

1. 帕金森病 = 老年痴呆？错！

认知障碍（老年痴呆）的主要症状是智力下降、记忆力减退，患者常常疑神疑鬼；而帕金森病患者的智力和记忆力都是正常的，主要症状是肌肉僵硬、手抖和动作迟缓等，所以帕金森病与老年痴呆是完全不同的两个概念。

2. 得了帕金森病会缩短寿命？错！

帕金森本身不会缩短人的寿命，影响患者生命的"元凶"大多是生活不能自理、生活质量严重下降、长期卧床等导致的帕金森病并发症。

3. 保健品能根治帕金森病？错！

帕金森病并不能根治，偏信保健品反而会耽误治疗；中药也只能辅助治疗，且不能取代西药治疗。因此，切勿偏听偏信，应采取正确的方法治疗帕金森病。

有人说帕金森病是"绝症"，因为一旦得病就无法真正治愈。这种说法没错，但只要治疗得当，采用药物和手术等方式可以在很大程度上控制症状，延缓疾病的发展，让帕金森病患者过上和正常人相差无几的生活。

（戈煜）

九、帕金森病常用药物，你都了解么？

案例：老王，10 年前被诊断为帕金森病，开始药物治疗，因病情变化多次就诊，期间使用过多种抗帕金森病药，尽管是个老患者，但老王对自己使用的药物并不是很了解，有时想当然的用这种药代替那种药，症状控制很不理想。

（一）抗帕金森病药对疾病控制起什么作用？

帕金森病是一种常见的中老年神经系统退行性疾病，由脑内纹状体区域的两种神经递质的失衡引起，即脑内多巴胺递质的减少与乙酰胆碱递质相对增多。因此，抗帕金森的药物治疗也主要是重新建立这两种递质的相对平衡。

抗帕金森病药有助于控制或改善疾病的症状，如运动障碍、肌肉僵直、震颤。目前还没有药物能够治愈帕金森病或阻止疾病进展。

（二）如何选择合适的药物？

抗帕金森病药有很多种，医生会根据症状、年龄及患者治疗期望采用不同的药物治疗方案。有时单药治疗即可，有时需多种药物联合治疗。

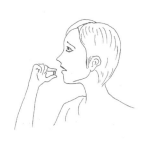

尽管药物可以控制症状，但同时也可能带来不良反应。因此，大多数患者并非一经诊断，就采用药物治疗，很多患者是在症状影响日常生活时才开始药物治疗。何时开始药物治疗，患者应当与医生及家人共同商量决定，并向医生咨询不同药物的获益与风险。

开始药物治疗后，医生会帮助你选择最佳的药物，当发生药物副作用或其他问题时，要及时与医生沟通。

帕金森药物治疗须知

为了达到最佳药物治疗效果，你需要注意以下几点：
严格按照医生处方服用药物。
通过记录药物日志或使用一周药丸盒来管理你的药物，并放在每天可以看到的地方。
设置服药提醒，如日历、手机 APP 软件、电子手表等。
仔细阅读处方标签、药品说明书。
不可自行停服药物、改变剂量或增加其他药物。
了解所服用药物的名称、作用、服用原因，提高患者服药依从性。
了解所服用药物的外观，如形状、大小、颜色。有时因厂家对产品的升级或更换药品厂家，药物外观可能与之前服用药物不一样，但只要确保药物成分一致，影响不大。如果担心药品外观改变影响疗效，可以咨询医生或药师。

若发生不良反应，及时告知医生、护士或药师，他们会给你提供正确处理的意见。

每次就诊时，将你服用的所有药物一起带上，请医生或药师和你一起检查所服用的药物是否恰当。

当你需要服用其他药物，如咳嗽药、感冒药、抗过敏药、中药等时，请先咨询医生或药师。

（三）常用药物有哪些？

治疗帕金森病的主要药物：左旋多巴、多巴胺受体激动剂等。

1. 左旋多巴

左旋多巴可以缓解患者的运动症状，也可以改善僵直，且适用于大多数患者，故医生常将其作为首选药。此药物有多种剂型，包括复方制剂卡比多巴－左旋多巴、左旋多巴－苄丝肼等。

① 短期不良反应

包括恶心、头痛、头晕、困倦等，通常不严重。但有时也会发生严重的幻觉等，尤其是老年患者。

医生会给你制订最低有效剂量、最佳服用时间来尽可能减轻或避免药物不良反应。

② 长期不良反应

帕金森病初始治疗使用左旋多巴，通常效果较好，但约一半患者服用数年后会发生"运动波动"或"异动症"。"运动波动"指左旋多巴疗效持续时间逐渐变短或突然无效，其发生通常没有征兆，可引起帕金森病症状恶化。患者可能突然或短时间内发生运动或走路困难。"异动症"是指患者不能控制的各种异常运动的总称，这些异常运动可影响身体的多个不同部位，通常表现为舞蹈样、手足徐动样或简单重复的不自主动作，有时更像一种抽搐。

如果你在服用左旋多巴期间出现以上症状时，请告诉医生，医生可能需要为你调整药物剂量或换用其他药物。

2. 多巴胺受体（DR）激动剂

DR 激动剂控制症状效果与左旋多巴相似，也会引起与左旋多巴类似的副作用，包括恶心、疲倦、妄想，有时还可引起腿部肿胀。

这类药物包括：非麦角类，如普拉克索、罗匹尼罗、吡贝地尔；麦角类，如溴隐亭等。

医生有时为 65 岁以下患者初始治疗采用多巴胺受体激动剂，这样可以推迟使用左旋多巴的时间，从而避免或推迟上述提及的左旋多巴治疗数年后发生的运动障碍。病情严重者可联合使用多巴胺受体激动剂与其他抗帕金森病药物。

3. 其他

单胺氧化酶 B（MAO-B）抑制剂、儿茶酚胺氧位甲基转移酶（COMT）抑制剂、抗胆碱药以及金刚烷胺。这些药物不及左旋多巴制剂、多巴胺受体激动剂使用普遍。

① MAO-B 抑制剂：可一定程度减轻患者症状，且这类药物药效持续时间长。不良反应包括恶心、头痛、精神错乱、入睡困难等。常用药物：司来吉兰、雷沙吉兰。

② 抗胆碱药：控制震颤效果较好，通常用于震颤症状突出的年轻患者。老年患者使用副作用多，包括：头晕、精神错乱、口干、视物模糊、恶心、排尿困难、便秘等。常用药物为苯海索。

③ 金刚烷胺：可改善症状较轻的震颤、僵直、运动困难。不良反应包括：幻觉（看见或听见不存在的事物）、错乱、踝部水肿、皮肤改变等。

④ COMT 抑制剂：与左旋多巴联用可以增加或延长左旋多巴的疗效，主要用于左旋多巴疗效不能持续到下次给药的患者。不良反

应包括：错乱、恶心、腹泻、异常运动。常用药物：托卡朋、恩他卡朋。

（龚金红　苏丹）

十、帕金森病会遗传吗？

> 案例：陈老太，今年72岁，老伴已故，跟着女儿何阿姨一起生活，陈老太4年前患上了帕金森病，一直由女儿陪着到医院就诊，调整用药。在陪陈老太看病、照顾服药过程中，何阿姨对帕金森病也有了更多的了解。看着妈妈病情逐渐进展，生活质量也下降了，何阿姨担心自己会不会以后也会患上帕金森病。那么帕金森病会遗传么？是什么引起的帕金森病呢？环境还是基因？

（一）为什么会得帕金森病？

帕金森病的确切病因仍不明确。正常人脑内存在特定的神经细胞，可以产生一种称作多巴胺的物质，该物质帮助人们控制运动。而帕金森病患者，其神经细胞变性，无法产生多巴胺。这样，就逐渐出现了帕金森病的

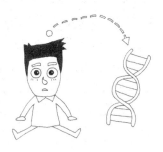

相关症状，并日益加重。这些神经细胞为什么变性，如何变性仍不清楚。

（二）帕金森病会遗传么？

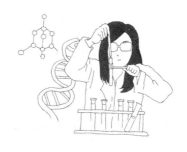

尽管帕金森病大多为散发型，遗传原因引起的帕金森病似乎只占少数，但仍有一定的遗传倾向。10%~15% 的帕金森病患者的一级亲属（父母或兄弟姐妹）也患帕金森病。早期发病的患者（50 岁以下），基因变异可能是一个重要因素。大多数运动障碍专家认为帕金森病是内在基因与外部环境共同作用的结果。

（三）帕金森病基因密码

自英国医生詹姆斯·帕金森在 1817 年发现帕金森病以来，科学家一直在探索帕金森病的起因。1997 年研究者首次明确了 SNCA 基因在帕金森病发病中的作用，并揭示了遗传因素有可能导致帕金森病。

大约 15% 的患者患病是由基因变异引起的，其中 5% 是由单个基因引起的，另外 10% 基因携带者会在某种环境因素下激发帕金森病。SNCA、PARK2、DJ-1、PINK1、LRRK2、VPS35 等基因的一些少见而又外显率高的突变已经明确是帕金森病的致病因素。携带帕金森病相关基因的人得病率较高，发病年龄较低，病情的进展也较快。

（四）哪些危险因素可导致帕金森病？

目前认为，年龄、帕金森病家族史是比较确定的危险因素。其他不确定因素包括: 职业暴露（杀虫剂、除草剂、重金属）、饮食因素、体重等。

此外，大多数研究认为吸烟者帕金森病发病率较不吸烟者低，但吸烟有害健康，所以我们不提倡用吸烟来预防帕金森病。其他不确定保护因素包括：咖啡或咖啡因、适度的体育锻炼等。

（龚金红　苏丹）

十一、帕金森病伴发抑郁怎么治？

案例：患者，男，69 岁，6 年前开始出现行动迟缓、四肢僵硬、便秘、尿频、少言、表情呆板等症状，医院诊断为帕金森病，一直服用药物治疗。2 年前患者又开始出现情绪焦虑、心理恐惧、怕死、每天哭 10 次左右等症状，并逐渐加重，诊断为抑郁症。

（一）帕金森病伴发情绪障碍

抑郁、焦虑、淡漠是帕金森病常见的情绪障碍，发生情绪障碍会显著影响患者的生活质量，加重运动症状。抑郁症状表现为悲伤、失去体验快乐的能力、活动兴趣降低。焦虑症状表现为恐惧、过度忧虑或害怕。淡漠指失去积极性，讲话、活动、情绪表达等减少。

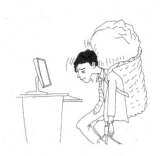

（二）发生抑郁症的原因？

抑郁症是帕金森病最常见的精神障碍之一，其发生可能与患者运动障碍、生活质量下降引起的负面影响有关。

（三）哪些药物可以改善抑郁？

应当根据药物的获益与风险选择合适的抗抑郁药。

1. 抗抑郁药

因选择性 5-羟色胺再摄取抑制剂（SSRIs）较传统三环类抗抑郁药（TCAs）如阿米替林、丙咪嗪不良反应发生率低，且 TCAs 抗胆碱能

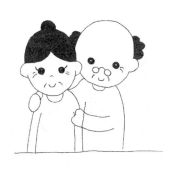

副作用（包括认知受损、体位性低血压等）可能增加患者跌倒风险，故首选 SSRIs，如氟西汀、帕罗西汀、西酞普兰、舍曲林等。但若患者在 SSRIs 治疗后，抑郁症状未有改善，且患者以震颤症状为主，评估认为获益大于抗胆碱能副作用引起的风险时，三环类抗抑郁药仍是合理的选择。

2. 多巴胺受体激动剂

多巴胺受体激动剂普拉克索、罗匹尼罗，既可以改善帕金森病运动症状，同时也可改善抑郁症状。

（四）SSRIs 使用注意事项

1. SSRIs 可能加重帕金森病患者的运动症状

SSRIs 类药可引起锥体外系症状，如肌张力障碍、静坐不能、震颤、帕金森综合征。这可能与 5–羟色胺递质抑制脑内黑质区多巴胺的释放有关。SSRIs 也可引起帕金森病运动症状的加重，但总体发生率不高。其中，氟西汀、帕罗西汀发生率相对较高，而舍曲林发生率最低，可能与舍曲林抑制多巴胺再摄取作用较其他 SSRIs 强有关。因此，建议帕金森病伴发抑郁者拟采用 SSRIs 治疗时，优先选择舍曲林。

2. SSRIs 与 MAO-B 存在潜在相互作用

5–羟色胺综合征，也称血清素综合征，是中枢神经系统 5–羟色胺功能亢进所引起的一组症状和体征，对精神、运动、自主神经功能造成严重影响。（MAO-B）如司来吉兰、雷沙吉兰）是抗帕金森病药的一种，当其与三环类或 SSRIs 类抗抑郁药联用时，必须在推荐剂量下使用，且需严密观察，以此来降低发生 5–羟色胺综合征的风险。

（龚金红　苏丹）

十二、还帕金森病患者一个酣甜的梦

案例：陈老伯，今年 64 岁，10 年前被诊断为帕金森病，经药物治疗后，开始时症状控制尚可，但最近感觉药效持续时间明显缩短，更使陈老伯老伴烦心的是，最近一两年陈老伯白天思睡，夜间入睡困难，辗转反侧睡不着，夜间有时大声尖叫，老伴经常被他吓醒。

（一）帕金森病睡眠障碍有何表现？

60%~90% 帕金森病患者有睡眠障碍，表现形式多样：

1. 失眠

① 帕金森病运动障碍所致翻身困难或痛性抽搐等常常导致夜间频繁觉醒，睡眠片段化。

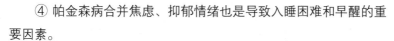

② 帕金森病合并自主神经功能受损，导致夜尿增多，影响睡眠。

③ 帕金森病伴痴呆者易发生睡眠觉醒周期破坏，睡眠破裂。

④ 帕金森病合并焦虑、抑郁情绪也是导致入睡困难和早醒的重要因素。

2. 白天嗜睡

① 夜间失眠造成白天嗜睡，形成恶性循环。

② 抗帕金森病药物多巴胺受体激动剂或左旋多巴制剂长期、大剂量使用时。

3. 异态睡眠

表现为睡眠中出现与梦境相关的各种粗暴的行为，如拳打、脚踢、翻滚、跳跃、尖叫等猛烈动作，可导致自己或同睡的人受伤，患者常诉有噩梦出现。

4. 睡眠发作

指突然发生的不可抗拒的睡眠现象，常持续数秒到数十秒钟。

① 多巴胺受体激动剂以及大剂量的左旋多巴可导致睡眠发作的出现。

②睡眠发作还与年龄、运动障碍、夜间睡眠障碍以及伴随的相

关疾病等因素有关。

5. 不宁腿综合征

也是一种睡眠问题，表现为静息状态下，尤其是入睡时出现难以名状的腿部不适感，而迫使肢体发生不自主运动。不适感包括拉、拽、蠕动、虫咬、钻孔、蚁走感、刺痛、麻痒、震颤、沉重、抽筋和发胀等，使患者感到全身不安，难以入睡。

（二）睡眠障碍如何治疗？

1. 如果夜间失眠与帕金森病症状未能得到良好的控制有关，可以增加药物服用次数、调整给药时间（如稍晚点给药）、改用或增加缓释剂型药物、增加长效多巴胺受体激动剂、左旋多巴基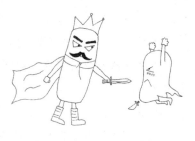础上加儿茶酚胺氧位甲基转移酶（COMT）抑制剂、皮下注射阿扑吗啡、高频刺激丘脑底核等。

2. 如果夜间失眠是由夜尿频繁引起的，则避免晚上服用某些药物（如利尿剂）、傍晚后少喝水、睡前小便、使用安全套型导尿管；同时服用抗胆碱能药物，如小剂量阿米替林、奥昔布宁、托特罗定，降低膀胱的过度兴奋性。

3. 如果睡眠障碍是因疾病发展到一定程度而出现的，可以服用适量的安眠药来帮助睡眠。

4. 如果是不宁腿综合征或周期性肢体运动症导致的睡眠障碍，可以调整一下药物来改善。

5. 帕金森病伴发抑郁引起的睡眠障碍，可选用抗抑郁药物治疗，常用药物有三环类抗抑郁药（如阿米替林），SSRIs类也可选用，但SSRIs具有兴奋作用，可能加重睡眠问题。

6. 伴幻觉、生动梦境、精神障碍的睡眠问题可能与药物治疗有关，首先应了解患者正在服用的药物及服药时间。可能需要调整的药物有：金刚烷胺、司来吉兰、多巴胺受体激动剂、SSRIs抗抑郁药、阿片类药物、含咖啡因制剂、含可乐定的降压药等。其次尝试调整服药时间（避免晚间给药）、减低剂量，必要时停用相关药物。若仍未改善，可考虑加用非典型抗精神病药物（如奥氮平、氯氮平、喹硫平等）或镇静催眠药（如阿普唑仑、氯硝西泮、唑吡坦等）。

7. 帕金森病伴痴呆者发生睡眠障碍，应首先减量或停用可能加重认知功能障碍的抗帕金森病药（如苯海索、金刚烷胺）；可选用胆碱酯酶抑制剂（如卡巴拉汀）治疗痴呆；且避免使用镇静催眠药，否则会加重患者认知功能障碍。

8. 左旋多巴制剂、多巴胺受体激动剂可引起白天嗜睡或睡眠发作，患者调整该类抗帕金森病药期间，应避免从事危险操作，尽量避免开车。

9. 白天嗜睡，晚上失眠者，还可尝试在白天使用适量兴奋剂，如咖啡因、莫达非尼，减轻白天睡意，从而晚上睡眠也可得到改善。

（龚金红 苏丹）

十三、患了帕金森病，走路要小心

案例：蔡阿姨，今年67岁，3年前被诊断为帕金森病，近1月来自觉头晕、双腿无力，半月前早晨菜场买菜回来路上，突然感觉头晕，急忙扶着路边的围墙休息，约5分钟头晕缓解。近半月来，蔡阿姨经常在站立活动时出现头晕，躺下后即好转。至医院就诊，医生为其进行系统检查后，诊断蔡阿姨头晕是因"体位性低血压"引起的。

（一）什么是体位性低血压？

体位性低血压又称站立性低血压、直立性低血压、位置性低血压，是指由于体位的变动而引起的暂时性血压下降，主要见于坐位或卧位突然转为直立位者，亦可见于长时间站立者，表现为头晕、眩晕、恶心、呕吐、黑蒙，严重者可表现为晕厥、一过性意识丧失等。

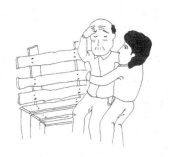

临床上通过测量患者卧位到直立位后3分钟内血压，若收缩压下降 ≥ 20 mmHg 或舒张压下降 ≥ 10 mmHg，并伴有低灌注（如头晕或晕厥等）症状，可考虑存在体位性低血压。测量血压时，应同时测定心率，体位性低血压患者体位改变后心率不应明显增加或降低。

（二）帕金森病患者为什么会发生体位性低血压？

体位性低血压在帕金森病患者中十分常见，发生率约为30%~40%。

1. 疾病因素

帕金森病发作过程中，α 突触核蛋白聚集加重了神经元变性和自主神经功能障碍，损害了压力感受器的交感应答，不能代偿由于体位改变带来的静脉回流减少，导致患者出现眩晕症状，并难以维持直立体位。

2. 药物因素

用于治疗帕金森病的药物如左旋多巴、多巴胺受体激动剂也可引起体位性低血压。

（三）非药物治疗

非药物治疗主要包括两个方面：增加水盐摄入和使用加压弹力袜。

1. 增加水盐摄入

① 适当在食物中添加比平时略多一点的食盐，每日推荐食盐摄入量 6~10g。

② 适当增加饮水量，每日推荐饮水量为 1.5~2.0L。

③ 若患者同时有心功能不全或肾功能不全，则不可摄入过多的盐和水。

2. 加压弹力袜

① 原理：减少下肢静脉容量、促进静脉回流和心脏输出。

② 类型：包括过膝长度、到大腿长度、腿部全长和腹部加压四种。

③ 加压弹力袜治疗依从性不佳，全长加压弹力袜穿着不舒服，穿脱困难。

（四）药物治疗

若通过改变生活方式、医用弹力袜等非药物治疗方式干预后，体位性低血压仍严重干扰患者日常生活，可在医生指导下使用药物治疗。

1. 氟氢可的松

该药物是全身性类固醇药物，可增加循环中儿茶酚胺敏感性，增加血浆容量，升高血压。

为一线用药，升压效果比较缓慢，但可同时提高卧立位血压，减少体位性症状，增加患者直立位站立时间。

2. 米多君

该药物是外周性 α_1 肾上腺素能受体激动剂，可同时收缩静脉和动脉，升高血压。但要注意卧位高血压、毛发直立、发痒、尿潴留等不良反应。

3. 屈昔多巴

该药为前体药物，可通过广泛存在的多巴脱羧酶转化形成去甲肾上腺素，从而减少体位改变时的血压下降。

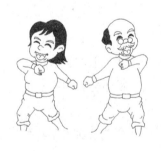

4. 多潘立酮

该药物是外周性多巴胺 D_2 受体拮抗剂，可用于多巴胺受体激动剂引起的体位性低血压。

5. 吡啶斯的明

该药物是胆碱酯酶抑制剂，可增强自主神经通路中胆碱能神经传导。疗效中等，不导致卧位高血压的发生，但要注意频繁的腹部紧缩感、恶心、呕吐等不良反应。

6.育亨宾

该药是 α_2 肾上腺素能受体拮抗剂，可通过激活中枢交感神经应答，促进去甲肾上腺素释放发挥作用。且为增加升压效果，可以与去甲肾上腺素转运体抑制剂（托莫西汀）联用。

（五）生活饮食注意

帕金森病患者本身行动迟缓，不灵活，若合并体位性低血压，则更容易发生跌倒，因此，日常生活应注意：

1.蹲位后不可突然站起，应扶墙或借助其他物体逐渐起立；

2.洗热水浴时，要事先准备好小椅子，坐在椅子上洗，洗完后适当躺一会儿再起来活动；

3.不宜久站，呈站立状态时要每隔几分钟活动一下；

4.少食多餐，餐后不要马上活动，休息 30~60min 后再站起行走；

5.睡眠时抬高头位，不要平躺；

6.起床或从坐位站立时，动作要慢；

7.应在医师或药师指导下用药，不可自行服用药物，某些药物（如利尿剂、扩血管药、镇静催眠药等）可引起或加重低血压；

8.运动要适量，锻炼可以改善身体对血压的调节，但应注意锻炼时不要太累，可以根据自己身体情况进行一些运动量不大的活动，比如步行、慢跑、游泳等，并以运动后无气喘、心率每分钟不超过100 次为宜。

（龚金红 苏丹）

十四、帕金森病疼痛咋回事?

案例: 患者陈女士, 几年前因发现右侧身体颤抖, 经医生检查后确诊为帕金森病, 几年来一直依靠药物治疗。但近几个月来, 陈女士大腿部位颤抖同时伴剧烈疼痛, 彻夜难眠, 极度痛苦。帕金森病遭遇疼痛该怎么办?

(一)帕金森病为什么会发生疼痛?

帕金森病患者发生疼痛十分常见, 40%~85% 患者在不同病程阶段经历过程度各异的疼痛, 严重影响患者的生活质量, 并会导致或加重帕金森病患者的抑郁症状, 患者及家属需要增加对此的认识和重视。导致帕金森患者疼痛的原因各异, 主要有以下几方面:

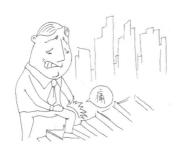

1. 疾病因素

疼痛是帕金森病患者运动前症状(虽然是非主流的运动前症状, 仅占 1.2%)之一, 甚至在出现运动症状数年前已经存在。

2. 合并疾病

帕金森病患者合并其他疾病引起的疼痛, 如糖尿病、腰椎病、退行性骨关节病等。

3. 抗帕金森病药物

多巴胺能药物治疗出现运动并发症后引起的疼痛, 与剂末时期的肌张力障碍或者肌张力增高相关; 此外, 左旋多巴还可显著降低帕金森病患者的疼痛阈值，使患者易觉疼痛。

4. 基因因素

基因（如 SCN9A、FAAH、COMT 多态性）因素可引起某些患者感觉信号传入和加工异常，更容易感知到各种形式疼痛。

（二）临床表现

帕金森病疼痛表现形式多种多样，有的患者是肌肉酸疼，有的是关节疼痛、脚踝痉挛、口部烧灼痛、腹痛，有的周身都疼，具体分为以下 5 种类型：

1. 肌肉骨骼性疼痛

包括肌肉痉挛性疼痛和关节痛，表现为关节和四肢疼痛，常伴酸痛感。

2. 肌张力相关性疼痛

也称运动障碍性疼痛，可发生于整个运动障碍过程。该类疼痛可由抗帕金森病药物导致的运动波动引起，通常在"关期"出现，特别是晨起未服药时。

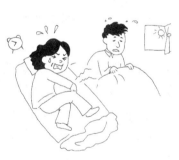

3. 神经根性疼痛

表现为沿四肢放射的尖锐性疼痛，手指和脚趾经常会出现麻木和刺痛，通常是颈背部脊神经受压的结果。

4. 中枢性疼痛

表现呈多样性，包括持续性钝痛、麻刺样痛、烧灼样痛或束带紧箍感，有时会有短暂性刀割样或电击样急性疼痛发作，常伴不同程度的躯体感觉异常。程度上多为中至重度，甚至难以忍受，且可能随情绪波动出现疼痛的起伏。中枢性疼痛多难以准确定位，如半侧躯体，或者下半身，也可累及一只手或手的桡侧或者半边脸，甚至会阴部。

5. 静坐不能性疼痛

常在夜间发作，患者因烦躁不安难以入睡而活动肢体。这种疼痛很难形容，它不像一种疼痛，而更像一种不适感，这种不适感通常使腿部受累，患者要来回走动以获得缓解。

（三）药物治疗

1. 抗帕金森病药物引起的疼痛，调整给药方案可有效改善该类疼痛。

2. 运动症状相关的疼痛首选抗帕金森病药物治疗，注射肉毒毒素对肌张力相关性疼痛有明显治疗效果。

3. "关期"肌张力障碍性疼痛，可减少左旋多巴的用量，加用或换用多巴胺受体激动剂（如普拉克索、罗替戈汀、阿扑吗啡等），阿扑吗啡对难治性"关期"疼痛有显著疗效。

4. 静坐不能性疼痛：阿扑吗啡有明显缓解作用；入睡前 2 小时内选用多巴胺受体激动剂（如普拉克索）治疗十分有效；或给予复方左旋多巴也可奏效。

5. 中枢性疼痛或躯体化疼痛：这类疼痛常与帕金森病抑郁有关联性，可采用抗抑郁药（如 5-羟色胺再摄取抑制剂）治疗；加巴喷丁、普瑞巴林也可改善中枢性神经病理性疼痛。

6. 关节痛或神经根性疼痛：非甾体类解热镇痛药可缓解帕金森病患者的关节痛及根性痛。

（四）非药物治疗

药物控制不良的帕金森病患者，如难以定位的中枢性疼痛及难治性"关期"疼痛，可采用非药物治疗手段，包括：毁损性手术（包括底丘脑核毁损术和内侧苍白球腹后部毁损术等）、大脑深部刺激术、无创性大脑刺激术（包括重复经颅磁刺激技术和经颅微电流刺激疗法）。

（龚金红　苏丹）

十五、脑深部电刺激术（DBS），你适合么？

案例：朱老伯，73岁，患帕金森病已多年，退休前是中学老师，文化程度比较高。朱老伯非常注重疾病的自我管理，每天都以日志的形式记录服药种类、服药时间、药效维持时间，还在网上加入了一个帕金森病友会。开始时，抗帕金森病药物治疗效果尚可，生活可自理，随着年龄增长，病情逐渐加重，目前多种药物联合治疗，症状仍控制不佳，1年前出现了抑郁症状，经常控制不住情绪，哭哭啼啼的。朱老伯从病友那听说，除了药物，还可以通过脑深部电刺激术进行手术治疗，也想试试。

（一）什么是脑深部电刺激（DBS）疗法？

脑深部电刺激属神经调控疗法，不同于以往的外科手术，而是通过植入脑深部电极，刺激脑内控制运动的相关神经核团，消除帕金森病症状，具有微创、可逆性、可调节等优点。

（二）DBS 装置组成

DBS 装 置（ 也称脑起搏器），主要由三个部件组成：电极、脉冲发生器、延长导线。电极植入脑内特定位置，帕金森病最常用的电刺激位置 – 丘脑底核（STN）；脉冲发生器

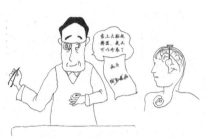

植于胸前皮下；延长导线连接脉冲发生器和电极。

（三）工作原理

由脉冲发生器产生电刺激脉冲，通过电极作用于相应的脑内核团，从而控制和减轻帕金森病的症状。

（四）手术流程

1. 术前评估：有意向进行 DBS 手术的患者，由神经内科医师明确其原发性帕金森病的诊断后，进行一系列临床评估，具体包括运动能力评估、左旋多巴冲击试验、认知精神状态评价等。

2. 手术：神经外科医师进行手术，神经内科医师术中评估。

3. 术后调节：神经内科医师对患者脑起搏器进行术后调节，并定期随访。

（五）DBS 疗法的适用人群

1. 患有原发性帕金森病的患者；

2. 服用复方左旋多巴曾经有较好疗效的患者；

3. 目前疗效已明显降低或出现严重的运动波动或异动症，影响生活质量的患者。

（六）哪些患者不适宜 DBS 手术？

1. 病程短：患病 < 5 年的患者不适应 DBS 手术；如果震颤明显，正规药物治疗后改善不理想，并严重影响生活质量者可放宽至 3 年；

2. 高龄：患病 > 75 岁的患者不适应 DBS 手术；经过充分的获益风险评估后可放宽至 80 岁；

3. 有明显认知功能障碍患者；

4. 有严重抑郁、焦虑、精神分裂症等精神类疾病患者；

5. DBS 手术目前费用仍比较昂贵，要综合考虑经济承受能力。

（七）DBS 可治愈帕金森病么？

不可以。

1. 与药物治疗一样，DBS 手术治疗也是对症治疗，不能根治疾病，疾病仍会进展。

2. 不是所有患者术后都能够减药或停药，某些患者术后可能仍需药物治疗。

3.DBS 手术不能解决所有的症状，部分症状不能通过手术缓解。

（八）DBS 手术安全么？

1997 年美国食品与药品监督管理局（FDA）批准 DBS 手术，中国从 1998 年开始开展 DBS 手术，2002 年 FDA 批准 DBS 用于治疗帕金森病，目前全世界范围有超过 10 万名帕金森病患者由此获益。尽管 DBS 手术为可逆的、可调的微创手术，但是仍有一定的手术风险。

（龚金红　苏丹）

十六、帕金森病患者，饮食有讲究

案例：王阿姨，今年 64 岁，3 个月前被确诊为帕金森病，服用药物治疗，目前身体僵硬感明显改善，走路也较前轻松不少。王阿姨仔细阅读说明书后发现服药时进食高蛋白食物会使药效下降，就再也不敢吃牛奶、瘦肉、蛋白粉了，怕影响药效。那么，帕金森病患者必须远离蛋白类食物吗？可以吃什么？怎么吃？

（一）帕金森病患者有什么食物不能吃吗？

没有。帕金森病患者饮食应当均衡，各种营养元素均需摄入。

（二）帕金森病患者饮食注意事项

1. 均衡饮食

食物应多种多样，包含米面、蔬菜、水果类、蛋类、奶类、豆类或肉类等，满足身体对各种营养的需求。

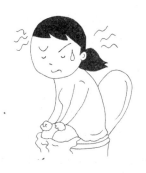

2. 多吃谷类

通常每天吃 300~500g 的谷类食物，如米、面、杂粮等。谷类主要提供糖（碳水化合物）、蛋白质、膳食纤维和维生素 B 等，并提供能量，且碳水化合物不影响左旋多巴的药效。

3. 多吃蔬菜和瓜果

每天大约吃 300g 的蔬菜或瓜类，1~2 只中等大小的水果，获取多种维生素和矿物质，以及膳食纤维。

4. 适量吃奶类、蛋类和豆类

奶类含丰富的钙质，钙是骨骼构成的重要元素，对于容易发生骨质疏松和骨折的老年帕金森病患者，建议每天喝 1 杯牛奶或酸奶。牛奶所含蛋白质可能影响左旋多巴药效，建议晚上睡前饮用。此外，豆腐、豆腐干等豆制品也可以补充钙质，但要注意尿酸高的患者避免摄入过多豆制品。

5. 限量吃肉类

每天摄入大约 50g 的肉类，选择瘦肉、禽肉或鱼肉。肉类食物可以分配在早、晚餐或午、晚餐中，但是对于一些患者，为了使白天的药效更佳，应只在晚餐安排含有丰富蛋白质的食物。

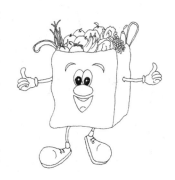

6. 尽量不吃肥肉、荤油和动物内脏

一方面，过多的脂肪会延迟左旋

多巴的吸收，影响药效；另一方面，饱和脂肪酸和胆固醇摄入过多还会引起老年患者心脑血管动脉粥样硬化，导致冠心病、脑中风，加重帕金森病患者痴呆症状等。

7.改善便秘

便秘是帕金森病患者常见症状之一，其有可能因疾病本身引起的肠神经系统退变、肠道菌群失调、抗帕金森病药物副作用等引起。建议：定时排便；补充足量水分，每天至少饮用 2L 的水；增加膳食纤维摄入，多吃富含纤维的蔬菜、瓜果等。

（龚金红　苏丹）

十七、小儿顽皮难管教，怕是多动来敲门

案例：小明从小就调皮捣蛋，很多人说聪明的孩子都很顽皮，所以妈妈一直没有放在心上。上了幼儿园后，老师经常反映小明坐不住、爱打人、脾气暴躁，而妈妈也仅以为是自己没有教好，并不在意，直到老师反映小明顽劣的情况越来越严重，要求其退学时，妈妈才意识到问题的严重性。可孩子为什么会这么调皮呢？仅仅是顽劣，没有教好吗？不，这种情况的孩子很可能得了小儿多动症！

（一）什么是小儿多动症？

小儿多动症，即注意缺陷多动障碍（ADHD），是儿童期常见的一类心理障碍。部分患儿成年后仍有症状，明显影响患者学业、

身心健康以及成年后的家庭生活和社交能力。

（二）小儿多动症的临床表现

1. 活动过度：大多始于幼儿早期，在进小学后表现显著，不论在任何场合，都在不停地活动，（如：上课时不停地做小动作，不能安静坐着、在教室或其他要求安静的场合擅自离开座位，到处乱跑、难以从事安静的活动）。

2. 注意缺陷：表现为与年龄不相称的明显的注意集力中困难和注意持续时间短暂。注意力难以集中，易因外界刺激而分心，在学习或活动中不能注意到细节，经常因粗心发生错误，

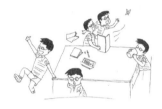

注意力维持困难，经常有意回避或不愿意从事需要较长时间集中精力的任务，做事拖拉，不能按时完成任务。平时容易丢三落四，经常遗失各种用具，忘记日常的活动安排，甚至忘记老师布置的家庭作业。

3. 行为冲动：在信息不充分的情况下快速地做出行为反应。自控力差，冲动任性，做事不顾及后果、凭一时兴趣行事，为此常与同伴发生打斗，造成不良后果；在别人讲话时插嘴或打断别人的谈话；不能耐心地排队等候；玩得高兴时，又唱又跳，得意忘形，而不顺心时，容易激怒，好发脾气。

4. 学习困难：因为注意障碍和多动影响了在课堂上的听课效果、完成作业的速度和质量，致使学业成绩差，常低于其智力所应该达到

的学业成绩。

5. 神经系统发育异常：精细动作、协调运动、空间位置觉等发育较差。如翻手、对指运动、系鞋带和扣纽扣都不灵便，左右分辨困难。少数患者伴有语言发育延迟、语言表达能力差、智力偏低等问题。

（三）小儿多动症的致病因素

多动症的确切发病机制尚未完全明确，普遍认为本病是遗传、环境等多种因素导致的一种复杂疾病，多和以下几个方面相关：

1. 遗传因素：通过双生子和家系研究发现，多动症是遗传度很高的疾病，平均遗传度约为 76%，多动症儿童父母一方往往也有多动症。

2. 神经递质：神经生化和精神药理学研究发现，小儿多动症大脑内神经化学递质失衡，如患者血和尿中多巴胺和去甲肾上腺素功能低下，5-羟色胺（5-HT）功能下降。有学者提出了 ADHD 发病机制的多巴胺、去甲肾上腺素及 5-HT 假说，但尚没有哪一种假说能完全解释 ADHD 病因和发生机制。

3. 神经解剖和神经心理：结构磁共振成像（MRI）发现患者额叶发育异常和双侧尾状核头端不对称。功能 MRI 还发现 ADHD 患者存在脑功能的缺陷，如额叶功能低下，在额叶特别是前额叶、基底节区、前扣带回皮质、小脑等部位功能异常激活。

4. 环境和社会心理因素：母亲怀孕期间接触烟草、酒精、化学毒素，铅暴露；不良家庭环境，如父母有精神病史、物质依赖史、父母离异或家庭气氛紧张、家庭经济困难、父母受教育程度低、居住环境过分拥挤等；此外，不良的教养方式也是诱发多动症的原因之一。

诚然，小儿多动症会影响孩子的健康成长与正常生活，但只要我们采取一些措施就能降低小儿多动症发生的概率，如：婚前检查，避免近亲结婚；患有癫痫病、精神分裂症等精神疾患的夫妇尽量避免生育；适龄结婚，适龄生育；尽量自然顺产；孕期注意陶冶情操，慎用药物；创造温馨和谐的家庭生活环境等。小儿多动症并不可怕，希望大家能及早预防、及早发现、及早治疗，还孩子一个愉快的童年。

（汤露）

十八、小儿多动症，选药有讲究

小儿多动症（ADHD）是儿童期最常见的神经行为障碍，也是学龄儿童患病率最高的慢性精神疾病之一。迄今为止，具有较肯定、持久疗效的两种治疗方法为心理行为治疗和药物治疗，其中，药物治疗为主要的治疗方法。目前常用于治疗小儿多动症的药物有三类：精神兴奋药、抗抑郁药和 α_2 肾上腺素受体激动药。

（一）精神兴奋药

精神兴奋药能选择性兴奋脑干以上的中枢神经系统，提高大脑皮层兴奋性，是治疗小儿多动症的一线药物。如：哌甲酯、苯丙胺、右苯丙胺和匹莫林等，其中，最常用的药物是哌甲酯。

哌甲酯通过促进大脑皮质、脑

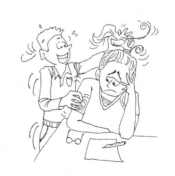

干网状结构上行激活系统内神经递质多巴胺（DA）、5-羟色胺（5-HT）和去甲肾上腺素（NE）的释放，并能抑制其再摄取，也可能同时抑制单胺氧化酶（MAO）活性，减少单胺类递质代谢，使得突触部位的 DA、5-HT 和 NE 含量增加，从而达到改善精神活动的目的。

哌甲酯的不良反应有食欲减退、心率加快和血压升高、口干、头痛、头晕、失眠、恶心、皮疹等。过量可致抽搐、心律不齐或高热；长期用药可致依赖性。因此，服药期间应选用可口食物，或加用健胃药；为延缓耐受性和减少不良反应，患儿放假期间可停止服药；孕妇、青光眼、严重焦虑、激越性忧郁或过度兴奋及 6 岁以下儿童禁用；癫痫或高血压患者慎用。

（二）抗抑郁药

抗抑郁药一般作为治疗 ADHD 的二线药物。一般用于精神兴奋药治疗效果不理想或不能选用精神兴奋药时；ADHD 共病焦虑、抑郁等情绪障碍；ADHD 共病抽动症状以及合并品行障碍或攻击行为的 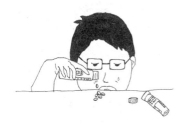 ADHD。主要包括三环类抗抑郁药（如：阿米替林、去甲替林及丙米嗪等）、5-HT 再摄取抑制剂（如：氟西汀、舍曲林等）和单胺氧化酶抑制剂。而治疗 ADHD 最常用的抗抑郁药是托莫西汀。

托莫西汀的作用与选择性抑制突触前膜对 NE 的再摄取有关，增加突出间隙 NE 的浓度，增加突触后神经元传递，间接促进认知的完成及注意力的集中。

托莫西汀的不良反应主要有胃肠道反应，如便秘、口干、恶心及腹痛等；还有心悸、血压波动及嗜睡、失眠和易激惹等。而窄角性青光眼、正在服用或 14 日内服用过单胺氧化酶抑制剂（如苯乙肼、苯环丙胺等）、对盐酸托莫西汀过敏者禁用或慎用。

（三）α₂ 去甲肾上腺素受体激动药

α_2 去甲肾上腺素受体激动药是治疗 ADHD 的三线药物。在精神兴奋药和抗抑郁药无效或患者不能耐受其副作用时选用。适用于 ADHD 共病抽动、攻击行为、对立违抗行为以及失眠患者。最常用的是可乐定。

可乐定通过激动中枢下丘脑及延脑突触后膜 α_2 肾上腺素受体，激动抑制性神经元，减少中枢交感神经冲动的传出，来反馈性抑制蓝斑核 NE 能神经活性。

可乐定的主要不良反应是镇静、血压降低、体位性低血压、心动过缓及头晕眼花等。有晕厥、心血管疾病、重症抑郁病史者以及一级亲属中有早年起病的心血管病史者，不宜应用可乐定治疗。

正确使用药物可以改善注意缺陷，降低活动水平，在一定程度上提高学习成绩，短期内改善患者与家庭成员之间的关系。但是，在使用这些药物前，患者应咨询主治医师的意见，并认真阅读说明书。同时，要对药物的不良反应有充分的了解和准备。在服药期间，家人应认真观察、记录其是否有异常，及时将相关信息反馈给主治医师，便于医生调整相关药物。

（汤露）

十九、小儿多动症的合理用药原则

案例：小茜，今年6岁了，在上幼儿园期间，脾气特别大，从不听老师管教。和小朋友一起玩玩具的时候，总是手脚不停，目光飘忽不定，玩着一个玩具，看到新的东西，就立即放下手里玩具，去玩新的东西。有时候还干扰课堂秩序，把老师气得不得了！小茜妈妈带孩子去看医生，医生说是小儿多动症，需要药物治疗。小茜妈妈急坏了，咨询了很多药物治疗的问题，担心药物会对孩子有不良的影响，医生详细解释后，妈妈才放心让孩子接受治疗。

药物治疗是小儿多动症主要的治疗方法，那么，药物治疗需要注意些什么呢？

（一）选择药物的原则

1. 一般原则

① 诊断正确：只有诊断正确，才能有的放矢，对症下药，治疗才会有效。

② 正确掌握药物的适应证和禁忌证：依据患儿临床症状特点进行药物选择。新药用于儿童时要慎重，最好

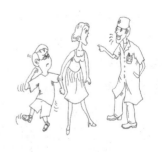

有相关该药物在儿童试用资料的支持下才可使用，并排除药物的禁忌证。

③ 选择合适的药物：以疗效好、副作用小为原则来选择治疗药物。在选择使用精神兴奋药治疗小儿多动症(ADHD)时，首选哌甲酯，其次右苯丙胺。当精神兴奋药无效或不适用时才选取其他药物（如：抗抑郁药、可乐定等）进行治疗。在治疗过程中，不宜频繁换药、增减药物和联合用药。

2. ADHD 共病其他症状时的用药原则

① 共病抽动症：既往治疗这类疾病时大都选用氟哌啶醇、硫必利或可乐定，也可以选用三环类抗抑郁药。由于哌甲酯在治疗时易诱发或加剧抽动症和多发性抽动障碍的症状，因此，有抽动症或有抽动症家族史者应慎用中枢兴奋药。

② 共病品行障碍：中枢兴奋药主要是用于注意力不集中、活动过多等靶症状的治疗，而在治疗伴有品行障碍的 ADHD 时，还应通过结合认知疗法和行为矫正来纠正其品行问题。

③ 共病情绪障碍：此类患儿的治疗，以治疗情绪障碍为主，多动症治疗为辅。传统三环类抗抑郁药（如：丙米嗪、阿米替林等）和 5-HT 再摄取抑制剂（如：氟西汀、帕罗西汀等）都对此类患儿有一定的效果。

（二）联合用药

虽然在一般情况下，药物治疗遵从单一用药原则，但在某些特殊情况下也可采取联合用药，如：单一药物只能控制 ADHD 时；需要较大剂量才有效而导致不良反应明显时；存在合并性疾病单一用药难以奏效时。

常用的联合用药方案与适应症有如下三种：

1. 精神兴奋药与抗抑郁药联用

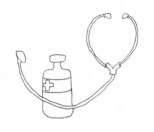

这类的联合用药适用于：单纯ADHD精神兴奋药治疗效果不理想时；ADHD共病重症抑郁和广泛性焦虑等情绪障碍；ADHD共病遗尿症和遗粪症。

2. 精神兴奋药与可乐定联用

这类的联合用药适用于：ADHD共病抽动症；ADHD共病品行障碍、攻击性行为或严重的冲动性障碍；ADHD儿童伴有睡眠混乱。需要注意的是，这种联合用药必须谨慎，应严密观察患儿的躯体情况和心电图变化。

3. 精神兴奋药与其他药物联用

精神兴奋药还可与碳酸锂等心境稳定剂或神经阻滞剂联用，用于ADHD伴双相障碍的治疗。

（三）剂量探索及服药方法

1. 用药剂量存在个体差异，所以在用药过程中要找到一个适当的剂量范围，来达到用药剂量小，疗效明显，不良反应低的目的。临床上应从低剂量开始使用，之后逐渐调整剂量。由于精神兴奋药的量效关系有明显的个体差异，所以ADHD儿童服药的最初剂量尽管有效，但可能不是最佳剂量（即最大疗效和最小副作用的剂量）。因此，临床医生在确定剂量时，会在最初剂量有效的情况下，仍继续增加剂量来获得最佳疗效，直到再增加剂量但症状却没有进一步的改善，或出现明显的副作用时，再降低剂量。这一剂量探索的过程，需要医生多次的给药和观察，这样才能找到个体的最佳药物治疗剂量。

2. 在治疗ADHD的众多药物中，有些药物起效快，维持时间短，为达到治疗目的需每日多次给药（如：哌甲酯、可乐定等）；而有些药则相反，服用后吸收慢，起效时间长，排泄缓慢，这些药物只需每日服用一次即可。

3. 在 ADHD 的药物治疗中，为达到合理用药的目的应尽量遵循以下原则：① 告知儿童和家长用药的目的和意义；② 确认儿童和家长对用药的理解，预告药物可能产生的副作用及如何处理；③ 全面评估儿童及其环境；④ 药物始于小剂量，逐渐增加剂量，直至症状明显改善；⑤ 配合其他支持性治疗；⑥ 系统随访，调整用药，达到最佳剂量；⑦ 医生、家庭、学校进行有效的沟通；⑧ 一线药物治疗中，对不能耐受副作用、大剂量用药无效时，尝试换用同类其他药物，力图获得最大的疗效。

（汤露）

二十、考前服用利他林，真能提高学习成绩吗？

案例：高考在即，所有的学生都在进行最后的冲刺，小明妈妈眼看着邻居家的孩子都在废寝忘食地看书复习，而自家小明却心不在焉，复习没几分钟，就会走神开小差，心里异常着急，却又无可奈何。某次和其他家长聊天时，小明妈妈打听到有些学生服用了所谓的"聪明药"利他林。她抱着试试看的态度，通过多方渠道买到了此药，并让小明服用。眼看服药后的小明复习专心了很多，模考成绩也有了一定的提升，小明妈妈感到很欣慰。那么，利他林真的这么神奇吗？

（一）利他林是什么？

利他林（哌醋甲酯、哌甲酯）是一种中枢兴奋药，直接兴奋延脑呼吸中枢，作用较温和，是治疗小儿多动症的一线药物，能让孩子服药后精神高度集中。在安全性较有保证的前提下，因其能改善儿童注意力并有助于提高学习成绩，许多家长将它当作了"聪明药"。

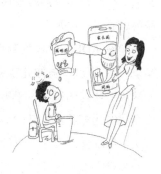

（二）利他林的作用机制

利他林主要通过促进大脑皮质、脑干网状结构上行激活系统内神经递质多巴胺（DA）、5-羟色胺（5-HT）和去甲肾上腺素（NE）的释放，并能抑制其再摄取，也可能同时抑制单胺氧化酶（MAO）活性，减少单胺类递质代谢，使得突触部位的 DA、5-HT 和 NE 含量增加，从而达到改善精神活动的目的。多巴胺等对个人的自我控制和意识活动有很大的改善作用，因此，服用利他林后，能使孩子安静下来，注意力集中，提高他们的学习兴趣，从而达到提高学习成绩的目的。

（三）使用利他林的优点

短期用药后，患儿的 ADHD 核心症状（如：注意缺陷、多动、冲动等）减轻，且相关功能也得到了相应的改善。孩子在学校能自觉遵守纪律，情绪性好动减少，与家长、老师以及其他的小朋友之

间的关系也得到改善。孩子注意
力变得集中，能按时准确地完成
老师布置的各项任务，对学习有
了一定的兴趣，成绩得到一定的提
升。而且，利他林的有效率达到
75%~80%，是精神科药物中疗效
较好的一个，并能够即刻起效。

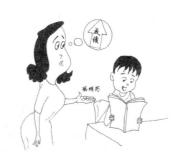

（四）服用利他林的缺陷

服用利他林，会有不同程度的不良反应，常见的有：食欲减退、心率加快、血压升高、口干、头痛、失眠、恶心、呕吐、皮疹等。其中，食欲减退往往是用药的最大障碍，因此，服药期间应选用可口的食物，或加用健胃药。且服用太大剂量者、对药物过于敏感的儿童可能会出现迟钝的症状；过量可致抽搐、心律不齐或高热；长期用药可致依赖性。

总的来说，虽然利他林能一定程度上提高孩子的注意力，从而提高学习成绩，但其主要针对患有 ADHD 的儿童，其本身并无提升记忆力或智力的功效，故对本就认真学习，专心致志的学生来说，基本没有任何作用。而一些家长为求好成绩，要求医生开此处方药来为孩子增智，这其实是不明智的做法。虽然我国尚未发现滥用利他林的报告，但我们不能掉以轻心，中国的父母望子成龙心切，难免有人急于求成，为免造成难以挽回的后果，需严格遵循相关规定，防患于未然。

（汤露）

二十一、人生得癔，未可尽欢

案例：最近，小华上学时，隔一段时间就会到处咬人，说自己是吸血鬼，像着了魔一样，经多方检查身体没有问题，大家都猜测是中邪了，去了很多医院都没有治好，最后转诊到北京一家医院的精神科，经医生确诊为癔症。原来是孩子不喜欢上学，他只要一发病就可以不上学，一开始只是偶尔发作，后来随着潜意识不想上学念头的强化，情况也越来越严重，但孩子主观却意识不到。

（一）什么是癔症？

癔症又称分离转换性障碍，是由精神因素（如生活事件、内心冲突、暗示或自我暗示）作用于易病个体引起的精神障碍。癔症的主要表现分为分离症状和转换症状两种。分离，是指对过去经历与当今环境和自我身份的认

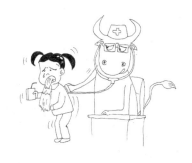

知完全或部分不相符合；而精神刺激引起的情绪反应，接着出现躯体症状，一旦躯体症状出现，情绪反应便褪色或消失，这时的躯体症状叫做转换症状，转换症状的确诊必须排除器质性病变。

（二）临床表现

1. 癔症性精神障碍

① 癔症性遗忘：并非由器质性因素引起的记忆缺失，表现为突然不能回忆起某一阶段的经历或某一性质的事件，而这事件对患者来说一般都是创伤性的。固定的核心内容在觉醒状态下始终不能回忆。

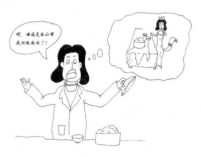

② 情感暴发：常在遭遇精神刺激时突然发作，哭喊吵闹，捶胸顿足，甚至撕衣毁物、碰壁撞墙，尽情发泄内心愤怒。有人围观时症状更为激烈，对自己的情况以夸张性来表现。发作时意识范围狭窄。

③ 癔症性漫游：此症发生在白天觉醒时，患者离开住所或工作单位，不辞而别，外出漫游。患者在漫游过程中生活基本能够自理，并能进行简单的社会交流。短暂肤浅的接触看不出患者有明显的精神异常。此种漫游事先无任何目的和构想，开始和结束都是突然地，一般历时数小时至数天，清醒后对发病经过不能回忆。

④ 癔症性朦胧状态：患者的意识范围缩小，时空感知局限，其言行多只反映其精神创伤内容，而对外界其他事物反应迟钝。此状态常突然发生，历时数十分钟，然后自行中止，恢复后患者对发病经过通常不能完全回忆。

⑤ 癔症性身份障碍（双重或多重人格）：主要表现为患者突然对自己原来的身份不能识别，以另一种身份进行日常活动，两种身份各自独立、互无联系、交替出现。两种人格交替出现者称双重人格，

多种人格交替出现者称多重人格。

⑥ 癔症性假性痴呆：一种在精神刺激后突然出现的、非器质因素引起的智力障碍，对于简单的问题，给予近似却是错误的回答；另一类患者则突然显得天真幼稚，虽为成人却牙牙学语，撒娇淘气，逢人便称叔叔阿姨，有人称之为童样痴呆。

⑦ 癔症性木僵：精神创伤之后出现较深的意识障碍，相当长的一段时间内维持某一固定的姿势，没有言语和随意动作，对外界刺激没有反应，拨其上眼睑，可遇阻力，强行拨开，可见眼球向下转动，或避开检查者视线，通常数十分钟后即可自行缓解。

2.癔症性躯体障碍

① 运动障碍：包括痉挛发作、局部肌肉抽动或阵挛、肢体瘫痪、行走不能及缄默症、失音症。

② 感觉障碍：感觉过敏、感觉缺失、感觉异常、视觉障碍及听觉障碍。

3.癔症的特殊表现形式

① 流行性癔症：即癔症的集体发作，多发生于集体生活，经历、观念基本相似的集体中。发作一般历时较短，症状相似，女性居多。

② 赔偿性神经症：在工伤、交通事故或医疗纠纷中，受伤害者往往显示、保留和夸大症状。

③ 职业性神经症：一类与职业活动密切相关的运动协调障碍。

④ 癔症性精神病：在受精神刺激后突然起病，一般急起急止，病程可持续一段时间，期间可有短暂间歇期。

（三）治疗

虽然癔症的临床表现极其多样化，但我们依然可以通过心理治疗、药物治疗等不同的治疗方法改善病情。其中暗示疗法是消除癔症性躯体障碍的有效措施，其对于急性起病的、迫切要求治疗的且对治疗者非常信赖的患者，会有较好的疗效。而在癔症性朦胧状态、精神病状态或痉挛发作时，可采用盐酸异丙嗪或地西泮等药物进行治疗。

因此，当家人出现类似癔症的各种表现时，切不可轻信封建迷信的说法，采用未经证实的偏方进行治疗，而应及时送医院就诊，在医生的指导下进行各项相关的治疗。

（汤露）

参考文献

1. 中华医学会神经病学分会睡眠障碍学组，《国成人失眠诊断与治疗指南》，中华神经外科杂志，2012,45(7)：534-540。

2. 张鹏，赵忠新，《中国成人失眠诊断与治疗指南》解读，中国现代神经疾病杂志，2013，13(5)：363-367。

3. 喻东山，葛茂宏，苏海陵，《精神科合理用药手册（第三版）》，江苏：江苏凤凰科学技术出版社，2016年11月。

4. 初晓，张少丽，《精神科药物治疗手册（第5版）》，北京：人民卫生出版社，2008年8月。

5. 赵靖平，翟金国，《精神科常见病用药》，北京：人民卫生出版社，2008年4月。

6. 沈渔邨，《精神病学（第5版）》，北京：人民卫生出版社，2009年1月。

7. 江开达，《精神药理学（第2版）》，北京：人民卫生出版社，2011年12月。

8. 杨莉，齐晓涟，《抗癫痫药物治疗临床药师指导手册》，北京：人民卫生出版社，2011年6月。

9. 中国抗癫痫协会编，《临床诊疗指南·癫痫病分册（2015修订版）》，北京：人民卫生出版社，2015年7月。

10. 杨甫德，王传跃，《精神科合理用药问答》，北京：人民卫生出版社，2011 年 11 月。

11. 吕传真，周良辅，《实用神经病学》，上海：上海科学技术出版社，2014 年 1 月。

12. 耿立坚，崔颖，慢性病用药指导丛书，《神经与精神科常见疾病用药分册》，武汉：湖北科学技术出版社，2015 年 1 月。

13. 闫素英，《癫痫与帕金森病用药咨询标准化手册》，北京：人民卫生出版社，2016 年 9 月。

14. 谭庆荣，陈云春，《病人的十万个为什么（精神科）》，西安：第四军医大学出版社，2014 年 6 月。